《诸病源候论》识微

——中医诊疗思维中的归纳与演绎

李爽姿　王勤明　著

學苑出版社

图书在版编目(CIP)数据

《诸病源候论》识微/李爽姿，王勤明著. 一北京：学苑出版社，2021.9
ISBN 978-7-5077-6252-5

Ⅰ.①诸… Ⅱ.①李…②王… Ⅲ.①《诸病源候总论》-研究 Ⅳ.①R228

中国版本图书馆 CIP 数据核字(2021)第 181402 号

责任编辑：付国英
出版发行：学苑出版社
社　　址：北京市丰台区南方庄 2 号院 1 号楼
邮政编码：100079
网　　址：www.book001.com
电子信箱：xueyuanpress@163.com
电　　话：010-67603091(总编室)、010-67601101(销售部)
印 刷 厂：北京市京宇印刷厂
开本尺寸：787×1092　1/16
印　　张：24
字　　数：460 千字
版　　次：2021 年 9 月第 1 版
印　　次：2021 年 9 月第 1 次印刷
定　　价：168.00 元

前　言

归纳和演绎是科学研究通用的方法，不是自然科学研究专有的方法。但归纳和演绎在中医基础理论和中医学方法论研究中，具有某些特殊性，有自己的特色和优势。归纳和演绎又是中医理论认知和临床实践诊疗思维中，必须经常运用的科学思维方法。因此，要探讨中医，就必须要关心中医已有的成就和中医的研究方法，而且不能离开对中医经文本体的阐述。

我国中医学第一部病因证候学专著——《诸病源候论》是隋代巢元方奉诏而修。“会粹群说，沉研精理，形脉治证，罔不该集。明居处、爱欲、风湿之所感，示针镵、蹻引、汤熨之所宜。诚术艺之楷模，而诊察之津涉”（《诸病源候论·序》）。就其内容而言，全书 50 卷，分 67 门，载列证候 1700 余条，分别论述了内科、传染科、外科、骨伤科、妇科、儿科、五官科等各科疾病的病因病机及证候，其内容之全前所未有的，显示出编纂医书的医家巢元方，在此书收载内容上个人的风格选择，也反映出他在学科及病种的收载上求全的思想。同时，还表现以前只以局部地区或医学家个人临床经验为主从事医疗实践和著述活动的方法已被改变，以巢元方为代表的医家们开始注重全面整理以前的医学成就，并结合医疗实践总结新经验、吸收新成就，再通过科学的诊疗思维方法，达到医学理论和实践技能在更高层次上的综合发展。

我们在此次的“中国中医科学院中医基础理论研究所基本科研业务费自主选题项目——《诸病源候论》逻辑思维方法作用和特色的相关研究”中，选择了隋代巢元方所著《诸病源候论》作为研读的对象，以期通过精研书中对病证证候与病机之间的关系及转化，解析其如何运用归纳和演绎这一科学辩证思维方法的。这也是我们申报课题最初的想法。

我们在本书的前半部分（即第一章和第二章）里，将着重探讨归纳法。如《诸病源候论》一书中对中医临床实践诊疗思维，由个别到一般的归纳，归纳的类型、作用，以及运用归纳法进行临床实践诊疗思维的局限性，还包括判别病因与证候现象之间因果联系的方法。《诸病源候论》中运用归纳法的特点在于它与临床诊疗思维有着密切的联系。因此，本书将着重从《诸病源候论》应用求异法进行病证定性对照观察，应用共变法进行证候定量对照观察，应用剩余法进行病因筛析对照观察等问题进行研究。

在本书的中间部分（即第三章）里，将着重探讨演绎法。如《诸病源候论》一书中，判别病因与证候现象之间因果联系时，由一般到个别的演绎方法；中医临床实践诊疗中，演绎的类型、规则和作用，以及运用演绎的方法进行诊疗思维的局限性。我们将按照《诸病源候论》研究的过程，把其中运用的演绎分为公理演绎法、假说演绎法、定律演绎法和理论演绎法几类，并逐一作出阐述，便于掌握中医学方法论研究中的演绎规则。

在本书后半部分（即第四章）中，我们会简要地讨论归纳和演绎的辩证统一问题，以期加深对中医临床诊疗如何运用科学思维方法的认识，为切实提高中医临床思维能力做些有益的尝试。

本书的第五章是对课题研究的讨论和总结。经过对《诸病源候论》中运用归纳法和演绎法的提炼和研究，认为在中医临床诊疗中，运用归纳法和演绎法是至关重要的。

可以说，运用中医辩证逻辑思维方法，是中医医家必不可少的技能和技巧，应当把它们学会弄通，并在临床实践中加以应用和提高，以便更好地为解除患者的病痛服务。

中国中医科学院中医基础理论研究所
李爽姿　王勤明
2020 年 12 月 8 日

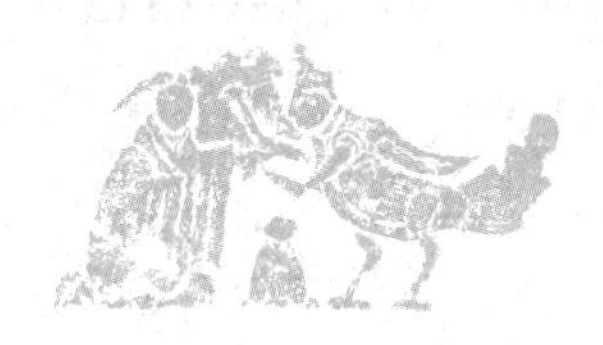

目　录

第一章　《诸病源候论》诊疗思维的归纳法 ……………………（1）

第一节　证候与病因的归纳 ……………………………………（1）

一、从能否辨别病因谈起——由个别到一般的归纳 ……（1）

二、一个疾病的病因是怎样被认识到的——归纳的类型 ……………………………………………（8）

三、疾病的中医辩证思维方法——归纳的作用 …………（16）

四、疾病证候一定相同吗——归纳的局限性 ……………（27）

第二节　证候与病因的归纳、确证 ……………………………（41）

一、归纳法，中医临床实践诊疗思维的科学推理 ………（42）

二、证候与病因确证的复杂性 ………………………………（55）

三、证候与病因确证的历史发展 ……………………………（69）

第二章　《诸病源候论》判别病因、证候因果联系的基本方法 ……（81）

第一节　从病因认识之深化谈起——因果联系的特点和意义 ……………………………………………………（81）

第二节　种类繁多的咳嗽——求同法 ………………………（87）

第三节　辨证析因的关键——求异法 ………………………（94）

第四节　九虫病诸候的发现——共变法 ……………………（103）

第五节　同病而不同证型的辨识——剩余法 …………………（115）
第六节　外科痈疽病诸候病因与证候因果性辨证论治
——综合析因 …………………………………………（124）

第三章　《诸病源候论》诊疗思维的演绎法 ……………………（135）
第一节　证候与病机的演绎 ……………………………………（136）
一、心痛：真心痛，还是久心痛
——由一般到个别的演绎 ………………………………（137）
二、巢元方的“逻辑错误”——演绎的类型 …………………（142）
三、“疝病的证候是没有热象的”说法合理吗
——演绎的规则 …………………………………………（156）
四、任意证候都能推断病因、病机、病证
——演绎的作用 …………………………………………（169）
五、精神性疾患怎样被巢元方视为鬼邪、鬼魅之病
——演绎的局限性 ………………………………………（187）
第二节　证候与病机的演绎与证伪 ……………………………（196）
一、演绎法，中医临床实践诊疗思维的科学推理 ………（197）
二、证候、病机与病证证伪的复杂性 ………………………（209）
三、证候、病机与病证证伪的历史发展 ……………………（223）

第四章　《诸病源候论》中医诊疗思维中归纳和演绎的辩证关系
……………………………………………………………（237）
第一节　注病会不会“易”——演绎依赖于归纳 ……………（238）
第二节　注病源候的提出——归纳以演绎为引导 …………（249）
第三节　传染病病因的六淫与乖戾之气
——归纳和演绎的辩证统一 ……………………………（269）

第五章　归纳和演绎在认识中医疾病病证中的地位、作用和意义 ……………………………………………………… (289)

第一节　疾病病证诊察之津涉——归纳和演绎在认识中医疾病病证中的地位 ……………………………………… (291)

第二节　疾病病证诊治之津梁——归纳和演绎在认识中医疾病病证中的作用 ……………………………………… (299)

一、在对疾病病名证候的归纳中求真 ……………………… (299)

二、在对疾病病因病机的演绎中求实 ……………………… (303)

三、通过归纳和演绎的辨证统一，在对疾病病证的认识中求是 …………………………………………………… (307)

第三节　疾病病证诊疗之津要——归纳和演绎在认识中医疾病病证中的意义 ……………………………………… (315)

一、归纳和演绎在对疾病病证诊断中的意义 …………… (316)

二、归纳和演绎在对疾病病证论治中的意义 …………… (341)

参考文献 ……………………………………………………… (363)

参考书目 ……………………………………………………… (369)

后记 …………………………………………………………… (373)

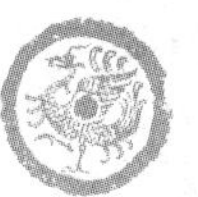

第一章 《诸病源候论》诊疗思维的归纳法

归纳法作为中医临床实践技能一种科学方法，它既是中医临床实践诊疗思维对疾病发生及发展变化规律科学发现的方法，也是对疾病病因、病机、证候科学论证的方法。因此，它既是中医临床实践诊疗思维发现逻辑所探讨的，也是中医临床实践诊疗思维辨证论治科学检验逻辑所探讨的。但是，本课题的重点是讨论归纳法在中医临床实践诊疗思维辨证论治科学检验中的作用，即探讨归纳确证法。同时，为了正确地认识归纳法在中医临床实践诊疗思维辨证论治疾病发现中的作用，对归纳法在中医诊疗思维科学发现中的作用也给予适当的评估和阐述。

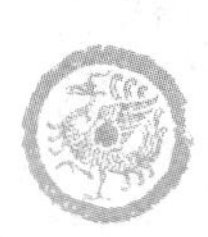

第一节 证候与病因的归纳

一、从能否辨别病因谈起

——由个别到一般的归纳

在临床实践中，常听到有些患者的主诉是浑身疼，但医家指指头，他说不是这儿，而只是说疼。摸摸肚，他说不是这儿，还说疼。给他按按肩、拍拍背、举举臂、抬抬腿，也都说不是，仍喊疼。但是，医生只能问询患者体表的头、肩、腹、背、胳膊、腿等具体的部位，在这些具体的体位之外，疼本身或一般的疼痛是不存在的。结果这样的患者身上，什么地儿有病痛也问不出来。令医家确认其病因大费周章，伤透脑筋。我们说，这是由于患者不晓得一般与个别的关系。每一个疾病都有它自己的个性，俗话说“凡物莫不相异”，病痛也是如此，除了疼痛部位有别，发作性质也各异。如钝痛缓、急痛剧、隐痛绵、刺痛锐等，这就是临床上说的个别。但是，这些部位有别、性质各异的头痛、腹痛、牙痛等，又都具有一些统一的特征，所有这些个别中都包含着一般。例如，他们都是病人就诊时主诉的证候。因此，医家可以用“疼痛”这个一般概念，代表各种具有患者自己个性的证候。而这个一般又是存于患者个别之中，通过个别而存在的，没有不与个别证候相联系的一般。所以，任何患者永远也不会有既不是在某个体位，也不是出于心悟或体感的疼痛。

在现实临床诊疗活动中，患者自家个别和病证一般的证候是同时存在的，任何一个患病对象既是个别的同时也包含着一般，不是先有个别然后才有一般，也不是先有一般然后才有个别。然而，医家在认识疾病病证时，却是要先从具体的个别的证候开始，先看见患者病态、病症之类的症状，然后再进行概括，得到证候的一般概念。总要先望见病人的神态，舌像的呈现，各种证候在切脉中源源不断地变化，进而认识到病人气血运动、生息运化的普遍规律。那么，医家是怎样从疼痛、这些个别的症候中得出病证这个一般概念，又是怎样从色像的呈现、脉搏的跳动等特殊事实中，概括出普遍的气血运动、生息运化的普遍规律呢？人们对疾病的认识是怎样神奇地从个别进入一般的呢？《诸病源候论》一书的内容就告诉我们，奥秘之处就在于古代医家会理性思维，在这个过程中，归纳法起了重要作用。

一般认为，导致人体产生一系列证候变化的病因，是疾病所表现出来的病证现象的原因，而这些疾病的病证现象则是病因作用于人体的结果。早在《内经》时期，古代医家就认识到针对病因进行治疗的重要性。因此，患者表现出来疾病的病证现象是什么原因引起的，肯定是医家在诊疗思维中首先思考的问题。能否辨别病因？在当时条件下，一直是医家们最为费心劳神而不易解决的问题。

《诸病源候论》作为一部病因病理病候学专著，其学术风格、学术特点即对临床诊治的依据和缘由，皆来源于其临证各科各项证候的表达。《诸病源候论》在各种病证分类的基础之上，提炼并归纳出具有代表性的病因，再以此表达病机的演化，以及病证形成时，代表性病因、病机至证候的致病特点和致病共性，作为辨证论治证候中，诊断病证形成的根据和临床诊治的参考，突显了中医临床实践诊疗思维辨证论治中运用归纳的作用特点，也就是它作为临床实践诊疗思维科学推理的归纳法——是由个别到一般的归纳法。

我们来看，《诸病源候论》（诸病源候论校释：上、下册［M］. 北京：人民卫生出版社，1980. 后文中相关引文均出自此版本）中这些个论述风证证候表现的原文：

> 风身体手足不随者，由体虚腠理开，风气伤于脾胃之经络也。足太阴为脾之经，脾与胃合。足阳明为胃之经，胃为水谷之海也。脾候身之肌肉，主为胃消行水谷之气，以养身体四肢。脾气弱，即肌肉虚，受风邪所侵，故不能为胃通行水谷之气，致四肢肌肉无所禀受；而风邪在经络，搏于阳经，气行则迟，机关缓纵，故令身体手足不随也。
>
> 诊脾脉缓者，为风痿，四肢不用。又心脉、肾脉俱至，则难以言，九窍不通，四肢不举。肾脉来多，即死也。其汤熨针石，别有正方，补养宣导，今附于后。
>
> （《卷一・风病诸候上・风身体手足不随候》）

> 偏风者，风邪偏客于身一边也。人体有偏虚者，风邪乘虚而伤之，故为偏风也。其状，或不知痛痒，或缓纵，或痹痛是也。其汤熨针石，别有正方，补养宣导，今附于后。
>
> （《卷一・风病诸候上・偏风候》）

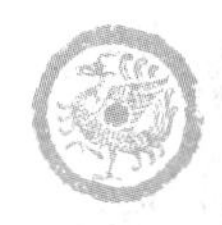

风不仁者，由荣气虚，卫气实，风寒入于肌肉，使血气行不宣流。其状，搔之皮肤如隔衣是也。

诊其寸口脉缓，则皮肤不仁。不仁，脉虚数者生，牢急疾者死。其汤熨针石，别有正方，补养宣导，今附于后。

（《卷一・风病诸候上・风不仁候》）

风惊者，由体虚，心气不足，为风邪所乘也。心藏神而主血脉，心气不足则虚，虚则血乱，血乱则气并于血，气血相并，又被风邪所乘，故惊不安定，名为风惊。

（《卷一・风病诸候上・风惊候》）

风惊邪者，由体虚，风邪伤于心之经也。心为手少阴之经，心气虚，则风邪乘虚伤其经，入舍于心，故为风惊邪也。其状，乍惊乍喜，恍惚失常是也。

（《卷一・风病诸候上・风惊邪候》）

风惊悸者，由体虚，心气不足，心之腑为风邪所乘；或恐惧忧迫，令心气虚，亦受于风邪。风邪搏于心，则惊不自安。惊不已，则悸动不定。其状，目精不转，而不能呼。

诊其脉，动而弱者，惊悸也。动则为惊，弱则为悸。

（《卷一・风病诸候上・风惊悸候》）

以上这六段原文，论述了六个风病的病证。它们有自己各自不同的证候，却并列于风病诸候之中。然，显而易见这六个病证可以被分为两类：前三段原文为一类，它们的发病部位虽然不同，却都表现在病人机体肌肤上，发病部位的不同，只是由于风邪侵袭机体内所虚的部位，有“体虚腠理开，风气伤于脾胃之经”“风邪偏客于身一边也”“荣气虚，卫气实，风寒入于肌肉”，这样的区别，然体虚而受到风邪的侵扰的病源是共同的。而后三段原文为另一类，它们发病的表现主要是在情志的异常，从证候上看，风惊是惊而脉数；风惊邪是乍惊乍喜，恍惚失常；

风惊悸是由惊而悸，甚至目睛不转而不能呼。三者之间，似有轻重缓急之分。其发病原因，虽与情志上的忧虑恐惧、肝胆之气虚怯等有密切关系，但心气虚、心气不足而风邪伤心，则是共同的病因。显然，这几段原文和书中其他那些论述风病诸候的内容，说明风病的病因都与风邪有关，是因为脏腑气血先虚，而感受风邪致病。

从《诸病源候论》以上这几段论述“风邪所致证候”的原文中，我们依稀可以看到，从“风邪所致证候”的病机演化到证候的形成，其表现形式虽各异，导致机体出现形形色色的证候类型，而且，由于其侵犯脏腑（器官）气血不同，出现的疾病转归也各异。但是，其病因却都是“风邪作祟”。同时，也可以看到，他所描述的“风邪所致证候”，都是在发展、变化的，表明他的诊疗思维，并不是一因对一果的线性逻辑方式。因而，正应合了前面我们对于此经典，辩证逻辑思维归纳法的认知，即：《诸病源候论》在各种病证证候分类的基础之上，提炼并归纳出具有代表性的病因，再以此表达病机的动态演化，以及病证形成时，代表性病因、病机至证候的致病特点和致病共性，作为辨证论治证候中，诊断病证形成的根据和临床诊治的参考。凸显了中医临床实践诊疗思维辨证论治中运用归纳法的作用特点，也就是他的诊疗思维，已经具有了在临床实践诊疗思维中运用科学逻辑的归纳法——是由个别到一般的归纳法的影子。

因此，如果我们把《诸病源候论》中各种病变中论述的每一个病证证候看作逻辑学所讲的个别的单称陈述，而把每个病种看作逻辑学所讲的一般的全称陈述的话，那么我们就可以看到，除了《诸病源候论》以上这几段表述的风病证候表现，由书中表述的诸多风病证候表现作为风病个别的单称陈述集合体，共同构成了风病这个一般的全称陈述。表明《诸病源候论》中运用的归纳法，也就是从个别的单称陈述推导出一般的全称陈述的方法。换句话说，它是以中医临床实践诊疗思维观察疾病事实的陈述为前提，而以中医理论认知为依据的陈述为诊疗思维结论的。

其影射出的病因，不仅以风邪为主因及外因，且各证候形成的内因多是由患者体虚所造成的，其中主要表现为患者各脏腑功能失调的病理机制变化。故而临证可见，心肾气虚及脾胃功能失调等为矛盾主要方面和主导

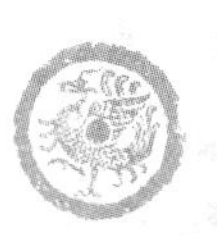

因素的病理变化。说明了各种风证的形成，是由内外因协同作用，干扰脏腑的主要功能所引发的一系列病理转化而成，从而进一步证实了，中医理论所阐述的“正气存内，邪不可干”治病求本，扶正祛邪理论观点。

二、一个疾病的病因是怎样被认识到的

——归纳的类型

在汉代张仲景的《伤寒杂病论》中，以讨论风寒之邪所引起的病变和证治较多，但人们对他讨论广义伤寒的过程和方法却未必都了解。原来，张仲景根据《内经·热论》六经分证的基本理论，创造性地把外感疾病错综复杂的证候及其演变，加以总结，以六淫为病因，并结合内外致病因素来讨论病因、病机、证候、病证、治则、处方、用药，提出较为完整的六经辨证体系，《伤寒杂病论》中所论述的辨证论治正是由归纳来的。

在《伤寒杂病论》中，以“伤寒病”为概括性病名，专门讨论一些传染病或非传染病的发热性疾病，绝大部分概括于伤寒、温病和时行病中，认为是由于气候的变异，人触冒之而发病，提出了“四气皆能为病，而以伤寒最为杀烈之气”的理论，以异常气候之“寒”邪为病因。晋代葛洪在《肘后备急方》中则对属于传染病范畴的温病，提出了“疠气”病因，认为温病是“其年岁中有疠气兼挟鬼毒相注”而成。名曰疠气，但挟鬼毒，尚未完全摆脱鬼神为病之观点。而在《诸病源候论》中，却提出单纯触冒寒毒之气发病者，则不传染，如“感其乖戾之气而发病”，则多相传染。为了总结临床经验，寻求确切疗效的需要，巢元方感觉到了把握病因病机的紧迫性，而开始了对每一病证逐个深入研究，进行归纳。其特点为：开展一个病、一个证候的病因研究；注意客观症状的描述；以证候分类，注意同类间的鉴别；证候与病因结合、证候与脏腑联系；关注预后的分析，这种在没有考查到全部个别情况的基础上就做出一般性结论的推理方法叫“不完全归纳法”。用不完全归纳法可以提出猜想、形成假设，却不能断定对这个病证的诊疗是否正确。

但如果医家们考查的疾病对象是有限的，情况就不同了。我们可以看到，《诸病源候论》中，十分引人注目的一点是对于传染病的病因，着重于对自然界中客观事物的新探求，而不是寄托于神鬼，也不满足于传统的六淫说，这确实是难能可贵，巢元方的《诸病源候论》可以说是中医学对逐个疾病与逐个症状展开具体而细致的病因病机讨论的开端。由于他的《诸病源候论》要解决的恰恰是一个一个不同的病证，而医生们从临床实践中能够观察到的也是一个一个具体病证的表现，即疾病的证候，这是从笼统向具体的转化，这种在临床实践中通过考查了全部个别情况的基础上，作出对疾病病证一般性结论的推理方法，逻辑学上叫完全归纳法。

完全归纳法是由某类疾病病证都具有某种证候属性推出该类疾病病证都具有该证候属性的方法。表示如下：

病证 D_1 具有证候 S，

病证 D_2 具有证候 S，

………………………………………

病证 D_n 具有证候 S，

D 类病证只有 n 种对象……（B）

∴ D 类病证都具有证候 S。

在这里，从前提能推出必然性的结论，因为判断（B）已排除了反例出现的可能性。

如在《诸病源候论》中，就突破了以气候异常所形成的六淫来包罗外感病因的旧有学说，以从自然界的客观存在中去寻求病因作为指导思想，提出了因有“乖戾之气”则致传染病的新观点。书中并列归纳了伤寒、温病、时行、热病、疫疠五类范畴，各自独立成篇分别归纳论述其病因和不同证候。认为伤寒、温病、时行、热病、疫疠五类疾病之所以能够多相染易，是因为在自然界中另有“乖戾之气”存在，而气候之温凉失节可能只是一个诱因。由此将这五类疾病之病因均归纳为“乖戾之

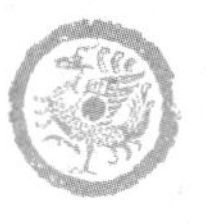

气”，如“伤寒之病……若因岁时不和，温凉失节，人感乖戾之气而发病者，此则多相染易。”五类病的传染性各不相同，以温病、时行、疫疠三者的传染性为强，如“（温病）此病者皆因岁时不和，温凉失节，人感乖戾之气而生病，则病气转相染易，乃至灭门，延及外人。”而尤以疫疠的传染性为最强“如有鬼疠之气”。这一可贵思想，启迪后人，而为后世温病学说之前驱。

从《诸病源候论》的这个观点中，我们可以看到，当巢元方最终考查了“多相染易”的传染病之后，就运用了完全归纳法验证因有“乖戾之气”而导致传染病是其病因。

伤寒因岁时不和，温凉失节，人感乖戾之气而生病，多相染易；
温病因岁时不和，温凉失节，人感乖戾之气而生病，多相染易；
时行因岁时不和，温凉失节，人感乖戾之气而生病，多相染易；
热病因岁时不和，温凉失节，人感乖戾之气而生病，多相染易；
疫疠因岁时不和，温凉失节，人感乖戾之气而生病，多相染易；
∵“多相染易”的传染病，只有伤寒、温病、时行、热病、疫疠这五类疾病；

∴凡因岁时不和，温凉失节，多相染易的疾病，都是以人感乖戾之气为病因。

在《诸病源候论》中的完全归纳法有两个特点：

1.它的结论即诊断没有超出也不能超出前提所断定的范围，结论中下判断的疾病对象完全等同于前提的集会，这是由于完全归纳法是一种必然性的推断方法。

2.完全归纳法要求枚举出一类事物中的所有因子，所以这种方法不能用在具有无穷因子的疾病类别上。完全归纳法也可以称为穷举法。所以我们看到，在《诸病源候论》中的完全归纳法在用于寻求传染病病因时，只并列提出了伤寒、温病、时行、热病、疫疠这五类疾病的范畴。

完全归纳法在中医学中有较多的运用。通常，古代医家们是用演绎法来解决临床实践诊疗思维中出现的疑难杂病问题的。然而，并不是所有的医学难题都可以从某些中医理论认知的学说中推导出来。在这时往往就要靠医家们从长期临床实践经验的积累，就要求助于归纳，从临床疾病变化万千的客观事实中归纳。例如，在《诸病源候论》中已经认识到的传染病，除了以上比较笼统的五类疾病外，也涉及到了还有一些具体的疾病。

如黄疸病，我们现在已经认识到，可能引起黄疸症状的疾病，有很多种属传染病，最常见的是传染性肝炎——甲肝。但古代医家对黄疸病有一个认识的过程，隋唐之前，在《伤寒论》中就提到了发黄证候，《肘后备急方》中提出过“时行病发黄”。但隋唐医书中，则出现了一个值得注意的倾向。在《诸病源候论》中，像《肘后备急方》一样，提到“时行病发黄”，但“黄疸”一病却没有归入时行病，而是另列一篇。这与唐代医书，如《千金要方》中将“黄疸”列入“伤寒”、《外台秘要》将“黄疸”列入“温病”加以叙述又有区别。《诸病源候论》中，“黄疸”是被于列入《诸病源候论·卷十二·黄病诸候》中。本篇论述黄病的病源、分类、诊断及其并发症，而将黄疸各候列在黄病之后，这与《金匮》以黄疸为标题者不同，但其内容，无多大区别。再看篇中诸黄，黄病、劳黄与黄疸、酒疸、谷疸、女劳疸、黑疸及湿疸为一类，与《金匮要略》黄疸病篇的内容基本相同。急黄、脑黄与噤黄为一类，尤其急黄，是《金匮》以后的发展。阴黄、内黄、风黄、风黄疸、行黄、犯黄、癖黄为一类，这是论述发黄的各种不同情况。因黄发血、发痢、发痔、发癖、兼石淋及发吐等为一类，这是论述黄疸的并发症及合并症。至于五色黄候和九疸候是论述黄疸的诊法和各种分类。黄汗一候，《金匮》列入水气病篇，《诸病源候论》中将其移入黄病诸候，是以类相从。逐一考查了这些情况后就容易得出结论，即无论在其他什么病种分类益细益专的情况下，反将“黄疸”隶属于黄病之下，确实说明了一个问题：此时医家们很可能已经认识到了该病具有的传染性、流行性。这就是一个用完全归纳法后得出的结论，舍此无他。

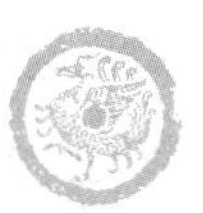

再如，《诸病源候论·卷一·风病诸候上》中所述各候，其病因都与风邪有关，是因体内脏腑血气先虚，而又外感受风致病。其中有些病证，如惊悸恐、五脏恍惚、鬼邪鬼魅等，分类方法有所不同，后世多将其归入神志门中。《诸病源候论》将与风惊悸恐相关的四候归入《诸病源候论·卷一·风病诸候上》中，论述风惊悸恐的发病原因及其临床表现，内容异中有同，可以联系起来探讨。而在当时条件下，基本上是用了完全归纳法。因为从证候上看，风惊是惊而脉数；风惊邪是乍惊乍喜恍惚失常；风惊悸是由惊而悸，甚至目睛不转而不能呼；风惊恐则惊恐如人将捕之。四者之间，似有轻重缓急之分，又似有渐进渐变之别。其发病原因，虽与情志上的忧虑恐惧、肝胆之气虚怯等有密切的关系，但血虚而风邪伤心，则是共同的。尤其病症，每每突然发作，又易迅速恢复，具有“风者善行数变”的特征。所以列入风病诸候。但虽经过长期临床实际的摸索，如果用完全归纳法来证明它，要全部穷举这种病候的组合构形，不知要经过多少次临床实践观察积累经验事实才可以办到。然而，对一个医家来说，这是项极为浩繁的工作，穷其一生也完不成。而在应用完全归纳法时，这多人证候类似的组合构形又一个也不能漏掉，因此只有用今天高科技大数据的采集、云运算等高新尖端算法，再经历临床实践事实验证，才能得出证明。

对于完全归纳法，曾有人在看过《诸病源候论》后，认为它对许多疾病病因、病机及证候的论述，是同语反复的简单集合，并不能提供多少新的知识，价值不大。但我们认为，在中医临床实践诊疗思维中，能够运用到完全归纳法的情况固然不多，不能夸大它的用处。然而，如果认为完全归纳法的结论没什么意义，也未免失之偏颇。当我们看到《诸病源候论》用“凡因岁时不和，温凉失节，多相染易的疾病，都是以人感乖戾之气为病因”这个命题来表达伤寒、温病、时行、热病、疫疠五类疾病各自病变的性质时，至少可以看出，完全归纳法可以使医家用一种简捷的方式，来表达对传染性疾病诊疗思维前提中众多的疾病事实。而且，像因有“乖戾之气”而导致传染病或对风惊悸恐病候问题一类的证明还说明，完全归纳法并不是前提的简单重复，并非不能提供新的知识，显然，在风惊悸恐病候问题被完全归纳法证明之前，人们并不能断定，风惊悸恐病候归入风病诸候，是正确的还是不正确的，然而在它被证明之后，难道不是会给临床医家提供了新的知识吗？

《诸病源候论》中运用归纳法的另一个类型是不完全归纳法，包括简单枚举法和判明因果关系的方法。对后者我们将在以后的研究中加以阐释，这里只是主要论述简单枚举法。

在临床实践病症观察或辨证论治诊疗思维中，当医家发现某类疾病中若干证候对象具有某种属性，而且没有观察到相反病例时，由此就作出结论，该类疾病都具有某种属性，这就是简单枚举法，可以图式表示如下：

病证 D_1 具有证候 S，

病证 D_2 具有证候 S，

病证 D_3 具有证候 S，

…………………………………………

D_1，D_2，D_3……都属于 D 类病证；

未发现 D_n 不具有证候 S。

∴ D 类的所有病证都具有证候 S；

例如：

风湿腰痛候没有实证证候，

肾著腰痛候没有实证证候，

腰脚疼痛候没有实证证候，

…………………………………………

风湿腰痛候、肾著腰痛候、腰脚疼痛候等都是腰背痛，

未发现腰背痛具有实证证候。

∴ 凡腰背痛都没有实证证候。

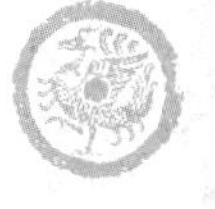

一般说来，用简单枚举归纳法进行合理推导时，必须满足以下三个条件：

1. 要尽可能在枚举大量病例的基本上进行概括

在中医临床实践诊疗思维中，运用归纳法是以患者个体的个别和病证证候一般的辨证关系为基础的。在临床医疗过程中，特定的、个别的患者对象，其病证的属性和病因、病机、证候之间的关系是丰富的、具体的，只有在辨证论治中，反映出大量个别病证的共同性时，一般的病因、病机、证候才是充实的。再者，不同患者的病证又是复杂的，不是千人一面的，也不是千篇一律的。而是千差万别、千变万化的。同类病证中各个不同的病因、病机、证候的属性互有差异。病证 D_1、D_2、D_3 可能分别具有 Q、R、T，同时又都具有证候 S，只有证候 S 才是它们的共同点，而 Q、R、T 恰好在该类病证的属性中不具有普遍性。所以，只列举一、二个病证具有某种病因、病机、证候属性，就概括出该类病证都具有这种属性，这种临床经验结论通常是轻率的。因为有时一些被概括的属性，恰好是 Q、R、T，它们不能被外推到该类病证中的其他对象上。

例如：医家不能根据某位患者一次就诊主诉胸口疼，就推断出有胸口疼，就是心痛病的结论，却可以从临床实践诊疗中多次出现患者心口痛，脉象中，如急、沉、紧，其共同点是属于阴脉，得出“有心口痛、阴脉脉象改变诸候，都是心痛病”这个一般性的结论。在临床实践诊疗思维认识疾病的过程中，医家总是先接触到一个又一个病人的个别证候，只有认识的个别证候多了，从而在临床实践的客观事实中，积累起丰富的临床经验来，它们当中所包含的一般病证才会暴露出来，才有可能被医家用归纳法概括和把握。

2. 所列举的个别病证要尽可能在各种各样的条件下重复

前一个条件要求医家在归纳病证的病因、病机时枚举大量证候，在临床实践中，这可以用两种方式来实现：一种是在相似的条件下对总是发生的证候反复观察累积；另一种是在各种各样的条件下对证候进行考察。以前面的那种方法为依据的归纳结论，常常因为各种各样的主客观原因不能令人信服。而从后一种方法出发，则可以增加辨证论治结论的可靠性。在中医临床实践诊疗思维中，如果医家只是观察到一个患者经过辨证论治，可以得到一个方证治疗效验，就得出“所有的这类疾病都可以经过这个方药治疗，得到治愈”的结论，这是不能叫人信服的。只有对好多位的患者经过辨证论治，分别让他们用同样方药治疗，反复观察验证，确实取得了显著疗效，这样得出的结论才可能具有较大的可靠性，并且才有可能被后来的医家验证、认可和接受。

3. 在临床实践诊疗思维中，没有任何公认的证候观察事实和推导出来的普遍性结论发生冲突

这是显而易见的，从病证 D_1 具有证候 S 和病证 D_2 不具有证候 S 这种相互矛盾的病例中不可能作出归纳结论；在做出了一切病证 D 具有证候 S 的结论后，如果发现有一个病证 D_{n+1} 不具有证候 S，这个结论就不能成立；只是在没有发现病证 D 不具有证候 S 的场合，才允许由 D_1、D_2、D_3 具有证候 S 的病例，得出所有病证 D 都具有证候 S 的结论来。就《诸病源候论·卷一·风病诸候上》《诸病源候论·卷一·风病诸候下》这两卷中，风病诸候的六十论来说，列举许许多多可分门别类为病因、病机都与风邪有关的风病，并不能完全证明它。但如果能找到一个风病的病因，并不是病因为脏腑气血先虚，而又感受风邪致病的病例，就足以推翻它（这当然是假定）。这就说明，医家在临床实践诊疗思维中，做出某个病证的诊断时，其所依据的实际证候，应该没有与任何公认的证候观察事实和推导出来的普遍性结论发生冲突。否则，要谨慎小心地反复加以确定，以免造成误诊、错治，给病人带来不必要的伤害。

简单的枚举法没有穷尽一类病证对象中的所有病变证候，它从一类病证对象中某几个证候具有某种性质得出一般性结论，也就是推断出该类病证对象中的其他证候也具有这种性质。从临床实践诊疗思维逻辑结构上来说，简单枚举法的结论所断定的范围往往超出了前提所断定的范围，前提只是临床观察一类现象中的一部分，结论却是全称判断。所以，简单枚举的外推法并不具有必然性，不能断定诊疗思维的结论肯定正确，而不会被否定。显然，一类病证对象中的某几个证候所共有的性质，对这类病证对象中的其他证候来说未见得都有，也不能简单地认为曾经发生过的一些病

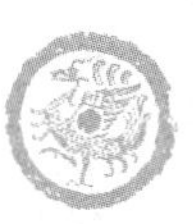

变，将来必定会再三发生。简单枚举法所得到的结论只是一种或然性的结论，它有可能是正确的，也可能是不正确的或不完全正确的。

简单枚举法的特点决定了它的长处和短处。在中医学方法论科学研究中，中医临床实践诊疗思维运用简单枚举法，比运用完全归纳法的作用更大。这是因为在医疗过程中，医家们所要认识的疾病对象通常就不是有限的、固定的、单独的，而是极为大量乃至无穷的。而且医家对疾病的认识能力也会受到各种主客观条件的限制，不可能一下子就把某类病证对象的所有病变证候都列举出来，更何况每个患者都会有各自病变时不同的病因、不同的病机以及不同的证候，这些个体差异造成了形形色色、病况各异的临床现象。简单枚举法可以在掌握材料尚不完全的情况下，打开医家诊疗思维的思路，大胆地提出医家本人对患者病证辨证论治的看法，这是古代医家充分发挥自己的主观能动性，对人类疾病科学探索阶段必不可少的一步。

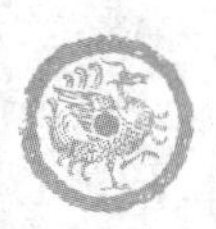

三、疾病的中医辩证思维方法

——归纳的作用

中医理论认知和研究的对象是人，它把人看作一个整体，又把人和自然界看作一个整体。维持这个整体的内部的平衡和外部的适应则可以保持健康。中医又认为，人和天地是一个整体，天地间的现象，不过是阴阳二气的相互作用。在这种相互作用中，阴阳的平和才是一种最好的状态。人体的阴阳平衡与否，与自然界有密切的关系，只有适应外界的情况才能保持健康。人对于天地之气，则是“从其气则和，违其气则病”（《素问·五运行大论》）。所以，在治疗上也是“必先岁气，无伐天和”（《素问·五常政大论》）。《内经》（黄帝内经［M］. 北京：中医古籍出版社，2003. 后文中相关引文均出自此版本）中这些论述，主要的观点并不是外在的影响，而是医家从医疗实践中得出的实际结论。这就把从具体医学领域中得出的特殊原则归纳到了一般。

尤其是，中医学是以正气与邪气相争之胜负过程，概述人体健康和疾病，认为健康和疾病都是生命中相互转化的过程，正气能胜邪气或二者处于平衡状态为健康，否则为疾病，以邪气为病因。正邪观的要害并不限于提出邪气的概念，而在于正邪相争的胜负，也就是根据人身体上正邪相争胜负的反映来判断是否发病。人的抗病力为正气，并非是人受邪气后一定要患病。《内经》说“正气存内，邪不可干”（《素问·刺法论》），“邪之所凑，其气必虚”（《素问·评热病论》），以邪气强弱与正气虚实的相互作用来分析发病与否。《素问·通评虚实论》说：“邪气盛则实，精气夺则虚。”而“证”是中医学的特有概念，如果从正邪观言证，可简言气乱即是证，包括正虚邪实、正虚无邪、正不虚邪实等情况。而阐释正邪之间这种相互对立统一的关系，也就是客观病证存在的状态，就必须要用到中医辩证思维方法。

我们认为，在《诸病源候论》中，中医临床实践诊疗思维，对病因、病机、证候、病证的认知，都是类聚的，换句话说，就是以中医辨证思维方法归纳出来的。

举一反三，医家在临床实践诊疗思维中，接触某种个别的证候时会联想到其他的个别病候，病以类聚，在总结临床实际经验，了解了若干个别的证候又会把他们的共同的东西概括出来。通过长期临床医疗实践，医家们不断地发现，在许多疾病变化过程中，都需要依照中医理论认知，用中医特有的包括归纳、演绎等辩证思维方法，来加快对疾病发生、发展和变化规律的认识过程。

东汉末年（200—210 年），张仲景在《内经·热论》六经分证的基础上，将外感疾病演变过程中，所出现的各种证候进行分析、综合、归纳，从而讨论病变的部位、损及何脏何腑、寒热趋向、邪正消长等一系列病因、病机、证候特点，以及立法、治则、处方等问题，第一次采用了“辨证论治”这一概念，并认为六经，既是辨证的纲领，又是论治的准则。在它的影响下，不仅为诊疗外感疾病提出了辨证纲领和治疗方法，同时也给中医临床实践诊疗思维提供了辨证和治疗的一般规律，充分地呈现出中医辨证思维方法的独特作用。张仲景的六经辨证体系是依靠归纳法建立的。

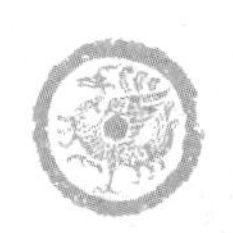

在中医学方法论研究中，我们经常能看到归纳法的足迹，归纳的作用也早已引起了古代医家的重视。中医经典著作《内经》中所阐述的中医理论认知中的各种学说，大多注重采用归纳法进行推理。如作为中医学理论根基的阴阳学说，阴阳的观念很早被古代医家们运用和发展，成为中医学医学观的主要内容，进而归纳出一些规律，但并不止于此，之后在这些规律基础上，又运用归纳和演绎出中医临床实践诊疗疾病的许多技能，演绎为观察疾病、诊断疾病、分析病证、治疗疾病的方法论了。通过归纳，创造性地使阴阳学说成为"天地之道也，万物之纲纪，变化之父母，生杀之本始，神明之府也"（《素问·阴阳应象大论》）的医道。而中医理论认知人体中的阴阳矛盾，也自始至终地贯穿于人的一生，"阴阳四时者，万物之始终，死生之本也。"（《素问·四气调神论》）以阴阳为方法论在中医学的应用，获得的很多新的认识，离不开采用归纳法。早在春秋时，医家就开始将阴阳概念用于医道。秦代医和在为晋侯诊病时发表了一番议论："天有六气，降生五味，发为五色，徵为五声，淫生六疾。六气曰阴、阳、风、雨、晦、明也。分为四时，序为五节，过则为灾：阴淫寒疾，阳淫热疾，风淫末疾，雨淫腹疾，晦淫惑疾，明淫心疾。"医和把阴阳与影响气候的六气以及四时、五节联系起来，认为构成天地万物整体的任何一个要素都必适度而不可"过"，过则为灾，引起疾病。这段论述不但表明了天地万物整体系统的不协调会影响人体出现疾病，也表明了在临床实践诊疗中辨别病因、病机、证候时，运用归纳法的必要性。它告诉我们，中医临床医学研究要掌握科学的辩证思维方法，应当从临床观察上升到中医理论认知中的一般原理，然后再返回到临床实践中观察；在中医临床实践诊疗思维时，归纳就是把临床诊疗中观察到的若干个别病因、病机、证候，概括为患者个性所属的病证（特殊），或者把若干的病证概括为病证之候所属的病（一般）。而《诸病源候论》的内容正是这样做的。

从历史唯物主义的角度看，实际上，古代医家并不喜欢在临床实践中，固守从经典教条出发的烦琐推论。他们在诊疗思维中，更加喜欢按照患者客观实际的病变进行推理和论证，特别重视临床观察、疗效验证和归纳。张仲景所著将中医理论联系临床实际的医著《伤寒杂病论》就是明证。张仲景感伤疾疫流行、民不聊生、尸横遍野的惨景，发奋学医，“乃勤求古训，博采众方”，继承了《内经》等基本理论和丰富的医药知识，又结合自己的临床实践，归纳总结了汉代以前的医学成就和劳动人民同疾病作斗争的宝贵经验，通过归纳《内经》以来的脏腑、经络和病因等学说，将诊断、治疗、组方用药等方面的知识有机地联系在一起，让祖国医学的基本理论与临床实践，通过辨证论治这个科学的逻辑思维方法，密切地结合起来。从《伤寒杂病论》内容可以看出，其所论述的六经病证病之部位、性质、病因、病机、病势等及其病变转化，都必须用中医基本理论阴阳、表里、寒热、虚实、邪正进退等，进行综合分析，归纳推理，而后加以概括，方能得出辨证论治后正确的结论。是知中医临床实践面对患者疾病的发生、发展、转化或转归变化过程，医家的诊疗思维不能任意跳跃和飞翔，只有根据一种正当的升华阶梯和连续不断的步骤，从特殊的、孤立的、个别的病例之病因、病机、证候，提炼形成到较低层次公理的病候、病证、疾病，然后上升到一个比一个高的中间公理，最后上升到中医理论认知中最普遍的公理，医家才可能对治愈各种疑难杂症抱有好的希望，获取理论依据。因此，可以这样认为，归纳是形成中医基本概念和普遍性原理的基础，在某些方面，归纳比演绎更重要。

恩格斯说：“事实上，一切真实的、详尽无遗的认识都只在于，我们在思想中把个别的东西从个别性提高到特殊性，然后再从特殊性提高到普遍性，我们从有限中找到无限，从暂时中找到永久，并且使之确定起来。”（《马克思恩格斯选集》第2卷，第554页）在中医临床实践的诊疗思维中，对与疾病发生、发展以及转化转归过程及其一般规律而言，这样一个认识任务当然不是只靠归纳法来完成的，但在实现这一辨证论治任务的过程中，归纳是必要的，是不可缺少的重要一环。

在中医学方法论看来，经过长期临床实践积累起来的医疗经验材料是中医理论认知的基础，归纳法是中医临床经验迈向中医理论的第一步。任何一个中医理论学说在其发展过程中都有一个积累材料的时期。阴阳

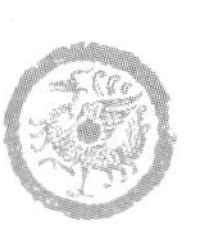

学说是这样，五行学说也是这样，藏象学说、经络学说、标本学说以及其他各种学说还是这样。从中医临床实践来说，积累医疗经验是归纳的前提和开始，广义地说，积累材料本身就是归纳。

临床观察是中医学研究疾病的第一步，而归纳总是伴随着临床观察而来的。医家在临床观察的过程中就在进行思考。力求把通过望闻问切得来的材料——证候和意象整理成一条清晰的线索，把千差万别的病证的共性揭示出来，并以理法方药串联起来，形成辨证论治后的结论。在有的情况下，有些医家会在临床实践诊疗时，只观察到单一的个别症候时，就做出对于疾病诊治一般性的结论，这种对病患病因、病机、病证证候的概括在大多数就诊场合是匆忙的、片面的、不正确的（也不排除“幸而言中”或“歪打正着”）。在历史上中医学科学研究的观察活动中，通常是在长期临床实践观察到大量的个别证候之后才进行概括的。从中医诊疗思维认识疾病的心理特点看，当医家开始在临床实践中观察到某一证候的某一特征时，如果没有坚持格致与穷究思维，往往会只把它当作偶然的、无足轻重的现象，而未引起足够的注意。只是在同类证候的这种特征在某些病证中反复出现时，才会使医家们警觉起来，力图用归纳法把这类证候的普遍特征找出来。从《诸病源候论》中论述伤寒病的七八卷内容可以看到，虽其内容大都渊源于《素问·热论》《伤寒论》《金匮要略》及《脉经》等，但编写体裁，与《注解伤寒论》大有不同，它是以证候为主，把各方面的临床资料加以归纳整理的。这样归纳的结果可以清楚表明，如果医家只观察到一次热病伤寒“起自风寒”，还不足以表明触冒感寒即为伤寒热病的前因，只有在多次临床实践，患者患病时都能观察到，患病者不仅有：“其伤于四时之气，皆能为病，以伤寒为毒者，以其最成杀厉之气也。”还有其他种种患者病变的种种反常表现之后，医家们才会重视对热病伤寒这类现象的研究，从而归纳出“冬时严寒，万类深藏，君子固密，则不伤于寒，夫触冒之者，乃名伤寒耳”的预期的结论，进而阐述了与伤寒病诸候病因、病机、病理、证候，以及传经、两感等相关的几个主要问题。

在近现代自然科学探索中，实验是科学研究的基础。一般说来，实验有两个目的：一个是发现，另一个是证实。不论是发现还是证实，都要求实验结果是可重复的，有时还要做大量重复的实验，以增强实验结果的客观真实性。我们知道，规律性的东西必须具有普遍的必然性，也就是说，规律性的东西的重要特点是它的重复性。虽然古代中医没有今天科技手段和方法来做科学研究的实验，但古代医家凭藉着超乎想象的智慧和能力，将临床实践经验、诊疗技能、针药疗效等，以口传心授，心领神会、著书立说的方式方法，不断地重复、验证、记忆，以增强中医临床疗效的客观真实性，并使之具有了普遍的必然性，即使临床实践诊疗思维中，有许多规律性的东西具有了可重复性。如中医临床实践技能特色是辨证论治，其中证即证候的简称，最早言证，乃凭证、验证之意，概括病人的症状、体征。而“证候”一词，以“候”字突出“证”的时间要素，故证候就是患病时的人体所处的功能状态。尽管在证候中，症状与体征的出现很多是随机的，各个病人的病变也是千变万化、千差万别的，但却有其内在联系。这说明，不论在以往或现在，只要有相似的症状与体征，类似的证候就会出现，这时的诊疗思维就有可能重复。现当代，有把共同病机、经常一起出现的症状和体征所组成、有相对独立存在意义，并可重复出现的证候称为证型的。证型更具有可重复性，也可出现在多种疾病过程中。完全不可重复的临床证候大多绝无仅有。而辨证就是认识和辨别证候，除知道证候的属性（阴阴、表里、寒热、虚实）外，主要是与证型进行模式识别，即把病人的证候和前人经验、文献上记载的证型“对上号”。从中医学方法论逻辑思维研究的角度来说，这时医家的诊疗思维就是在进行一种“理想实验”，实质上是从中医理论认知出发，以辩证逻辑的归纳演绎推断手段，来辨别病人所处生理与病理所处的功能状态，并做出近似的临床诊断、提出治疗法则与处方用药，这也是中医临床实践中以利用前人经验为前提、通过可重复的辨证论治、达到诊疗思维结论的最常用的方法。应该说，在中医临床实践的诊疗思维中，完全不可重复的辨证论治验证结果是不可能被公认的，而且也难以从中概括出有意义的结论。

可重复性是中医临床实践诊疗思维时“理想实验”的一个基本原

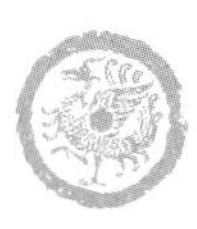

则，而医疗过程中大量重复的一个重要目的就是为了归纳，就是为了从临床实践诊疗思维得来的临床材料中，发现疾病发生发展变化转归的客观科学规律。中医理论认知上的阴阳学说、五行学说、藏象学说、运气学说、经络学说；中医临床基础理论上的病因学说、病机学说、标本学说、气血津液学说；中医临床实践技能望闻问切、辨证论治、治则治法、理法方药等，都是经过归纳得来的。它们在相当长的历史时期里，是中医对与疾病相关认识的归纳定律，尔后经过历朝历代医家不断的医疗实践，才得到进一步的病证分析和临床疗效检验。至于在中医临床实践理法方药运用中的大量经验法则、经验判断、经验方剂、经验手法等更是归纳的功劳。尽管这类临床经验的归纳成果，还没有能够上升到更高的、能够被普遍认可的新的中医理论水平，但它们对中医整体的继承、进步、创新与发展仍是必要的、有用的。

从中医学方法论角度理解和分析，无论是中医理论认知的产生与转化，还是中医临床实践诊疗思维的形成与深化，归纳与列举、分类、计算都有密切的联系。列举是归纳的一个步骤，我们看到《诸病源候论》发展了证候分类学，它把隋代以前和其当时的各种病名证候，通过归纳，加以整理，分门别类地列举，使之条理化、系统化。它的分类方法，是首先分科，就全书内容，明显可以看出，按疾病归纳，是从内科到外科、妇科、儿科的。在病名分类之下，再列举相应各候进行阐述。在各科之中，又以几个方面临床诊疗思维要素分类，如病因分类、病理分类、脏腑分类、症状分类等。这些分类，归纳出各自特点，又互相补充。从而可以昭示出，列举不是医家把观察到的疾病情况简单地凑在一起，也不是毫无秩序地罗列临床实践诊疗思维四诊得到的证候材料。中医理论认知和中医临床实践诊疗思维对疾病进行科学研究中的列举，通常是以中医理论认知的某种理论观点、学说为指导的比较、分类和初步分析。同时，列举还不仅仅是对疾病作定性的描述，还要辨识、整理、观察和验证辨证论治所得到的临床疗效，区分并排列某一部分，比如辨证中的证候要素，或论治中的理法方药，甚或对症下药处方用药中的君臣佐使，这是医家在中医临床实践诊疗思维科学研究中第一位的和最大量的工作。

在观察临床疾病变化发展的过程中，医家们往往已经大概猜到了患者所患疾病的性质，而疾病在轻重、缓急、表里、虚实、寒热等量上的规定，却常常还是个未知数，因此需要以列举或简单的计算整合作为归纳的前提和起点。归纳的目的是要有助于有针对性地做进一步的分析，帮助医家在辨证论治中，舍弃某些病变发生发展中偶然的或无关的性质和情况，显示出这个病例与经典论述中“理想病证”的相似之点与相异之点，得出归纳的结论。当然医家归纳的结果在开始时还是初步的、粗糙的，只是向中医理论认知、疾病确切的诊断与正确的治疗迈进的第一步。然而这却是重要的一步，有了这一步，医家才可以用更精细的方法来做诊疗思维，并经过不断重复的临床实践，日益接近认识疾病和战胜疾病的客观真理。

当今，自然科学的研究越来越多地要借助于假说，通过假说向理论发展。而在某些人眼里，中医理论认知就是由类似于假说的某些中国古代思想学说构成的，今天这些学说已经经过历代医家长期的临床实践，继承、创新、发展成为由中医理论认知与中医临床实践技能架构的整体、系统的中医学体系。而从个别到一般的归纳法在中医理论认知与临床实践诊疗思维的科学研究中，往往是个别病例的考察中看到真理的端倪，受到启发，提出假说和猜想的，在这里，不完全归纳法的作用尤其突出。本来，对疾病证候的观察和了解次数多些、再多些，临床经验事实材料全面些、再全面些，对中医临床实践技能的科学研究来说，是无可非议的要求。然而，有时这种要求并不是在任何情况下都可能办到或应当办到的。那么，临床实践诊疗思维常常遇到，各种疾病证候材料不完全或不够完全的时候，又要归纳出对于患者诊治来说一般性的结论，这就不得不求助于不完全归纳法，“不完全归纳法”这个词本身就是中医科学研究中的矛盾：不完全却允许归纳，允许在临床实践时病变事实材料掌握得不十分完全的情况下，按中医理论认知进行辨证论治的思考。如果张仲景非要把伤寒病所有的证候要素都分析完了，再提出六经辨证的理论体系，那就会什么临床辨证和治疗的东西也提不出来。巢元方要把所有关于疾病的病因、病机、病理、证候等病源与病候的证据，都搜集完

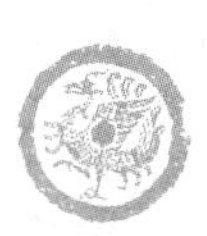

全了才形成中医的病因病理学，那么其书中有关中医诸病源候的这些概念，也许到今天也不会出现。

《诸病源候论·卷二十二·霍乱病诸候》论述了霍乱病的病因、症状及预后，书中针对霍乱病诸候凡二十四论的论述，是表明归纳作用的生动实例。首先要说明的是这里所言之霍乱病并非今天所说的由霍乱弧菌引起的Ⅱ号烈性传染病，当时此病尚未流行，其时人们对其也无认知，当时所言之霍乱是指以呕吐、泄泻、腹痛为主症的各种胃肠道急性炎症。

第一，书中，对霍乱病总的病因是这样分析的："霍乱者，由人温凉不调，阴阳清浊二气有相干乱之时，其乱在于肠胃之间，因遇饮食而变发，则心腹绞痛。……水谷不消，则心腹胀满，皆成霍乱。"《诸病源候论·卷二十二·霍乱病诸候·霍乱候》从本候论述可以看到，身处古代的他并没有能够对各种各样的急腹症进行全面的实验，主要是对霍乱病的病因、症状进行了反复的观察，但他却从这样一些可重复发生的症状中，通过对本病主证的归纳分析，观察到患者霍乱病的特征，得出了用中医理论认知可以阐释的霍乱病的病因及证候；

第二，他也没有能够针对霍乱病的多种多样的症状进行全面的考查，而主要是注意到霍乱病的证候要素，更为细致地归纳分析了心腹痛、呕吐、下利、心腹胀满等各个具体症状：

霍乱而心腹痛者，是风邪之气客于藏府之间，冷气与真气相击，或上攻心，或下攻腹，故心腹痛也。

（《卷二十二·霍乱病诸候·霍乱心腹痛候》）

霍乱而呕吐者……是冷入于胃，胃气变乱，冷邪既盛，谷气不合，胃气逆上，故呕吐也。

（《卷二十二·霍乱病诸候·霍乱呕吐候》）

霍乱而心腹胀满者，是寒气与藏气相搏，真邪相攻，不得

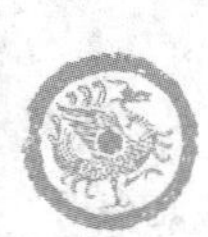

吐利，故令心腹胀满，其有吐利过多，藏虚邪犹未尽，邪搏于气，气不宣发，亦令心腹胀满。

（《卷二十二·霍乱病诸候·霍乱心腹胀满候》）

霍乱而下利不止者，因肠胃俱冷，而挟宿虚，谷气不消，肠滑故洞下不止也。

（《卷二十二·霍乱病诸候·霍乱下利不止候》）

他在这些对本病主证的分述中，注意到了霍乱的各种常见证候，但总的病因病机是略同的。尤其是在《诸病源候论·卷二十二·霍乱病诸候·霍乱心腹胀满候》篇中论述霍乱心腹胀满的两种病情，一是“真邪相攻，不得吐利”，一是“吐利过多，藏虚邪犹未尽”。两者有虚实之分，发病的阶段亦不一样。前者不得吐利而心腹胀满，多在病的初期出现，病情属实；后者吐利之后而心腹胀满者，多在病的后期出现，病情属虚。如此归纳清晰表明，证候相同，而邪正盛衰不同，颇具辨证意义。

不仅如此，巢氏还在下面还进一步将霍乱病各兼证均进行了细致的病因病机归纳，分析它们之间相似之处与相异之处，让人一目了然。综合他对霍乱病各症状的归纳分析，不难发现，各种症状的病机虽各不相同，但大致总是与冷热阴阳之气干乱于肠胃有关，这也是霍乱病辨证时最为关键的病因，也就是论治时如何治疗的关键所在。巢元方研究霍乱病，抓住霍乱病的证候要素这种有代表性的现象，进行观察、比较、分析，所以他所作的归纳即简单明了，又说明问题。从巢氏对霍乱病证候的归纳分析中，还可以看到一个明显的特点，在中医的临床实践中，采用这种从个别到一般的中医诊疗思维方法，就是开始在临床医疗中将脏腑功能与病因病位及病机表现联系起来进行思索，使看不见、摸不着的中医病机学说，以相对固定的因症搭配关系从临床证候的形式中表现出来，并可以直接用于指导具体病证的治疗，这让中医学基础理论与临床各科实践技能走上相互融合之路。

在中医理论认知和临床实践诊疗思维中，用归纳法提出辨证诊断的

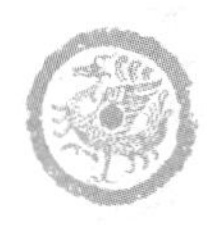

猜想和论治方案的假说，需要做进一步临床疗效的证明和检验，这个验证不是继续进行归纳所能解决的，而要对病证的结构进行分析，有完善的逻辑论证，有判决性临床检测指标的证明等等，但这并不是说归纳对于临床实践辨证论治假说的验证不起作用，在一个一般性的病证结论形成之后，再重复进行个别到一般的归纳，有时是没有多大意义的。现代医家再重复提出六经辨证的命题就不会被认为是一种发现。只有在新的中医临床实践技能得到普遍认可和应用，才能提升中医理论对疾病现象的认知与中医扶正祛邪的本体功能。然而，在另外一些场合下，继续归纳又会有助于验证已经初步形成的关于中医病因、病机、证候以及病证的新的假说。如果已经有人用归纳法提出了“证候要素是确诊构成病证的基本病变因素”的假说，谁能说其他人再针对临床实践中证候要素表现特征，做关于它与各种各样病因、病机、证候彼此之间相互作用，共同形成病证的归纳研究，就没有任何价值呢？

归纳是中医学基础理论与中医临床各科实践技能科学研究不可缺少的方法。经验性强的中医临床各科实践技能的科学研究需要归纳，推理性强的中医基础理论的科学研究也离不开归纳。尤其是中医临床诊疗思维辨证论治是注重病因分析和病机演绎的，但它也常常要以归纳为基础。医圣张仲景就说过，他书中的许多论述都是靠归纳法来“勤求古训，博采众方，撰用《素问》《九卷》《八十一难》《阴阳大论》《胎胪药录》并平脉辨证，合《伤寒杂病论》十六卷”时发现的。对中医学病因、病机、病理、证候分类学做出重大贡献的巢元方也是一位熟练地使用归纳法的能手，比如他在《诸病源候论》中对伤寒病辨证，就是以证候为主，通过运用归纳法，把六经病证的变化，集中起来加以比较分析。这是继王叔和之后，对张仲景《伤寒杂病论》的又一种整理方法。又如对咳嗽、痢疾、心腹痛等，从新与旧、寒与热、虚与实等方面，归纳整理，分析病情；同是口舌干焦、但经过归纳区别，又有心脾病、肺病、胃病和胆病之分；同是大便难，但经过归纳分析，还有成人与小儿、妇人产前与产后之异；同为妇科病，但有已婚未婚、已产未产之别，也有运用归纳之功。像这样的辨证精神，贯穿于全书，比比皆是，都有运用归纳法显现出来的影子。

在中医理论认知与中医临床各科实践技能科学研究时，用归纳法提出关于证候与病证的假说和猜想，都是或然性的结论。对这些病变辨证论治的假说和猜想，推动着历代医家对疾病的认识不断接近真理。归纳法作为中医临床实践在辨证论治时，对疾病的病因、病机、病理、证候，以及病证类别及其治疗技艺提出假说的一种方法，对医家探索认识、治疗、预防人类疾病的真理和医疗技能，有启发作用。可以说，归纳法是中医理论认知医学真理大道的开拓者。

四、疾病证候一定相同吗

——归纳的局限性

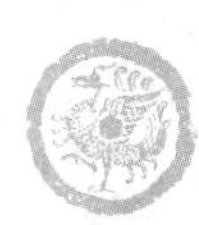

我们在上文讨论过中医所说的霍乱，实际上包括了多种急性胃肠道病变在内，这对西医所说的由霍乱弧菌引起的霍乱同样也有参考价值。中医基础理论对霍乱的病因早有自己的认知，《内经》认为霍乱属太阴湿土之为病，如《素问·六元正纪大论》说："太阴所至，为中满，霍乱吐下"，"土郁之发，民病呕吐、霍乱"。针对霍乱的病因，《灵枢·五乱》谓："清气在阴，浊气在阳，营气顺脉，卫气逆行，清浊相干，乱于肠胃，则为霍乱"。说明霍乱是由于胃肠功能紊乱，清气不升则泻，浊气不降则吐，清浊相干，升降失常，故吐利交作。而在张仲景《伤寒论·辨霍乱病脉证并治》（杨鹏举，杨延巍，曹丽静注释. 伤寒论［M］. 北京：学苑出版社，2007. 后文中相关引文均出自此版本）中则称："问曰：病有霍乱者何？答曰：呕吐而利，此名霍乱。(382)""问曰：病发热痛，身疼恶寒，吐利者，此属何病？答曰：此名霍乱。(383)"他在临床实践的观察中，看到了霍乱之病的重要证候为"呕吐而利"，从而验证了《内经》中医理论对霍乱病的认知，通过归纳，明确地指出霍乱病是以卒然发病，上吐下泻为主证的一种急性胃肠病，其病常起于倾刻之间，吐泻交作，挥霍撩乱，故名霍乱。其病因多是由于患者内伤饮食，亦有兼感六邪者，也归纳出了对霍乱病与伤寒的脉证异同及病的转归，霍乱病的不同证治，以及霍乱病后，应当注意的饮食调护。诚然，我们看到张仲景《伤寒论·辨霍乱病脉证并治》中，对霍乱病脉证并治只有十论。而在《诸病源候论·卷二十二·霍乱病诸候》的论述却有二十四论，论述了霍乱病的病因、症状及预后。这不免使人困惑，是不是张仲景弄错了呢？不是，因为张仲景是按照临床实践所见，结合《内经》中医理论对霍乱病的认知，霍乱多发生于夏秋季节，而其病又与感受外邪有关，并常伴见头痛、发热、恶寒、身疼等表证，与伤寒初起邪在太阳相类似，故在本论中设《霍乱》篇，作为伤寒类证与之比较鉴别。而巢元方在临床实践进一步观察了霍乱病诸多的证候，他注重客观症状的描述，针对霍乱病每一个证候进行病因研究，不但归纳了霍乱病的主证，还归纳了霍乱病的变证，干霍乱候与霍乱病吐利相关的病证，以及转筋、筋急、结筋，这三候与霍乱转筋连类而及者。这个归纳，显然离中医临床实践诊疗思维，对霍乱病更加全面的辨证论治，无疑又进了一步。

不同时代医家对疾病证候的论述往往各执一词、各有千秋，这是因为他们采用的类比推理归纳方法的不同造成的。其实有些是大同小异、有些是顾此失彼，有些是挂一漏万，也有些是锦上添花，还有些是误减错增。但正是由于疾病现象的错综复杂，也由于每个医家的从医经历各不相同、获得的医疗经验各具特色，以至于各自对疾病的认识也会是有限的、各异的。所以，没有哪一位医家可以完整全面系统地观察到某一类疾病的全貌。因此，在临床实践观察疾病现象时，出现某些失误，在医家那里也是常见的。在古时的隋代，医家对神鬼病因的认识是矛盾的。在此期的医学著作中，对某些疾病的认识，仍然视鬼神为致病因素，其对女子不孕病因的认识也许最可以用来说明此期医家对神鬼病因的矛盾心理。《诸病源候论》就认为："妇人无子者，其事有三也。一者坟墓不祀，二者夫妇年命相克，此二者非药能益。若夫病妇疹，须将饵，故得有效也。"从这个论述看来，似乎是将一部分妇女不孕病的病因归咎于神鬼作祟。事实上，从这部著作的论述中，还是可以看到，巢氏对于不孕病病因的认识归纳与前代相比，有着十分关键的进步。他已经认识到不孕病的产生不仅仅是女子的问题，也可能是其夫有病。如其所言的“夫病妇疹”，正有此意。从以为单纯的女子之病，转而认识到男子之病也可导致不孕，这在病因认识方面是很大进步。不仅如此，巢氏对于夫病的具体表现也归纳出“丈夫无子者，其精清如水，冷如冰铁，皆为无子之候。又泄精，精不射出，但聚于阴（龟）头，亦无子”。有了这样的认识归纳，就可以针对丈夫精冷来进行有效的治疗，而不至于对无病的妻子做无用功。比较进步客观的病因认识与比较落后主观的神鬼病因的归纳出现在对同一种病的论述中，其实并不奇怪，这是医家们对疾病病因的认识在逐渐进步的表现，也充分说明运用归纳法来总结临床实际经验有一定的局限性。不孕症即使在今天也确实是有一类病因不清、病机不明、治疗无效的，对于这样一些疾病，在缺乏解剖、生理及病理学研究的古代无法解释，只能将其归咎于“坟墓不祀”与“年命相克”，情有可原。但我们看到，隋代医家也明确将其归纳出来了可治的范畴，并已对前代的神鬼病因提出了一些反思。

不完全归纳的一个局限性是它只能得出不充分可靠的结论。在使用这种归纳法时，医家只能从考察部分对象出发，这种状况在临床实践中是经常发生的。例如，在临床实践诊疗思维中，只注意到了病人某些部位的脉色之象、某些主诉体征、某些证候表现，没有也不大可能在望闻问切四诊合参中去穷尽全部观察对象。或者说，这时不完全归纳的结论，超出了前提的范围。诊疗思维时，前提所断定的是“某些”“有的”，辨证结论指的却是“一切”“凡是”“都”，这样的结论就有可能是正确的，也可能是不对的，即辨证论治后得出的结论是或然性的。正如丹皮尔所说：“的确，归纳方法叙述起来是很容易的，而要证明归纳在逻辑上的有效性，则颇为困难。”（[英] W·C. 丹皮尔《科学史》. 北京：商务印书馆，1975：601）

在中医临床实践诊疗思维中，试图用不完全归纳法来一部分诊疗对象证候属性推导出全部诊疗对象的病证的共有属性，这是一种外推法。在做这种外推时，要求没有相反的病例（反例）出现。如虚劳病人就不会有实证证候，当虚劳患者出现了疑似实证证候时，医家就要高度关注

病证的转化和变证。在《诸病源候论·卷三·虚劳病诸候上·虚劳癥瘕候》中就讲："癥瘕病者，皆由久寒积冷，饮食不消所致也。"同时还说："虚劳之人，脾胃气弱，不能克消水谷，复为寒冷所乘，故结成此病也。"而在《诸病源候论·卷十九·癥瘕病诸候》中论述了癥瘕病的病因病机及其症状变化，则是从病因证候分类，归纳出鳖癥、鳖瘕、虱癥、米癥、食癥、发癥、鱼瘕、蛇瘕、肉瘕、酒瘕及谷瘕等，由此可见，癥瘕病形成的原因很多，以上所论，大多只是根据直观的原因和症状特征命名的。这种证候名称，就比较粗略，与《虚劳癥瘕候》篇中所讲，"虚劳之人，脾胃气弱，不能克消水谷，复为寒冷所乘，故结成此病也。"大相径庭。至于归纳其为虚劳病的共有属性，大谬不然，显而易见不适。而在中医临床实践诊疗思维中，如果对同一疾病辨证论治，确实没有遇到反例，医家往往会根据以往的临床经验，自然地认为归纳推论是正确的、普遍适用的。问题是不完全归纳法本身并不能保证在临床实践中，时时处处，个个病症都不存在或都不发生反例，一旦出现反例、特例、个例，就会否定原来的普遍性结论。

然而，在中医学基础理论与中医临床各科实践技能科学研究中，医家们所注重的并不仅是记载各种各样的病例，他们更加关心的是在诊疗思维中建立对疾病病因、病机、证候、病理、病证等一系列彼此之间相关普遍性的原理和法则，关心这些普遍性的原理，是否与临床实践诊疗思维所认识到的人体疾病发生、发展、转归的客观规律相符合，因此也就希望所使用的临床实践技能、理法方药，能够从逻辑上充分保证会得出临床治愈必然性的结论。归纳法有能够得到新知识的长处，而它恰好在保证必然性这一点上不能令人满意。由于归纳法有这种局限，所以医家在传承医疗经验和技能时，常常被告诫辨证时不要轻率地进行外推，论治时也不要匆忙地得出肯定的结论，对患者解释病患时，更不要随意地使用"所有""一切""都"之类的字眼。

那么，有没有可能增大归纳时外推的可靠性，设法避免出现"霍乱病只有由患者内伤饮食，亦有兼感六邪所致的证候""不孕病病因归咎于'坟墓不祀'与'年命相克'"等不正确的结论呢？历代医家长期的临床实践经验证明，这是可能的，办法之一是在临床医疗实践使用不完全归纳法的时候，尽可能增加临床病例例数和疗效验证的次数，使作为归纳前提的病例尽可能多些，再多些。随着归纳前提的增加，不完全归纳的可靠性也会有所增加，这是克服归纳局限性的一种方法，又是运用归纳时应注意的要求。为了探究积聚病，《诸病源候论·卷十九·积聚病病诸候》论述了积聚病的病因病理，积和聚之间的区别，尤其是以五脏分类归纳，分别叙述心、肝、脾、肺、肾五积之病的病因、症状、脉证以及预后，这些认知，较之《内经》《难经》《金匮》《脉经》等书对五积之病证的阐发，归纳得更为具体。另外还专条论述积聚的几个常见症，如积聚心腹痛、心腹胀满及宿食。但篇首说："积者阴气，五藏所生……聚者阳气，六府所成"。这个归纳表明了积与聚两者之间是有区别的，而本篇内容，对聚病的成因、证候表现并无具体论述，虽是否有脱简，待进一步考证，但这个结论是需要补充完善的。

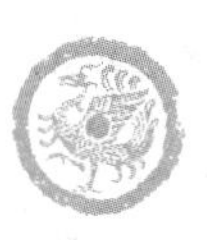

然而，中医临床实践诊疗思维在许多情况下，要增加临床观察的范围，增加临床观察和效验的次数，会碰到工作时间、人力、财力等方面的实际困难。而且，归纳结果的可靠性并不总是随着个别病例的增多而相应地增加。在有些情况下，尽管是从成百上千的个别病例归纳得出一个"普遍性"的结论，结果仍会发现这种结论并不具有真正的普遍性。举一个极端些的例子，对《诸病源候论·卷十八·九虫病诸候·蛲虫候》来说，"蛲虫犹是九虫内之一虫也。形甚小，如今之蜗虫状。亦因藏府虚弱而致。发动甚者，则能成痔、瘘、疥、癣、癞、痈、疽、瘑诸疮。蛲虫是人体虚极重者。故为蛲虫，因动作无所不为也。"然而，关于蛲虫病，这里论述的病症比较多亦较严重，但在临床所见，不尽如此，实际上，是否这里的蛲虫，并不等于现在所见的蛲虫，而由它所引起的痔、瘘、疥、癣等症，亦应是并发感染或继发症，蛲虫并不是直接原因。对于认识类似蛲虫这样的病因、病机、证候及一般的病证问题，固然很少发生"亿万次可行却不普遍"的情况，可见，归纳结论的可靠性并不完全取决于前提的数量，则是必须注意到的。

在中医学基础理论与中医临床各科实践技能科学研究中，需要考查的客观疾病患者对象是极其众多的乃至无穷的。归纳结论的可靠性又与前提病例的数量有关，对此，不同的医家们可以有不同的态度。

第一种态度是片面苛求数据全面翔实、囿于无价值的核查。要等到观察考证疾病的各种材料极为丰富之后，才着手概括，进行归纳。持这种态度的医家总是不放心会有什么特异的病例会出现，在观察考证了相当数量的个别病例后，仍然不敢提出某种有普遍性的假想学说。他们实际上遵循的原则只是“小心点儿，再小心点儿；仔细点儿，再仔细点儿”，甚至会对一个无穷尽的证候集合做长年累月地挨个考查核实。

第二种态度医家片面主观、客观依据不足。是在观察考证若干个别病例时，就自以为其他疾病患者对象也不过如此，匆忙地、轻率地做出普遍性的、必然性的结论，在提出辨证论治假说以后还往往忽视了要用新的临床观察和疗效事实去验证。持这种态度的医家在临床实践诊疗思维中，甚至是从自己主观的愿望和兴趣出发，只从临床实践诊疗过程中，搜集那些对自己的观点有用或有利的病例，对于临床病患反例的客观事实则不加理睬，或视而不见，听而不闻，实际上以为自然人体生长、生活、病变、衰老，都应当符合自己的临床经验和理论认知，而不是相反。以这种态度来搜集疾病的各种材料和进行归纳，只能得到脱离正确客观事实、脱离中医本体特色、脱离患者病人需求的主观主义的结论。

第三种态度是兼顾主客观病例、力求数据完善可靠。对临床实践客观疾病和医家自身诊疗思维主观认识能力有足够清醒的估计，敢于进行创造性的探索。持这种态度的医家们，在他们的中医学基础理论与中医临床实践技能科学研究进程中，时时都会意识到他们所认知的疾病，只是复杂多变的人体疾患的一部分，并没有也不会穷尽全部的患病对象。然而，他们在用心认识了一批个别的患病对象之后，又勇于提出某种有普遍性的看法，而且并不断言自己的结论就是必然的。他们十分注意观察心悟意见新的病例以进一步证实假说，并且自觉地去寻找反例、特例、个例，确定原来看法的适用范围，乃至否定自己的结论。巢元方在《诸病源候论》中运用归纳法论述体质病因时，有过这样一些论述体现出了这种态度。体质病因虽说也是早在《黄帝内经》中就有所阐述，如阴阳二十五人等，是从气血阴阳盛衰对人的体质影响加以划分的。水土不同之因素在《内经》中也同样有论述。如《素问·异法方宜论》可以说是对关于因地制宜的专门论述。但《内经》中的论述，多是一些比较原始抽象而笼统的论述，一般不涉及到具体的病种。而《诸病源候论》则不同，巢元方是从对各种具体疾病的研究中，将病因证候分门别类地进行归纳阐述，例如，对晕车晕船的论述，《诸病源候论》指出："特由质性自然，非关宿疾挟病也"。他认为晕车晕船不是什么病，而是由体质不同所引起的，还有认为过敏性疾病也与体质直接相关，如对于漆疮的病因，他明确指出："漆有毒，人有禀性畏漆，但见漆便中其毒，面喜痒，然后胸、臂、腥、腨皆悉瘙痒，面为起肿……若火烧漆，其毒气则厉，着人急重。亦有性自耐者，终日烧煮，竟不为害也。"可见，他已经认识到漆疮的发生，是由于"漆有毒，人有禀性畏漆"，这是个有普遍性的看法，但这个结论并不就是必然的，"亦有性自耐者，终日烧煮，竟不为害也"，已然认识到漆疮的发生与否，完全由于体质差异，而可能出现不同的情况，明确了此病有个体特异性。由此可见，《诸病源候论》是从对具体疾病的归纳中，看到了反例，认识到不同机体的体质特异性，其准确性经得起事实、时间与科学的检验，至今不衰。因此，重视反例、特例、个例，应当成为中医临床实践诊疗思维运用归纳法的一个原则。

显然，做中医学基础理论与中医临床实践技能科学研究医家们，应当用第三种态度来对待归纳，应用归纳。因为，这才是中医临床实践诊疗思维运用的中医辨证逻辑的科学思维方法。

归纳的第二个局限性是它未必能把握住疾病的本质。无论是疾病的病因、病机，还是疾病的症状、证候，归纳结果往往只概括了一类病证表面上的现象的共同点，而没有抓住根本性的、本质的东西。即或医家们观察了从古到今的各种各样的虚劳病，即或所有的虚劳病患者都有某些证候，这样的归纳结论仍然是就疾病的现象而说的，并没有说明虚劳病为什么在这样一些病人身上发生。而且，在中医临床实践诊疗思维时，只从疾病表面现象上进行归纳，还有可能在辨证论治时导致错误的结论。例如，巢元方在临床实践中，尽可能地观察了风病诸候共六十论。发现

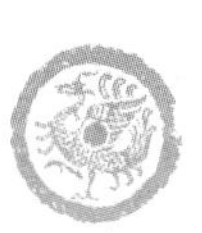

“中风者，风气中于人也。……其为病者，藏于皮肤之间，内不得通，外不得泄，其入经脉，行于五藏者，各随藏府而生病焉。”从而归纳出其病因都与外感风邪有关，是因脏腑血气先虚，而感受风邪致病的结论。尽管他的观察已相当全面，但在这里却未表明其中有些病证还有其他的致病因素。如请看，《诸病源候论·卷一·风病诸候上·风惊悸候》中所讲：“风惊悸者，由体虚、心气不足，心之经为风邪所乘；或恐惧忧迫，令心气虚，亦受于风邪。”就是在说这个惊悸候的发病原因，是血虚而风邪伤心。然他在《诸病源候论·卷三·虚劳病诸候上·虚劳惊悸候》又讲：“心藏神而主血脉。虚劳损伤血脉，致令心气不足，因为邪气所乘，则使惊而悸动不定。”值得我们注意的是，本候所论之虚劳惊悸，谓由于心气不足而邪气所乘，这里的“邪气”，不一定是外感之邪，当为内伤七情之类的情志刺激。又由于患者的血气虚损，不能养心，以致心气不足，所以才产生心悸。如再加上七情的刺激，则更伤心神而使其人惊悸不定，这种惊悸，与本书卷一所讲风惊悸候，病源上就有所不同，一为风邪致病，一为虚劳所致，以此为辨，后世的医家有将涉及惊悸候的病证，归入神志门中，归纳分类方法就有所不同。后来，医家们发现了更多与中风病、虚劳病密切相关的致病因素，从而抓住了影响各种病证发生根本性的、本质的东西，并不断提高把握住疾病本质的诊疗思维能力。

归纳法在中医临床实践诊疗思维中的客观基础是病证个性和疾病共性的联系，但各种病证的个性又有差别：有些病证的个性为一类疾病所共有，如中风病中的外感风邪。有的只存在于部分患病对象之中，如惊悸候中的证候惊悸；有的病证个性证候反映了病变本质，如“感其乖戾之气而病”，就是发生流行性传染病的病变本质，有的只反映了病变非本质的东西、枝节的东西，如气候的变异，人触冒之而发病，这就要因人而异了。如果把一类疾病的非本质的个性，断定这类疾病的本质，就有可能会在中医临床实践辨证论治的诊疗思维中，做出不正确的或不完全正确的辨证诊断和论治结论。

归纳的这种局限性在中医临床实践的诊疗思维中是难以完全避免的。

当某一类疾病的某种非主流的临床现象反复出现，是很能迷惑人的，医家们也难于一下子就抓住疾病的本质，而更容易把握当时已知的一类疾病的共同特点。巢元方研究传染病的时候，中医学业界还没有发现可以引发传染病的病原微生物，也暂时没有弄清病原微生物在传染病传播中的作用，对人体传染病的本质的认识，是需要几代人不懈的努力才能完成的。

然而，这终究表明我们不应当满足于从临床疾病现象归纳所得到的结论，不应当把疾病现象归纳的结论绝对化。我们应当清楚地看到，并不是所有反映了一类疾病的共同的概念或判断都是科学的概念和科学的原理。如对水土因素导致的一类疾病中的脚气病，《诸病源候论》有论曰："江东岭南土地，卑下风湿之地，易伤于人。初得此病，多从下上，所以脚先屈弱，然后毒气循经络，渐入藏府，藏府受邪气便喘满，以其病从脚起，故名脚气。"这个判断反映了人体由于水土因素所患下肢浮肿的共性，这里所说的脚气病是指缺乏B族维生素所引起的下肢浮肿，但反映了共性的这个脚气缓弱候的定义，却没有反映出脚气病缺乏B族维生素的本质，它不是科学的概念。水土因素"易伤于人"，只因江南之人多食稻米，而江北人多食麦黍杂粮。稻米的过度精制或淘洗，可导致水溶性维生素的大量丢失，因此江南的饮食习惯与结构才导致此病在江南为多。由此可见，如果在中医临床实践的诊疗思维只停留于疾病现象归纳，就会在中医基础理论与中医临床实践技能科学研究中犯类似的错误。

为了避免中医临床实践诊疗思维疾病现象归纳的这种局限，就应当在对疾病现象进行概括时，注意抓住病因、病机、证候与病证之中主要的、本质的东西，使归纳不仅抓住疾病的共性，而且要抓住病变时病证本质的共性。这不是仅凭归纳法所能得到的，还需要在进行归纳时有中医理论认知的指导，对疾病病证进行比较和分类，发挥医家主观能动性"意象心悟"思维抽象的作用，同时不忘中医临床实践的验证，也就是说，还要运用其他的科学研究方法。

归纳的第三个局限性是它在概括疾病的共性时，会把疾病证候的各

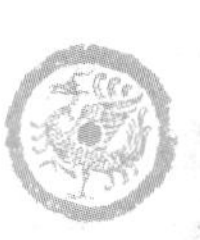

种属性看成某种既成不变的东西，静态的东西，它所概括的是疾病的过去，而难以准确清晰地概括它的发展和未来。这是因为医家们在进行疾病证候归纳时，通常是以眼前已经出现、已经能够认识到的东西为根据的，而他辨证论治后归纳的结论却要推及到尚未产生、尚未出现、尚未明了的东西，这是临床经验的归纳所难以达到的。古代医家巢元方，之所以归纳出“伤寒之病……若因岁时不和，温凉失节，人感乖戾之气而发病者，此则多相染易。”的结论，是因为那时传染病学还没有发展起来，这是医家认识疾病过程在一定历史时期、一定历史阶段上的结论。巢元方的《诸病源候论》通过并列归纳了伤寒、温病、时行、热病、疫疠五类疾病的范畴，不仅只是强调各病的传染性，而且还指出均可未病先防，在伤寒、温病、时行、热病、疫疠这五类提到能相染易的疾病中，不厌其烦地反复提到“故须预服药及为方法以防之”。可见此时的预防措施包括两个方面，一为“服药”，一为“方法”。遗憾的是因此书不载药方，看不出当时预防所用何方何药。另一类“方法”指的是法术咒禁，反映中医临床实践诊疗思维发展的曲折迂回。这是其时医家作为对存在于临床实践传染病客观事实的观察结论，是中医临床实践诊疗思维发展在一定阶段上的情况。在中医基础理论与中医临床实践技能科学研究的后期就不是这样了。

中医临床实践经验的归纳是从既成的疾病状况出发的，在这个意义上它是静态的。而且，当医家们用归纳法把相同属性的疾病概括为一类时，还往往会忽略了各式各样疾病之间的转化，而这种病变病证之间的转化是经常会发生的。这样进行归纳的结果，一种疾病不是属于这一类，就是属于那一类，非此即彼，不能反映客观疾病发展变化中由此及彼的演化过程。中医学上的疾病分科都是归纳的结果，不同的医家根据病变的共同特征，再结合中医理论认知的基本理论，把它们分为若干个辨证体系，如六经辨证、八纲辨证、脏腑辨证、三焦辨证、气血津液辨证等等。单靠这种归纳不能全面反映病变的演化，也很难说明象阴阳、寒热、表里、虚实、标本、气血这样一些病证的属性。因为它们都是会有一类病证向另一类病证转化过渡的中间病证证候表现，很难确切地把它们归结为某一类。归纳法在说明这些疾病病证转化中间类型时，有些时候是无能为力的。

那么，是不是说归纳法就没有什么意义了呢？不是的。中医基础理论认为，世界上一切事物，世间万物，包括天地人，都处在普遍联系和永恒的发展变化中，静止只是相对的。人体疾病同样如此，各种各样的疾病绝不会停息在某个病证状态下不发生转化。但是，医家在认识疾病时，往往只是观察到疾病整个发生发展转化过程中，某个时期或阶段的病证现象。为了便于认识疾病又不得不把病证证候暂时地加以分割，把它们看成是静止的。归纳法就是这样一种认识疾病的方法，否则医家们在中医临床实践诊疗思维中，就不能获得任何对疾病辨证论治有确定性的知识，也无法保持可供传承和借鉴的临床实践经验记忆。问题只是，在医家们这样做的时候，不要忘记归纳的结论有它的局限性，不要忘记疾病发生发展转化客观过程是复杂的、变动的，不要忘记以中医理论认知辨证的科学思维为指导。我们看，巢元方《诸病源候论·卷十三·脚气病诸候》，本篇对脚气病的记载，在古典医籍中是最早而又比较全面的。本候通过归纳，论述了脚气病的病源、证候以及部分治疗方法，从脚缓弱、疼痛不仁，到心腹胀急、上气以至肿满等，叙述了脚气病病变的整个病程。可见当时对脚气病的认识已有丰富的临床实践经验，也意识到了，病变的发展导致病情严重时，可以发生突然变化。这说明，在临床实践诊疗思维中运用归纳法，医家们既要注意观察到疾病病证的证候划分，又要看到各类病证与证候的相互转化，以及疾病病变由初起、偶见向高危、险象的发展。

如前所述，中医在临床实践中运用归纳法，可以获得许多实际经验事实的发现，但是我们还要看到，归纳法所得出的经验事实和法则，即使反映了疾病的某些共性和必然性，如果不认真加以探究，也往往知其然而不知其所以然。而且，有许许多多的临床医案表明，往往有各种各样的临床病证实例会被“反例”推翻。因此，我们不能夸大归纳的作用。在中医基础理论与中医临床实践技能科学研究中，有些归纳万能论者把归纳的意义估计太高，甚至认为如果是基于临床实践疾病客观事实，

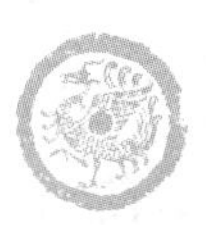

归纳的结论是绝对不会错的，这就未免失之偏颇。某些人持有的“归纳万能论”，曾受到那些独具中医特有的辩证唯物观点学者的批评，也受到近现代西医的所谓“批判理性主义”的指责，在持有批判理性主义观点学者看来，中医临床实践诊疗个别性经验是不能通向医者治病救人普遍原理的，临床疗效这样共性的东西不能经过医家个性化经验得到证明。他们甚至讽刺中医里那些归纳万能论者，没有根据地、不做论证地就从自己个别的临床经验跨越到一般原理，这样的结论是夸大了临床经验的作用。

应该说，批判理性主义者的观点对归纳万能论的这种指责不是没有道理的，然而，他们却由中医只靠临床经验的归纳不能证明普遍性原理的观点出发，导致了中医基础理论是普遍性原理不能被证实的错误结论。在他们眼里，认为中医基础理论与中医临床实践技能的普遍原理只是一种信仰，只能被将来、以后的临床经验所否定（证伪），而不能由现在的临床经验事实来肯定（证实），他们所主张的是“证伪主义”。

我们认为，在中医临床实践的诊疗思维中，运用归纳法是有局限的，单凭临床观察得到的诊疗经验和经验事实的归纳，是不能充分证明疾病病证及其证候普遍的必然性的。但是，这并不是说中医理论学说与临床实践技能普遍性的法则和原理，是不能证明或无法证明的。因为医家们除了归纳法，还有病案分析的方法，还有中医理论认知的思维能力和临床实践的检验，各种各样科学研究方法的综合运用可以弥补归纳的不足，不断揭示和证明中医理论学说与临床实践技能普遍性的法则和原理。就如恩格斯在论及归纳和分析的关系时曾指出过的，归纳法“没有权利要求成为科学发现的唯一的或占统治地位的形式”，“我们用世界上的一切归纳法永远不能把归纳过程弄清楚，只有对这个过程的分析才能做到这一点。”（《马克思恩格斯选集》第3卷，第549、548页）诚如斯言，中医理论学说与临床实践技能普遍性的法则和原理的传承、创新、发展和运用的历史验证了这一点，而《诸病源候论》运用的，也正是与最具有其本时代医学发展特色的、使用最为广泛的以分析综合法相结合的归纳法。

整套中医基础理论和中医学说的逻辑结构，离不开阴阳二字。阴阳的观念很早就被古代医家们运用，并发展成为中医学医学观的主要内容，进而归纳出中医逻辑思维的一些基本规律，但并不止于此，之后又在这些规律基础上，将其演化成观察疾病、分析疾病、诊治疾病的方法论了。然而，在这些基本规律还只是经验归纳的结果时，医家们还搞不清为什么阴阳的矛盾运动会导致人体疾病的发生和发展，也还不能论证这些基本规律是否放之临床实践诊疗思维而皆准（尽管没有发现反例）。那么，是不是说这些基本规律永远只能是临床经验归纳的结果，永远无法证实，而只能像现代证伪主义者所说的等待着被推翻的命运呢？历史事实证明，显然不是。对阴阳概念的研究和应用，不仅有临床经验的归纳，还有中医理论的分析，例如中医学阴阳学说的提出就是分析而来的。

在《内经》中医理论认知的阴阳学说是中医学的理论根基。《内经》根据对医学实践诊疗经验事实的具体分析，提出了中医的阴阳平衡理论。《内经》认为，健康的人就是阴阳匀平的人，“阴阳匀平，以充其形，九候若一，命曰平人”（《素问·调经论》）。“平人者不病”（《灵枢·终始》）。《素问·生气通天论》说：“凡阴阳之要，阳密乃固，两者不和，若春无秋，若冬无夏，因而和之，是谓圣度。”所谓“圣度”阴阳合和是最高的准则。一旦阴阳不和、不平，就要生病：“阴阳乖戾，疾病乃起”（《素问·生气通天论》）。人体阴阳平衡的破坏，呈偏盛偏衰状态为疾病。因而《内经》就是要以这种调阴阳之间的关系至和为治疗的原则：“谨察阴阳所在而调之，以平为期”（《素问·至真要大论》）。从中医理论阴阳平衡的学说出发，中医的医家们又根据自己的临床实践逻辑地推导出阴阳二气的相互作用，包括提出了阴阳对立、阴阳消长、阴阳依存、阴阳互根的说法，来表示人体生理、疾病病理现象中的对立、联系、转化等等。并且将人与天地看成是一个整体，认为人体的阴阳平衡与否，与自然界有密切的关系。人对于天地之气，也是“从其气则和，违其气则病”（《素问·五运行大论》）。由此，还可以推导出中医学在诊疗思维中的一些基本范畴，如中医的诊断原理即“先别阴阳”，“八纲”即包含阴阳、表里、虚实、寒热；治疗就是要调整阴阳，“凡刺之道，

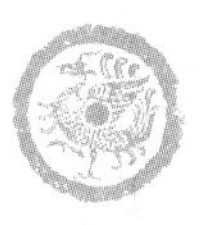

气调而止，补阴泻阳，音气益彰”（《灵枢·终始》）；而疗效的验证，如《伤寒论》第58条所云：“阴阳自和必自愈。”中医理论认知的阴阳学说，反映了人体生命生长运动和疾病发生发展、运动变化的整体本质和内在联系，达到了中医界普遍的认识。

中医理论阴阳平衡学说的提出与中医临床实践诊疗思维的经验事实有关，然而，这一学说却不是对中医临床实践诊疗对象疾病发生、变化运动的经验事实，进行再归纳得出来的。这一学说是以中医理论认知的“人与天地相参”“运气”与“脏腑”等学说为指导，用阴阳辩证统一的理论来研究人体疾病，通过分析人体疾病的发生、发展、变化、转归的各项运动而建立起来的。中医理论认知阴阳学说的形成，当然离不开中医的临床实践经验和观察的积累，然而它却是中医理论思维的产物。

现代，批判理性主义者认为归纳对解释中医理论认知中普遍性的原理，只能被证伪而不能被证实，从而得出并妄称中医理论不科学的结论。他们实际上是只就归纳论归纳，因而不了解中医理论认知中普遍性原理的成立，并不都要依靠一次又一次的归纳验证，“阴阳者，天地之道也，万物之纲纪，变化之父母，生杀之本始，神明之府也。”世间万事万物，无不具有相互对立的阴阳两个方面，一阴一阳之谓道，这种理论用在中医学领域中，则是说明人体生理、病理、诊断、治疗等方面的问题，如生理方面的脏和腑、气和形、表和里，病理方面的寒和热、虚和实，诊断方面的所谓“先别阴阳”，治疗方面所谓“调阴阳”等。这个普遍性原理并不需要由一个又一个人类生病病例去归纳来验证，而只要通过疾病病证分析与证候就可以断定了。五行学说论病言治也不可能用归纳去证明，而只能靠提高中医临床实践诊疗思维能力、靠运用科学思维方法分析去论证。而隋代巢元方的《诸病源候论》可以说是中医学对逐个疾病与逐个症状展开具体而细致的病因病机讨论的开端。全书有五十卷，分六十七门，一千七百三十九论，集中论述内、外、妇、儿、五官等科各种疾病的病源与病候。形成这么多疾病的病源与由如此多数量的症状组合成的病候，如果只是用归纳法来证实，无异是力不从心的。所以，虽然本书是以归纳法为肇端，其所采用的研究方法还有很多，如继承了前代所常用的类推法、比较法等等。但是，使用最为广泛、最具有其本时代发展特色的却是以分析综合法为主的倾向。这是因为，隋唐时代人们对疾病的认知程度与范围，研究手段与临床诊疗技能、诊疗思维能力都有所不同，其时医家们所能观察到的只是一系列临床上的疾病表现与环绕在病人周围的各种自然与人文环境。为了总结经验、辨别病证、寻求治法的需要，医家们感觉到了把握病因病机的迫切性。因而他们必须在归纳病变特征的基础上，使用分析综合法来进行疾病研究，即根据临床上应用望、闻、问、切等各种手段，进行四诊合参调查研究所搜集到的病变资料，结合观察病人的自然、社会、人文环境等其他客体所得到的多种信息，加以分门别类，再进行分析归纳，整理与综合演绎，并从中找出某种规律，作出对病因病机辨证论治的推测。

归纳万能论者把归纳法当作积累中医临床实践诊疗经验和疗效验证唯一的方法来赞颂，证伪主义者则把归纳法当作中医理论认知疾病、诊疗疾病唯一的方法来贬斥中医理论，显然这两者都是有片面性的。

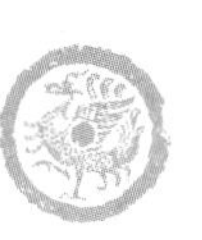

第二节　证候与病因的归纳、确证

归纳法作为中医基础理论与中医临床实践技能诊疗思维科学研究中的一种科学方法，它既是医家对疾病本质与特征科学发现的方法，也是对医家临床实践诊疗思维即辨证论治科学论证的方法。因此，它在中医学方法论研究学科领域，既是对疾病病证科学发现逻辑所探讨的，也是对医家临床实践诊疗思维成效科学检验逻辑所探讨的。然，本小节论述的重点，是想简要地讨论一下，归纳法在医家临床实践诊疗思维成效科学检验中的作用，即探讨归纳确证法。同时，为了正确地认识归纳法在中医基础理论与中医临床实践技能科学研究中的作用，对归纳法在对疾病本质与特征科学发现中的作用，也给予适当的评估。

一、归纳法，中医临床实践诊疗思维的科学推理

我们知道，中医基础理论对人体疾病的科学认知活动有一个发展的过程，它总是从认识临床实践中诊疗个别疾病的客观事实开始，进而认识某类疾病发生、发展、转化的普遍规律，形成理论，之后还要通过临床实践诊疗思维辨证论治的疗效，对这个中医理论认知做出检验。并且中医基础理论与中医临床实践技能科学研究活动的本身，也是依照一定的模式、程序、途径和手段来进行的。比如说，中医基础理论科学研究时的理、法、方、药，整体观念，中医临床实践技能科学研究中的望、闻、问、切，辨证论治。总之，中医基础理论与中医临床实践技能科学研究，要有一定的科学方法，才能对引发疾病与干预病变转归各种相关因素的诊疗思维，从事科学合理的认识活动，归纳法就是一种很重要的科学方法。

在中医基础理论与中医临床实践技能科学研究中，所谓归纳法，其实就是从个别证候的单称陈述推导出一般病证的全称陈述的方法。换句话说，它是以临床实践观察的对病候事实的陈述为前提，经过医家抽象的主观意象以及对病人具体的客观证候分析与综合的诊疗思维，而以中医理论认知为结论。归纳法是以下述的归纳原理为根据的，归纳原理的基本内容是：如果在临床实践各种各样的条件下观察过大量的D类患病对象，所有这些被观察到的D都毫无例外地具有病因P，那么就可以断定所有D类患病对象都具有病因P。《诸病源候论》所运用的归纳法，正是在这个归纳原理影响下显现的。《诸病源候论·卷十八·湿䘌病诸候》《诸病源候论·卷十八·九虫病诸候》对于寄生虫病，详细描述许多寄生虫的形态及其传染途径。观察非常细致，记载也是最早的。表明作者在临床实践各种各样的条件下，观察过大量的患有寄生虫病的患者对象，所有这些被观察到的患者对象，都毫无例外地具有寄生虫感染，所以才断言发病诱因是有虫为患，并指出其发病与脏腑虚弱、湿热蕴蒸有关。这样的归纳与上述的归纳原理完全符合。

从形式上讲，古代医家运用的归纳法与古典归纳主义认知的归纳法是何其相似乃尔。因为，在古典归纳主义者看来，归纳法好比一部机器，只要把事实材料（观察陈述）放进归纳法这部“机器”中，就会创造出科学的理论来。对归纳法的这种看法是由他们的科学观所决定的。而中国古代医家在不经意间也秉持过这样的一种理念，乐于从自己临床实践的经验事实中，为自己对中医理论认知的体会寻根问祖、溯本求源，这与古典归纳主义者的观点，有异曲同工之妙。下面，我们就以《诸病源候论》的一些论述为实例，尝试做个初步阐发。

传统经验论的归纳主义科学观认为，科学是绝对没有谬误的已经证明的知识。有些中医学者对中医基础理论与中医临床实践技能也持与此极为类似的看法。具体说来，古典归纳主义的科学观如下：

第一，科学始于观察，观察陈述是建立理论陈述的基础。

观察本身要有客观性。观察者应当忠实地记录下所看到的东西，不能先入为主，不要带主观偏见。这样观察陈述就是观察者运用感官可以直接证明其正确性的关于事实的陈述。例如：

“2018 年 7 月 22 日 12 时 30 分前后，台风“安比”的中心在上海市崇明岛沿海登陆，自 7 月 24 日北上，北京市、天津市及辽宁省等地均受到明显影响，普遍出现降雨天气。”

“颗粒状白色的食盐浸在水中会溶解后变成无形无色溶液。”

“水加热到一定温度时会变成为蒸气。”

这些事实的陈述都属于单称陈述，它们涉及特定的地点、特定的时间和特定的条件。古典归纳主义者认为，观察事实的陈述都是可以直接运用感官来确定或检验它们的正确性的，它们是建立科学的定律和原理的基础。

而古代中医医家在对疾病现象观察陈述时，也是采用这个观点，用观察陈述来阐释各种病证的。《诸病源候论》在临床实践对疾病证候的观察及论述某些疾病，就常常会用一些单称陈述，阐释其致病原因和具体证候表现。如：

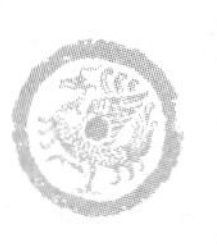

诊其脉，虚弱者，亦风也；缓大者，亦风也；浮虚者，亦风也；滑散者，亦风也。

（《卷一·风病诸候上·中风候》）

人盛暑之时，触冒大热，热毒气入藏府，则令人烦闷郁冒，至于困乏也。

（《卷二十三·中恶病诸候·冒热困乏候》）

此鱼肝及腹内子有大毒，不可食，食之往往致死。

（《卷二十六·蛊毒病诸候下·食鯸鲐鱼中毒候》）

由此可见，古代中医医家们对疾病的认识多数是从病人临床表现中依直观感知而命名的。也就是运用自己的感官，依据望闻问切四诊合参的结果，对病变事实进行观察陈述的。他们同样认为在临床实践中，医家对经过望闻问切亲眼所见到的病变事实的辨证论治的诊断和治疗，是可以得到疾病的确定或检验它们治疗结果的正确性的。

第二，归纳法是建立科学理论的方法。

古典归纳主义者认为，如果满足了归纳原理的条件，那么从有限的单称观察陈述中概括出普遍性定律就是合理的。例如，可以从一系列颗粒状白色的盐化合物浸在水中会溶解后变成无形无色溶液的观察陈述中，概括出普遍性定律“一切溶于水的盐化合物都会变成无色无形的溶液”。也可以从一系列金属导电的观察陈述中，概括出普遍性定律“所有金属都导电”。总之，科学理论（定律和原理）是应用归纳法从观察陈述中推导出来的。

《诸病源候论》中展示出应用归纳法的这个观点，书中已经注意到了研究疾病客观症状的同时，也探究明确疾病表现与内在脏腑的关系，也就是历来在中医学中不太注重的病位问题，使之从有限的单称观察陈述中概括出普遍性原理，受到了重视。例如，泌尿系结石，《诸病源候论》名为石淋，认为石淋的原因是“肾主水，水结则化为石，故肾客沙石”。当论妇女石淋时，指出：“淋而出石，谓之石淋。……细者如麻如

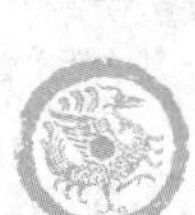

豆，大者亦有结如皂荚核状者，发则燥痛闷绝，石出乃歇。”巢氏于妇女杂病处论其石形状大小甚是贴切。巢氏在石淋候论其发作症状时指出：“其病之状，小便则茎里痛，尿不能卒出，痛引少腹，膀胱里急，沙石自小便道出，甚者塞痛令闷绝”。对症状和描述如此细致而形象，足见观察陈述之客观而忠实。又指出病机的水结而化为石，这与现代医学认为是由于尿内成分结集积聚而成颇相一致。尽管观察陈述是可以见到的症状是膀胱里急，有沙石自小便道出，其病位则指出为肾，是“肾客沙石”。这是将症状、病因、病机、病位归纳在一起进行探索的一个例子。通过归纳法的运用，以这些单称观察陈述，推导出了作为石淋的诊断指标，无疑是科学合理的。

第三，科学理论的发展和进步是真实知识的积累和递增，中医理论体系的架构同样如此。

古典归纳主义者认为，既然经验事实是不会错的，而且归纳法又是合理的，所以，建立在经验基础上的通过归纳法所得出的科学知识也是不会有错误的。然而，他们据此又认为，科学的发展就是正确知识的递增和积累。科学只有进化，没有革命，只有量变，没有质变和飞跃。科学的发展是“归纳上升”，概括出新的和更高层次的定律和原理。我们看，中国古代医家对中医理论认知和临床实践技能的发展就有这个倾向，但也有所区别。如心绞痛，心痛在《素问》《灵枢》里早有记载，巢元方在《诸病源候论·卷十六·心病诸候·心痛候》中认为是“心痛者，风冷邪气乘于心”，其病因就仍局限于传统，似无创见，显然以为这种建立在经验基础上的通过归纳法所得出的科学知识，是不会有错误的。然而，在论述心痛“其痛发，有死者，有不死者，有久成疹者”之鉴别以及叙述其发病时，却明确指出：“心为诸藏主而藏神，其正经不可伤，伤之而痛为真心痛，朝发夕死，夕发朝死，心有支别之络脉，其为风冷所乘，不伤于正经者，亦令心痛，则乍间乍甚，故成疹不死。”其后又重复强调：“心为诸藏主，其正经不可伤，伤之而痛者，为真心痛，则朝发夕死，夕发朝死，不暇展治。其久心痛者，是心之支别络脉，为风邪冷气所乘痛也。故成疹不死，发作有时，经久不瘥也。”这里的久心痛

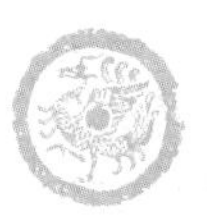

之名，实从本书始见，并专条论述，显见这是正确知识的递增和积累。因为，巢氏所论是“归纳上升”，显然已经认识到心之血脉有主有从，即有正经与支别络脉的不同，伤于心之正经的为真心痛，朝发夕死，夕发朝死，往往赶不上给予治疗，就死亡了。伤于心之支别经脉的为久心痛，乍间乍甚，成疹不死。二者迥然不同。这种认识是对中医理论认知的深化，只有量变，没有质变和飞跃。但它的发展也是“归纳上升”，虽然尚不能为正经与别脉分别命名，但根据其论述的不同预后，可以说其所言之心正经，有可能指心之冠状动脉，而心有支别经脉，当是冠状动脉之分支。其所论病因虽然尚不确切，但运用归纳法，有所新的发现，也十分可贵。

综上所述，古典归纳主义者认为，一个科学理论的提出，它首先是在观察和实验的基础上得到一定数量的单称陈述，然后，运用归纳法推导出理论的全称陈述。由于观察陈述是正确的，归纳法也是有效的、合理的，所以通过归纳法所建立起来的科学理论自然也是绝对真实无误的。因而，归纳法既是科学理论的发现方法，又是科学理论的证明方法。

基于此，我们可以看到，中医理论的提出，首先就是医家们在临床实践观察和临床疗效验证的基础上，得到了一定数量关于病因、证候的单称陈述，然后，运用归纳法推导出中医理论的全称陈述。由于那个时代还没有实验数据的统计指标，只要临床实践观察陈述是真实的、客观的、正确的，这样运用归纳法也就是有效的、合理的，所以通过归纳法所建立起来的中医理论，自然被后世医家认为，也应该是绝对真实无误的。这样看来，归纳法也可以既是中医理论的发现方法，又是中医理论的证明方法。实际上，历代医家都知道亲历临床实践，注意临床经验事实积累的重要性。我们看到，隋代巢元方就十分重视疾病临床观察，即重视利用自己的五官感觉来认识与辨别疾病。所以，在他的医书《诸病源候论》中，可以体现出非常细致而且相当准确的临床观察，以及对病因、病机、证候等精辟的观察陈述。他在对一个个病证研究过程中，最先看到的总是该病的一般症状和特殊症状，进而深究其病因、病机、治疗等。例如，痢疾，古代医著中言“痢”，往往包括各种具有腹泻症状的疾病。

隋唐之前论及下痢脓血，症状描述常较简单而笼统，而在隋唐医著中，对于痢疾的特殊大便形态描述得十分具体而形象。如下痢赤白。或如烂血鸡肝（“痢血杂脓，瘀黑有片如鸡肝，与血杂下是也。”《二十、蛊注痢候》），或如脓涕夹血（“重者，状如脓涕而血杂之”《三、赤白痢候》），或白脓上带血丝如点鱼脑状（“轻者，白脓上有赤脉薄血，状如鱼脂脑，世谓之鱼脑痢也。”《三、赤白痢候》），并可有发热、腹痛口渴、后部疼痛重滞的症状。有关痢疾的一般症状大多已被认识。对慢性痢疾也已有了一定的认识。《千金要方》称之为“久痢”“冷痢”，《诸病源候论》《外台秘要》称之为“休息痢”。言其“肠胃虚弱，易为冷热，其邪气或动或静，故其痢乍发乍止，谓之休息痢也。”认为痢疾的不同症状表现与某种邪气侵犯人体某部位有关，“然其痢而赤白者，是热乘于血，血渗肠内则赤也；冷气入肠，搏于肠间，津液凝滞则白也。冷热相交，故赤白相杂。”临床观察重点是粪便的性状与颜色，其病因归纳分类也以此为重要依据，如“此由肠胃虚弱，为风邪所伤，则挟热，热乘于血，则流渗入肠，与痢相杂下，故为赤痢”（赤痢《五、赤痢候》）。“白滞痢者，肠虚而冷气客之，搏于肠间，津液凝滞成白，故为白滞痢也”（白痢《十八、白滞痢候》）。“夫春阳在表……血性得热则流散，其遇大肠虚，血渗入焉，与肠间津液相搏，积热蕴结，血化为脓，肠虚则泄，故成脓血痢也”（脓血痢《九、脓血痢候》）。“冷痢者，因肠胃虚弱，受于寒气，肠虚则泄，故为冷痢也”（冷痢《十一、冷痢候》）。“此由肠胃虚弱，风邪挟热乘之，肠虚则泄，故为热痢也”（热痢《十一、热痢候》）。“杂痢，谓痢色无定，或水谷或脓血，或青或黄，或赤或白，变杂无常，或杂色相兼而痢也”（杂痢《十六、杂痢候》）等。在对冷热痢辨别的临床观察中，也是以粪便颜色进行归纳，如“凡痢色青色白色黑，并皆为冷痢；色黄色赤，并是热也”（《十一、冷痢候》），“挟热则黄赤，热甚则变脓血也。冷则白，冷甚则青黑”（《十六、杂痢候》），这种观察陈述，就为后世所谓对痢疾“赤热白冷”的全称陈述奠定了基础。

在《诸病源候论》对痢疾的观察陈述中，我们还可以看到，巢元方不止一次地将自己对痢疾的临床实践观察到的症状表现与中医理论认知

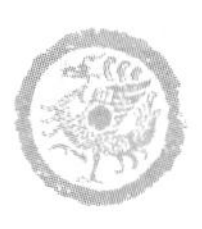

相联系，用中医理论认知的相关学说，进行病因、病机、证候的观察陈述，并在运用归纳法中，将其作为中医理论认知发现和证明的依据。在《诸病源候论·卷十七·痢病诸候》中，有许多痢疾的临床实践观察陈述，与中医理论认知的相关学说密切相联。如，一、水谷痢候，就与中医基础理论的“四时五脏阴阳”整体观一脉相承；二、久水谷痢候，二十四、呕逆吐痢候，二十八、痢兼肿候，也与中医基础理论的“五行学说”密切相关；篇中各论，像四、久赤白痢候、七、血痢候、十一、冷痢候、十七、休息痢候、二十六、痢兼渴候等等，也多多少少与藏象、经络等学说有相互关连；而二十五、痢兼烦候中所讲：“春伤于风，邪气留连”，更是源于《内经·素问》的“生气通天论”，同样的陈述也见于《诸病源候论·痢病诸候·卷一·水谷痢候》，在“春伤于风，邪气留连在肌肉之内，后遇脾胃大肠虚弱，而邪气乘之，故为水谷痢也。”这类的观察陈述中展开，又进一步发现和证明，“夫春阳气在表，人运动劳役，腠理则开，血气虚者，伤于风，至夏又热气乘之，血性得热则流散，其遇大肠虚，血渗入焉，与肠间津液相搏，积热蕴结，血化为脓，肠虚则泄，故成脓血痢也。所以夏月多苦脓血痢，肠胃虚也。”（《九、脓血痢候》）

若再将上述各论，与《九、脓血痢候》的这段观察陈述联系起来看，对于痢病的成因，论中似承续《内经·灵枢》论疾诊尺篇“春伤于风，夏生飧泄肠澼”的论点，认为营卫不足，腠理疏松，风邪留连肌肉，再遇脾胃大肠虚弱，邪气乘之而发病。卷中各论较少提及饮食所伤对本病的关系，仅在《十六、杂痢候》提到“饮食不节”一句。本篇所论之痢疾病诸候，一个显著特点是在中医理论认知的架构下，根据痢病病程的新久，病情的寒热，以及大便的颜色、性状等进行分类归纳，并论述了痢病的兼证及痢后诸证，这样归纳的观察陈述，条理清楚，病因与证候的关联明明白白，有因有果，因果相应，令人对中医理论认知信服，也认可。正是由于巢元方对痢疾的临床实践观察陈述是真实的、客观的、正确的，临床实践诊疗思维时应用功效确实肯定，使历史和事实证明，这样运用归纳法也就是有效的、合理的，所以通过归纳法所建立起来的这些中医理论，自然也被后世医家认为应该是绝对真实无误的，而予以记忆与传承。因而据此也可以说明，归纳法既是中医理论的发现方法，又是中医理论的证明方法。

然而，对于归纳法的合理性问题，后来的人们有着自己的理解，苏格兰不可知论哲学家，大卫·休谟（David Hume），首先提出了疑难，即所谓归纳问题，正如人们常常看见一个现象之后有另一个现象出现，一个现象总是随着另一个现象发生。风一吹树枝就会摇动，太阳照射在背部上就会发热。由此得知，风吹是树枝摇动的原因，太阳照晒背部是其变热的原因。休谟认为，被人们称为原因的现象与被人们称为结果的现象，只是恒常地汇合在一起而已。所谓因果联系，这不过是人们的经验所引起的一种心理习惯。有什么根据说风吹树枝就一定会动，背部晒太阳就一定会变热，或者吃鱼就一定会有营养，会不会有一天吃了条鱼就中毒呢？

由此可见，休谟提出了归纳法的合理性问题，要求对归纳原理进行证明。也就是说，如果实验给人们提供了一组可靠的观察陈述，为什么由此应用归纳原理就能导致可靠的知识呢？这与某些人一再坚持要求对运用了归纳法的中医理论认知与中医临床实践技能原理进行证明，就极为相似了。

中医的理论认知与临床实践技能，明明在几千年华夏民族的繁衍生息中，发挥过无可否认的正能量作用，直至今日仍然不能完全被现代医学取代。但近现代以来却跌宕起伏，屡遭非议，备受诟病。今天有很多人一看到或听到中医理论的认知，就觉得像一头雾水，或不以为然，或不屑一顾，甚至有些中医学子对中医临床实践的技能也浅尝辄止，不能真正领会、掌握或正确运用。有的患者，看着中医，吃着中药，享用着针灸按摩刮痧理疗，治病疗伤，但却对中医百般挑剔，疑信参半，褒贬不一。这究竟是在哪里出了偏差？又是为什么中医不能在新时代起承转合中砥砺前行，万象更新。我们以为，这不能怪他们。从中医学方法论研究的层面来说，这既不是中医理论认知落伍了，出了什么问题，也不是中医临床实践技能落后了，出了什么差错，而是中医的逻辑思维研究，

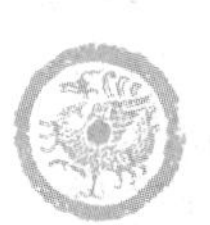

没有跟上人类认识世界、认识生态环境、认识生命体生老病死现象与规律知识、技能的发展进步，换句话说，也就是没有跟上人类思维能力广度、深度和精确度的变化。在对中医理论认知与中医临床实践技能的思维模式上出现了偏差。诚然，采用实证的生物医学实验方法研究中医学，对运用了归纳法的中医理论认知与中医临床实践技能原理进行证明，是曾经一段时期研究中医的主要工作，取得了一些散发的成果，但目前总体收效不大，进展缓慢，也是事实。因而。我们看到，归纳主义者试图通过逻辑来证明这个原理，或者通过经验来证明这个原理，这两种论证都没能解决问题。

第一，归纳原理不能在逻辑上得到证明。从逻辑思维的角度，对于演绎论证来讲，如果论证的前提是真的，那么结论一定是真的。而归纳推理则不然，即使归纳推理的前提是真的，那其结论未必是真的。倒是很可能，归纳论证的前提是真的，而其结论却是假的。也就是说，从个别的单称陈述推出一般的全称陈述并无逻辑必然性。无论如何不能保证从某些个 S 是 P 必然地推出所有 S 是 P 的结论。例如，过去人们常说“天下乌鸦一般黑”，这是应用归纳法得出的结论。而与此类似的“人的咳嗽皆因肺部病变”，表明古代的人们曾长期以为所有患者的咳嗽，都是肺部的病变引发的，而不会被认知为是人体的一种生理反应，有些是受到某种刺激引起的，当然也有些是病理性的。他们也是应用归纳法得出的结论。这种“乌鸦型”的推论如下：

在时间 t_1 临床观察到的咳嗽 X_1 是肺病引发的，

在时间 t_2 临床观察到的咳嗽 X_2 是肺病引发的，

在时间 t_3 临床观察到的咳嗽 X_3 是肺病引发的，

⋮

在时间 t_n 临床观察到的咳嗽 X_n 是肺病引发的，

所以，病人一切咳嗽都是肺病引发的。

但是，并没有什么可保证下一次临床观察到的咳嗽 X_{n+1} 或 X_{n+2} 等等，不会是别的脏腑引发的。如果在临床实践真的观察到一个不是由肺病引发的咳嗽，那么“病人一切咳嗽都是肺病引发的”这个结论就是假的、错的。果然后来的医家通过对经典医著里中医理论认知学说的阐发，又经过临床实践长期观察与经验事实的验证，发现了人体“五脏六腑为表里，皆禀气于肺。以四时更王，五脏六腑皆有咳嗽，各以其时感于寒而受病，故以咳嗽形证不同”。这就是说，尽管原来的推理前提都是真的，但却推导出一个错误的结论。为什么会是这样的呢？原来“一切咳嗽都是肺病引发的”这个结论并不包含在前提里，它涉及到尚未观察到的另类咳嗽，它是以过去的经验推论未来。休谟认为归纳推理没有逻辑必然性，事实确是如此，“假结论与真前提相结合的可能性证明归纳推理并不具有逻辑必然性，归纳法的非分析性质是休谟的第一个论题。”（H. 赖欣巴哈《科学哲学的兴起》，商务印书馆，第 72 页）而中医理论认知与临床实践技能运用的发现和证明，也给了我们同样的启示。

第二，归纳原理也不能从经验上证明。既然逻辑上不能证明归纳原理，那么是否能从经验上证明归纳原理呢？中医学的发展历史表明：在与中医理论认知与临床实践技能密切相关的许多场合里，多次运用归纳原理都是有效的。例如，以从长期临床实践观察的结果中，归纳出来的四时五脏阴阳学说为核心，不仅构成了中医理论体系的架构，可以反映人体脏腑之生理与病理关系，五行生克关系及人与自然关系，体现“人与天地相参”的基本思想，自然有其含有一定科学道理的理论基础与物质基础；而且还囊括了中医理论体系的广泛内容，故其对中医临床实践技能诊疗思维中，中医生理、病理及诊断、治疗等的推断、与综合分析，也具有一定的理论价值与指导意义，并且取得了令人满意的临床效果；中医理论认知的运气学说的许多内容，从一年四季的气象变化规律及其时生物界的关系，并进而归纳探索其对人体生理、病理的关系的影响等有关气象、物候、病因、病候、病机、证候、病证等方面的情况和规律，为运气学说的产生和形成打下一定的基础。也是中医在临床医疗实践中经常运用，在中医诊疗思维中成功地被用来辨证论治，并取得了显著的

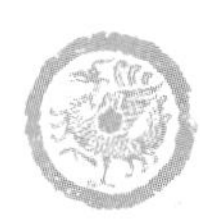

临床疗效。既然这些通过归纳引出的中医治则、治法和理论是正确的，似乎也就证明了中医所依据的归纳原理的正确。但是，“我们用来想证明归纳法的正确性的推论本身就是一个归纳推论：我们相信归纳法，就因为归纳法迄今是具有成效的——那是一个乌鸦型的推论，于是我们就在循环往返中运转了。如果我们假定归纳法是可靠的，它就能被证明是可靠的；这是循环推理，这种论证是不能立足的。休谟的第二个论题就是：归纳法是不能用经验来证明为正确的。”（H. 赖欣巴哈《科学哲学的兴起》，商务印书馆，第73页）事实上，这种论证的方式如下：

在 X_1 场合运用归纳原理是有效的，
在 X_2 场合运用归纳原理是有效的，
在 X_3 场合运用归纳原理是有效的，
⋮
在 X_n 场合运用归纳原理是有效的，

所以，在任何场合运用归纳原理总是有效的。

在这里，断言归纳原理有效性的全称陈述是从一些陈述在过去运用成功的特例中推论出来的。这本身就是一个归纳论证。因而，上述这种用归纳法来证明归纳法的循环论证，并不能解决归纳法的合理性问题。这也许就是多年来，有各行各业、各种各样、各种不同的人们，对中医理论认知与临床实践技能，乃至中医疗效的确实性、合理性、安全性置疑的一个重要因素。

事实上，归纳原理无论在逻辑上或经验上都不能被证明。由此可见，休谟对归纳法合理性的质疑，充分暴露出归纳法在科学认识活动中的局限性。但是，绝不能因此就否认归纳法在科学研究活动中的作用。因此，也绝不能因此就否认归纳法在中医理论认知与临床实践技能研究活动中的作用，同样，否认归纳法在中医理论认知与临床实践技能诊疗思维中的积极作用也是与中医临床经验事实相悖的。

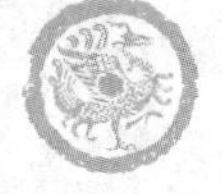

现代归纳主义者把科学理论发现的前后关系和证明的前后关系区别开来。他们认为：理论发现的前后关系既没有什么逻辑关系，也无什么逻辑规律所循。科学理论的发现过程不是在观察事实的基础上用归纳法引申出来的，而是为了说明观察事实被发明出来的，“科学假说和理论不是从观察事实引申出来的，而是为了说明观察事实被发明出来的。它们是对正在研究的现象之间可获得的各种联系的猜测，是对可能是这些现象出现基础的一致性和模式的猜测。这类‘巧妙的猜测’需要巨大的创造性，特别是如果他们与科学思维的通常程序偏离很远的话，例如像在相对论和量子论那样。完全精通这个领域的现行知识对于科学研究中所需要的发明是有益的。一个完全的生手很难做出重要的科学发现，因为他可能想到的想法很容易去重复以前已经试验过的，或者同他不知道的已得到充分确认的事实或结论发生冲突。”（C·G. 亨普耳《归纳在科学研究中的作用》，转引自《自然科学哲学问题》1981 年第 2 期）所以，按照现代归纳主义者的观点，科学理论总是经常先于那些检验它们所必需的观察而被猜想出。这种创造性的活动既没有什么逻辑规则可循，也不能进行什么逻辑分析。因此，科学理论的发现和来源问题被排除在科学逻辑之外，从而也就否定了归纳法在科学发现中的意义。因而，在他们看来，一个理论的发现过程是一个心理学问题，它应由科学心理学和科学社会学去研究。

我们认为，这个观点也许有它合理的成分，但从中医理论认知与临床实践技能诊疗思维的形成和作用来说，归纳法在中医学对人体疾病发生、发展及诊疗思维的科学发现中的作用是不能否认的。即使是作为中医理论认知与临床实践技能诊疗思维构成中的低层次的经验定律，在中医临床医疗实践一般场合下，大都是受归纳法的启发而总结出来的。例如，《诸病源候论·卷十四·咳嗽病诸候》中论述咳嗽，分为五脏咳，六腑咳，其后又列十种咳，这是当时对咳嗽的病理论证和咳嗽的病源、分类方法以及预后判断，在分证方面有咳嗽、咳嗽上气、咳嗽吐脓血、呷嗽、暴气咳嗽、咳逆、咳逆上气呕吐等。在病情方面，分为新咳久咳、虚咳实咳、脏腑咳等。颇具辨证精神，而且论述比较全面。如此这般，

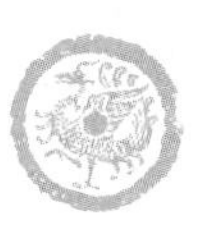

书中对许多疾病病因、病机、证候的发现都是离不开运用归纳法的。

归纳法不仅在中医临床医疗实践经验定律的发现中起着直接的作用，而且在中医理论学说和原理的最初提出时，也常常是起了助发现的作用。特别是在从较低层次的理论学说定律上升到较高层次的理论定理时，它在概括外推中所起的帮助发现作用是不可忽视的。我们看《诸病源候论》对病理的论述，是以脏腑学说为核心的。如上文所说的咳嗽，绝不单独的为肺部病变，人体"五脏与六腑为表里，皆禀气于肺。以四时更王，五脏六腑皆有咳嗽"；中风也是以五脏分证；虚劳则分为五劳六极七伤，又归本于五脏。外科的痈疽、疮肿，亦以脏腑经络表里，分析病情的轻重缓急；妇科的月经、带下、妊娠、产后病，亦以冲脉、带脉、心与小肠经论述病情；即便是小儿科，亦强调病分先天后天、脏气脆弱、易虚易实等。以此来说明脏腑经络气血虚弱，病邪就能乘虚侵袭，否则邪气不能为害。这样地来论述疾病病因、病机、病理和证候等，就是在用归纳法将中医理论认知概括的脏腑学说，上升到了较高层次的理论定理正邪相争的病因观，阐发了《内经》中"正气存内，邪不可干""邪之所凑，其气必虚"的精神，同时充分体现中医临床实践技能特色优势"辨证论治"的学术思想，提倡实事求是的科学态度。

古典归纳主义者认为，类似于中医理论认知这种，基于经验事实基础上的科学发现方法和科学证明方法都是归纳法。而且归纳法作为科学的证明方法时，它能够完全证实一个理论的真实性。现代归纳主义者不同于古典归纳主义，由于归纳法的结论不具有逻辑必然性，所以现代归纳主义就大大退却一步，认为归纳法不能完全证实一个理论，只能给予某种程度的证实。这种一定程度上的证实就是"弱证实"，或称为"确证"。

现代归纳主义者在提出对理论的确证观点时，就肯定了归纳法对理论的辩护作用，反过来说，当他们把归纳法作为理论的辩护方法时，也正是以弱证实的观点为前提的。

也许有人要问，归纳法怎样成为中医理论辩护的方法的呢？用归纳法作为中医理论的辩护方法时，就是把一系列基于临床实践观察的关于疾病事实的单称陈述："S_1 是 D"，"S_2 是 D"，"S_3 是 D"……"S_n 是 D"等等作为论据，并用归纳推理来论证"所有 S 都是 D"这个理论陈述。其逻辑形式如下：

S_1 是 D，
S_2 是 D，
S_3 是 D，
⋮
S_n 是 D，

所以，所有 S 都是 D。

诚然，上述的逻辑过程，在前提为真的情况下，结论仍然可能为假的。所以，这种归纳论证只能作为对理论的辩护。它不能完全证实一个理论命题。这种由单称事实陈述对全称理论陈述所进行的辩护和支持，也就是对一个理论的弱证实。

综上所述，归纳法作为科学的推理方法，从科学研究整体层面看，无论在科学理论的发现中，还是在科学理论的检验中都有着重要意义，特别在科学理论的检验中的作用更为突出。而从中医学方法论思维科学研究宏观层面看，归纳法作为科学的推理方法，无论是在中医基础理论的发现中，还是在中医基础理论的检验中，也就是在中医临床实践的诊疗思维中，也都有着十分重要的意义。特别是在对中医基础理论各个学说，对中医临床实践技能指导作用的检验中，归纳法的作用更为突出，更重要。

二、证候与病因确证的复杂性

应该说，在中医临床实践诊疗思维中，证候与病因的确证是极为复杂、困难的，然，医家们只有困知勉行、寻根究底，通过辨证论治，才

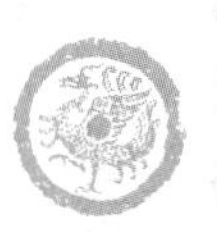

能得到准确的诊断和适当的治则治法，取得令人满意的疗效。这里有一个关键词就是确证，中医证候与病因确证的复杂性是医家诊疗思维的难点问题之一。在这里，我们将对中医证候与病因确证的复杂性，做一些简要的描述。

中医临床实践诊疗思维依据的是中医基础理论的各种学说，中医临床实践辨证论治的过程，其实就是医家通过独具中医特色的诊疗思维模式，对中医理论认知的检验。我们已经知道，为了检验一个理论，首先必须应用假说演绎法。对中医临床实践而言，假说演绎法就可以被理解为中医基础理论的各种学说。在运用假说演绎法去验证一个理论时，确证为演绎过程，无逻辑必然性。而中医临床实践诊疗思维时，证候与病因的确证同样是演绎过程，也无逻辑必然性。这就是说，如果一个理论H加上先行条件C引申出一个关于事实E的结论，并且这个关于事实的结论E通过观察和实验（临床疗效）的检验是真的话，并不能证明这个理论H就是真的。其逻辑形式为：

如果H而且C，那么E，

E（即“E”真），

所以，H（即“H”真）。

这并非是一个普遍有效的推理方式，所以，确证作为一个逆绎过程，没有逻辑必然性。例如，我们可以通过《诸病源候论》针对风病诸候，从中医理论关于风病的本性认知中，加上风邪“其为病者，藏于皮肤之间，内不得通，外不得泄”的先行条件，引申出风病一定会发生“其人经脉，行于五脏者，各随脏腑而生病焉”的现象和“中风者，风气中于人也。”“诊病人之脉，凡是虚弱、缓大、浮虚、滑散的，都属于中风之征”脉象证候现象的结论。而且通过临床辨证论治又观察到：本书所论风病诸候，包括一二两卷，共有六十论。第一卷内容有：中风及其后遗症，风痹与血痹，风惊悸恐等；第二卷内容有：历节风，风身体疼痛，风冷，风热，癫狂，风眩，隐疹，恶风诸癞等。书中论述这些风病诸候，其病因都与风邪有关，是因脏腑血气先虚，而感受风邪致病。但很明显，溯本求源，风病诸候这六十论，既不能说脏腑血气先虚，而感受风邪致病证明了风病病因，也不能说凡诊病人之脉，是虚弱、缓大、浮虚、滑散的，都属于中风之征证明了风病病因。因为，脏腑血气先虚，而感受风邪致病可以解释"中风者，风气中于人也。……其入经脉，行于五脏者，各随脏腑而生病焉"的病患事实；凡诊病人之脉，是虚弱、缓大、浮虚、滑散的，都属于中风之征，也可以解释"中风者，风气中于人也。……其入经脉，行于五脏者，各随脏腑而生病焉"的病患事实。

对因脏腑血气先虚，而感受风邪致病来说，在《诸病源候论·卷一·风病诸候上·中风候》中，就特别强调了"风是四时之气，分布八方，主长养万物。从其乡来者，人中少死病，不从其乡来者，人中多死病"。这段话表明，风气中于人，而发生中风之病，首先在于自然之风的不合时宜，但并不是人人中了风，就会致病，还要看风来的方向和其侵入人体的部位，以及人体感受风邪时的状态。只有风邪"其入经脉，行于五脏者"，才会"各随脏腑而生病焉"，显然这样的陈述很难得出风就是风病病因的结论。因为临床实践中，有更多的人会感受了风邪却没有引发风病，而另有一些人则即使没有感受到风邪，也会在实际生活中感受到风，而引发风病。这些事实表明，脏腑血气先虚，而感受风邪致病，只解释了一部分风病患者的病因，它并非是风病患者病因的全部，但它却可以为《内经》中"正气存内，邪不可干""邪之所凑，其气必虚"的中医理论认知提供确证。

再从"诊病人之脉，凡是虚弱、缓大、浮虚、滑散的，都属于中风之征"脉象这个角度，看风病的证候现象。风病的证候现象是多种多样，在论述风病不同诸候时，书中所表达的多为风病不同诸候的证候要素，有些病诸候的论述中，甚至连脉象都没有涉及，因此可以看到，用归纳法将脉象作为病人患有风病的结论，虽然可以解释"中风者，风气中于人也。……其入经脉，行于五脏者，各随脏腑而生病焉"的病患事实。但却无法对每个病候病因、证候作出精准的确定。在中医临床实践

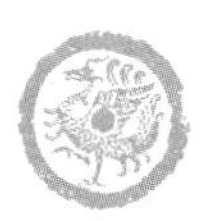

诊疗思维中，对中医理论认知不同学说的确证，是以医家在对不同病患证候表现的观察事实为依据的。这也可以表明，医家们在对患者辨证论治过程中，在对其病患病因、证候求真、求实的基础上，再来对病证进行求是。这个诊疗思维过程，也是中医临床实践技能，对中医理论认知提供确证的重要途径。

由此可见，即使从一个中医理论认知推出的关于患病事实的命题被检验为真的，那也并不意味着这个理论就被证实。因为对于临床医疗实践上对一个疾病事实或现象，中医诊疗思维可以有不同的解释，从而，也就会有不同的中医理论校释与确证。

如果人们从全称中医理论命题 H 引申出一系列关于病证事实的单称命题 e_1，e_2、e_3……e_n，并且通过临床观察或临床疗效检验表明 e_1，e_2、e_3……e_n，全是真的，那么根据归纳验证，也不能判定 H 就是真的，这正说明确证为归纳过程无逻辑必然性。这里仍以风病诸候为例，如：

各种各样风病的每一个特定证候，经过临床实践实际观察事实显示，其病因都与风邪有关，是因脏腑气血先虚，而感受风邪致病。归纳推理从这些前提中推导到这样的普遍的结论：所有的风病患者，当对其辨证论治时，其病证病因都是因脏腑气血先虚，而感受风邪致病。但是，在这种情况下，前提的真显然不能保证结论的真；因为即便迄今已经过临床实践经验事实效验过的所有的风病，都能观察到因脏腑气血先虚，而感受风邪致病全是事实，在临床实践中仍然十分可能发现一些新类型的风病病证与这个普遍性结论不符。确实，甚至有些种类的风病经过临床实践观察和效验，在《诸病源候论》就已获得与之相异的结果，如《诸病源候论·卷二·风病诸候下·鬼邪候》与《四十九、鬼魅候》其所述症状，大都是精神病的表现，但因其与风癫、风狂等病相类似，都属于“风者善行而数变”的范围，故同列于风病诸候中；而其后恶风、诸癞诸候，名称虽不同，而其实指的都是麻风病。《素问》《灵枢》对麻风病症已有记载，但较简略，而本书综合前代成就，对麻风病的论述，在病因方面的归纳推理，已由自然因素的“风”，进而在诊疗思维中考虑到生物因素的“虫”，提出毒虫、暴虫之说。而在它们尚未在相关试验的特殊条件下（如理化、生物实验条件下），与这个普遍性结论就并不相符。由于这个理由，人们才常说中医理论认知与临床实践技能，在诊疗思维中归纳推理的前提，暗含的只是临床经验事实或多或少的结论。这与现代医学将所用的数理统计指标，大多被视为只是概率或多或少的结论是极其相似的。可见，从被检验的中医理论中引申出来的若干关于临床实践病证事实命题尽管是真的，也不能由此而简单地判定被检验的中医理论学说是真的。在归纳论证中，即使前提全部都是真的，结论也未必就是真的，前提在论证的过程中所起的作用，也只是给予理论一定程度的支持或确证。于是，现代的人们为了更深入地研究这种支持或确证的程度，而提出了“逻辑概率”这个概念。从而，就可以通过概率来表示这种支持或确证的程度。

对于概率这个概念，科研工作者一般都不会陌生。至于归纳论证为什么和概率发生联系，进而产生归纳论证的概率呢？这是因为概率本身就具有双重含义，一是“概率”作为数理统计术语或数学用语而出现，这里涉及随机过程中重复事件的相对频率的定量演算，即是关于偶然事件发生的“可能性程度”的数学计算；二是作为哲学和逻辑术语出现，“概率”等同于“或然性”（probability），作为必然性的反义词，适用于哲学和逻辑的模态分析。而我们在这里想说的是，中医理论认知与中国古代数学就有着密不可分的关系，中国古代数学研究对象也是“象”，《左传·僖公十五年》记载简子云：“物生而后有象，象而后有滋，滋而后有数。”它以象为主论述客观事物的有序性，又以文辞数学形式为用，遵循着抽象性与应用辩证统一的道路不断发展，形成了以有机数学观念为理念的非构造性数学体系。它也受传统经学影响，致使数学方法的经学化与思想的哲学化，明显表现出重视归纳法的倾向与几何代数化的倾向。这些都与中医学理论的形成和发展密切相关。古代医学家在积累大量临床实践经验事实之后，就曾以哲学和数学作为理论化手段。中医学一直认定人体的养生保健要遵循“法于阴阳，和于术数”的原则，中医学理论也应是数的阳奇阴偶及“象为主，数为用”的数学抽象象征的体现。用归纳法产生的数学模型来构建中医学理论，以功能性认知为主，

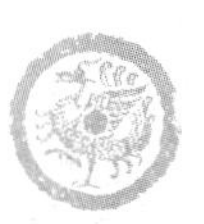

提出生命是时间函数的科学命题，中医诊疗思维虽以辩证思维为主，但却定量观念模糊。在归纳人体疾病病因与证候时的随意性，使后来医家们分别提出的各种学说，缺乏普遍性，难以被公认验证为确定的理论，仅是不能被实验证实的一家之言。如果从哲学和逻辑模态分析的角度，来看《诸病源候论》其归纳疾病诸候病因与证候的概率，就会发现，它们大多属于小概率、偶发事件，但其定量观念也是模糊的。如，《诸病源候论·卷二·风病诸候下·风痒候》中所云："邪气客于肌，则令肌肉虚，真气散去，又被寒搏皮肤，皮外发，腠理闭，毫毛淫，邪与卫气相搏，阳胜则热，阴胜则寒，寒则表虚，虚则邪气往来，故肉痒也。凡痹之类，逢热则痒，逢寒则痛。"这段论述，虽无定量观念的陈述，然中心大意较明确，指出风痒候是因邪气客于肌肉，发生肉痒，以示与皮肤瘙痒有别。本候内容，殆源于《灵枢·刺节真邪》，但出入较大，文气不贯。兹节录《灵枢·刺节真邪》原文如下，以供对照参考，"虚邪之中人也，洒淅动形，起毫毛而发腠理。其入深搏于肉，与卫气相搏，阳胜者则为热。阴胜者则为寒，寒则真气去，去则虚，虚则寒，搏于皮肤之间，其气外发，腠理开，毫毛摇，气往来行，则为痒"。我们从这两段论述的对比中可以看出，如果医家仅仅从临床实践观察经验事实这种小概率、偶发事件中，通过归纳病证的病因与证候，来判定被检验的中医理论学说是否为真的，它的支持或确证的程度显然不高。

让我们再回到中医诊疗思维的层面看看概率逻辑，同样的，概率逻辑也具有双重意义。一是概率论的逻辑（它为概率论的公理化处理奠定了基础），二是逻辑的概率理论（即逻辑的归纳确证理论，或者说，就是归纳逻辑的现代形式）。要注意，现代医学生物学在对中医学进行实证研究中，对实验数据大多采用的是必不可少的统计学处理，正是以数学上的事件概率（或称客观概率）与逻辑上的逻辑概率为依据的。然，数学上的事件概率（或称客观概率）与逻辑上的逻辑概率有别。事件概率陈述事实的性质（客观性质）。归纳的或逻辑的概率仅仅表示前提与结论之间的逻辑关系，是用概率来说明单称命题对全称命题、前提对结论的非必然的支持强度或确证程度，并不表明结论自身的真实性程度。

我们再看《诸病源候论》原文，以某类疾病证候出现陈述病因或病证事实的性质（客观性质），比比皆是，这正是事件概率发挥的作用。但它涉及到中医临床实践诊疗思维随机过程中，重复事件的相对频率的定量演算，即是关于证候偶然事件发生的“可能性程度”的数学计算，却根本不可能出现。这是因为中医临床实践诊疗思维中，某个疾病病因、证候出现的多少，也就是重复的相对频率，完全是因人、因时、因地，随机制宜。医家对患者病变的原因、表现的证候，则必须在辨证论治时随机应变，这真实地反映出中医临床实践技能的特色优势。而从归纳的或逻辑的概率来说，中医的诊疗思维在对疾病病因、证候进行辨证论治时，其实是在用概率来说明各个病因、各种证候单称命题，对病证、疾病全称命题的非必然的支持强度或确证程度，也就是前提对结论的非必然的支持强度或确证程度，但也并不表明医家辨证论治结论自身的真实性程度，而这个归纳结论完全是要靠临床疗效的事实来验证的。

在概率逻辑中，原来的归纳原理就变成概率形式的归纳原理：如果大量证候 S 在各种各样的临床条件下被医家观察到，又如果所有这些被医家观察到的 S 无例外地具有性质 P（如病因），那样可能所有 S 具有性质 P。

但是，这种重新表述的原理并没有克服归纳问题，它仍然是一个全称陈述。就是说，在有限数量观察陈述的基础上，运用这个原理将导致一个可能是真的一般结论。并且，“‘前提’只能对‘结论’部分提供部分的支持，因此真实性就不能自动地由前者传到后者。这样，即使前提全部属于先前已经给定或已经具有的陈述的类，结论也不能加入这个类，所能做的只是用一数字来修饰结论，这个数字代表结论相关于前提的概率。”（《逻辑经验主义》上卷，商务印书馆，第 303 页）请看《诸病源候论·卷九·时气病诸候·时气变成疟候》原文为，“病后邪气未散，阴阳尚虚，因为劳事，致二气交争，阴胜则发寒，阳胜则发热，故令寒热往来，有时休作而成疟。”这个标题“时气变成疟候”，似应改为“时气病后变成疟候”，因文中第一句即云“病后邪气未散”，即可以为证。而《诸病源候论·卷八·伤寒病诸候下·伤寒病后疟候》全文内容与此

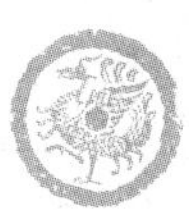

候内容相同，其标题中即有病后二字，更可证明卷九这里的标题有缺文。从两段相同的文字内容也可以看出，如果临床实践诊疗思维只是在临床观察的病例数量有限的基础上，那么即使对它们的观察陈述全部属于先前已经给定或已经具有的相同陈述的这两类疾病，对它们辨证论治的结论也不能完全肯定或否定是哪一类病变。这个时候代表结论相关于前提的概率——也就是我们常用的统计学数据指标，就应该可以发挥它的作用了。

综上所述，通过《诸病源候论》有关内容解析，对归纳论证的研究结果表明，临床实践观察病变事实的陈述，大多只能使一个中医理论学说具有确证度，而不能使一个中医理论完全被证实。在对中医理论认知与临床实践技能诊疗思维的归纳论证中，用逻辑概率的方式来解决中医理论的确证问题，或许就可以更有效地对中医理论学说进行运用选择，以便使它们更加有力地对诊疗病患进行指导。特别是某些疾病错综复杂，从一组观察临床事实的陈述中，往往可以推导出几种中医理论学说来，那自然要选取概率最大的理论。就是说，中医理论认知也是从长期医疗实践中，对临床观察到的材料，通过医家们的诊疗思维所得出的若干可能的解释中进行选取的。这种选取是医家通过对于中医学全部知识的使用而完成的，因为在中医学全部知识的面前，就会有某些解释显得比其余的解释更为可能、更为合理、更为真实。因此，最后的概率是若干概率结合的产物，运用概率逻辑可以克服中医理论确证过程中的某些简单化、绝对化，使归纳确证在标准化和规范化方面取得某种进展，当然，这种进展的基础是传承，方向是创新。但是，对如何定量地给出各种中医理论学说的逻辑概率这个关键问题还有待于解决。而且，人们仍无法决定涉及中医理论认知与临床实践技能诊疗思维研究中的某一个普遍命题，由中医临床实践诊疗思维采集证据所提供的确证程度究竟多大才是合理的。

由于以往的概率逻辑在中医临床实践诊疗思维中对确证病例只从量上考察，而忽视了从质的方面的考察，因而它的局限性也是很明显的。

第一，通常概率逻辑是把检验证据等量齐观，只注重数量的多少，而忽视质的区别。现代归纳主义对概率的理解是以频率解释为基础的。概率是指重复事件的相对频率，是作为一个百分数来计算的。它既是从过去观察到的事件频率中推导出来的，又包括以同样频率在未来之中将近似地发生。这样，实际上是把归纳论证归结为列举式归纳，把每个检验证据对理论的支持程度看作是相同的，而确证度的大小取决于确证事例数量的多少。前提中的确证事例愈多，给予结论的逻辑概率也就愈大；反之，前提中的确证事例愈少，给予结论的逻辑概率也就愈小。

现代医学在各个学科的科研中基本上都是采用这个确证方法，而很多中医基础理论与临床实践技能和疗效的实证研究，一般也是采用这种形式作为确证方法。但在事实上，中医理论认知与临床实践技能诊疗思维研究，还有着它自己的传承和特色，它在临床实践诊疗思维时，通过望闻问切等各种手段和方法，采集到的每个检验证据对中医理论的支持强度是不一样的。这是因为，中医临床实践的诊疗思维，就极具自己的特色。中医的诊断，为“形能”之学，这种归纳论证有其一套独特的操作技术规范。比如，对每一个患者进行辨证论治都始于观察。包括“审察于物”“立形定气”“详察间甚”等，在操作上，应该“必察其上下，适其脉候，观其志意与病能”，要“明于日月，微于毫厘”，宏观与微观相结合，“诊可十全”，才能“视其外应，以知内脏”。

《内经》高度重视诊断的规范化问题，在《灵枢·逆顺肥瘦》中所说：“必有明法，以起度数，法式检押，乃后可传焉。”这些都完全有别于现代医学的统计学数据指标确证。可以说，《诸病源候论》是以从自然界的客观存在中去寻求病因作为指导思想，并且突破了以气候异常所形成的六淫来包罗外感病因的旧有学说，首先提出单纯触冒寒毒之气发病，则不传染；如“感其乖戾之气而发病”，则多相传染，这个所谓“乖戾之气”，很近似于对病原体的认识。这与以后医家们再观察到病人感受到乖戾之气而生病，又多相传染，其意义能是一样吗？第一次发现病人感受到乖戾之气而生病，又多相传染，支持了中医基础理论的三因、六淫病因学说，而以后医家们每次再观察到病人感受到乖戾之气而生病”，又多相传染，也在确证着中医基础理论的三因、六淫病因学说。

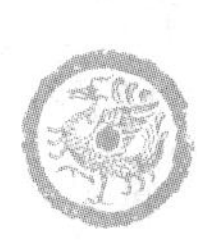

在逻辑上，虽然这些观察陈述是相同的，并且其中每一个事实陈述，都为中医理论提供了支持。尽管如此，还是不能否认，首次发现并提出病人感受到“乖戾之气”而生病，又多相传染，对中医基础理论三因、六淫病因学说发展的确证具有更重要的意义。表明了这个时期对于传染病已基本摆脱鬼神病因观的影响，也未完全为笼统的三因、六淫病因学说所制约，正如书中所云，“（温病）此病者皆因岁时不和，温凉失节，人感乖戾之气而生病，则病气转相染易，乃至灭门，延及处人。”而后来的医家如何再观察到病人感受到乖戾之气而生病，又多相传染，对中医基础理论三因、六淫病因学说的确证意义却不太大，这种区别是绝不能忽视的。

第二，检验证据的单称命题对于中医理论的全称命题的支持程度，其逻辑概率等于零。依据概率逻辑，当支持普遍的定律的单称陈述的数量增加时，它的逻辑概率也就增加。但是，任何类似于中医临床实践观察性的检验证据都是由有限数目的单称陈述构成的，而理论的全称陈述却是对无限数目的可能事实的断定。所以，其概率就等于以无限数除有限数，这样不管构成证据的单称观察陈述的数量增加了多少，其概率仍然是零（即无限数/有限数=0）。为此，现代归纳主义者正千方百计地制订详尽的研究纲领，以便既用概率来表示科学理论的确证度，又能克服普遍性的概括有不等于零的概率，但这对用概率来表示中医理论认知和中医临床实践技能及诊疗经验事实的确证来说，这方面的研究仍有很大的困难。即使是采用大数据、云计算、智能装备等高新前沿科技蓬勃发展的成果，也会有很长一段路要走。

中医科学发展的历程已充分表明，一方面每个中医临床实践技能及诊疗思维确证病例给予中医理论的支持程度是不完全一样的；另一方面，对中医理论的确证往往也并不需要太多的确证病例。正如《伤寒论》中的一句名言：“观其脉证，知犯何逆，随证治之。”尤其是对于某些病证“……但见一证便是，不必悉具。”一语道破此中真谛。所以，不能仅从量上去考查确证一个理论，而且更重要的是从质上去考察确证一个理论。也就是说，对中医理确证度的评估，不只是取决于确证病例的数量，而且要是取决于确证病例的严格性和严峻性，即临床病患辨证论治的准确性、合理性、可靠性。

在现代科学研究中，可控实验是一种精密而严格的实验方法。它是根据理论确证的要求，运用科学的实验方法，人工控制研究对象，排除自然过程中各种偶然和次要因素的干扰，使我们所需要认识的某些事实以纯粹的形态表现出来，从而获得精确的观察以达到检验理论的目的。古代医家早就认识到应用这种方法了，《诸病源候论》中通常运用的归纳法，就与科学实验有着密切联系。这种实验大多是在中医临床实践技能诊疗思维中，以临床亲眼见到的经验事实为依据进行辨证论治。它虽然不是那些在实验室进行的实验方法，但却是在医家诊疗思维辨证论治时，所进行精密而严格的理想实验。其中辨证就是认识和辨别证候，除知道证候的属性（阴阳、表里、寒热、虚实）外，主要是对证候进行意象性的识别，即结合医家临床经验，把病人的证候和前人、文献上记载的证型“对上号”。例如，患者有脉浮缓、自汗、头痛、颈强痛及恶寒者，与《伤寒论》的太阳中风证相一致者，就循仲景之规矩，辨为太阳中风证，用桂枝汤治疗。古代称这种方法为“效”，如《墨辨·小取》所说：“效者，为之法也，所效者，所以为之法也。故中效则是也，不中效则非也。”在《灵枢·逆顺肥瘦》把这种辨证方法叫作“必有明法，以起度数，法式检押，乃后可传焉”。当代称为模式识别，是以利用前人经验和中医理论认知指导的最常用的辨证方法。表明医家们在诊断时，是在用理想实验进行归纳分析比较，一方面遵循中医理论进行逻辑思维，包括运用规范“必有明法，以起度数，法式检押”，定方圆、辨逆顺。但在某些诊疗思维辨证论治中，无规范可“检押”，不能运用模式思维的时候，医家应该“以意和之”。“以意和之”其“意”即是悟性思维或灵感思维。力图通过这种思维形式，排除与病变本质不相干的因素，使医家对病因与证候之间因果联系的检验过程更为精确和可靠，将医家的创造性思维提到一个超越经验但又合乎中医理论认知的高度。可见，从临床疗效的检验来说，对于中医理论的确证，不能只取决于临床诊疗病人次数、归纳病例的多少，而是看医家诊疗思维辨证论治的精确性和

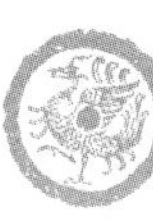

可靠性。

例如，在《诸病源候论》中，关于中医理论认知三因、六淫致病的风病说，就是通过中医临床实践技能及诊疗思维辨证论治的理想实验给予验证的。

《诸病源候论·卷一·风病诸候上·中风候》中，针对五脏中风诊疗思维辨证论治时说：

> 心中风，但得偃卧，不得倾侧，汗出。……面目亭亭，时悚动者，皆不可复治，五六日而死。
>
> 肝中风，但踞坐，不得低头。……若大青黑，面一黄一白者，是肝已伤，不可复治，数日而死。
>
> 脾中风，踞而腹满，身通黄，吐咸水，汗出者可治。……若手足青者，不可复治。
>
> 肾中风，踞而腰痛，视胁左右，未有黄色如饼粢大者可治。……若齿黄赤，鬓发直，面土色者，不可复治。
>
> 肺中风，偃卧而胸满短气，冒闷汗出，……若色黄，为肺已伤，化为血，不可复治。其人当妄，掇空指地，或自拈衣寻缝，如此数日而死。
>
> 诊其脉，虚弱者，亦风也；缓大者，亦风也；浮虚者，亦风也；滑散者，亦风也。

通过这样的理想实验，最后巢元方依据临床亲眼所见的经验事实，归纳的结论为：

> 中风者，风气中于人也。风是四时之气，分布八方，主长养万物。从其乡来者，人中少死病。不从其乡来者，人中多死病。其为病者，藏于皮肤之间，内不得通，外不得泄，行于五脏者，各随脏腑而生病焉。

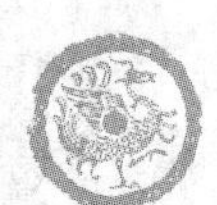

但是，医家在中医临床实践诊疗思维辨证论治可控的理想实验亦有局限性。在辨证论治具体的四诊合参的过程中，由于医家学识、医术、临床经验的水平不高，临床观察和把握病患事实程度不强和各种干扰排除的不彻底，就直接影响到辨证论治结果的可靠性，使所得到的确证病例对中医理论的支持度受到局限。例如，当中风候中“中风者，风气中于人也。”这个结论及其临床实践五脏中风证候受到质疑时，就有必要对五脏中风诊疗思维辨证论治的理想实验进一步的严格化。因而，巢元方在《诸病源候论》中又做了更为精确的理想实验：

> 中风者，虚风中于人也。风是四时八方之气，常以冬至之日，候其八方之风，从其乡来者，生长养万物，若不从其乡来者，名为虚风，则害万物。人体虚者则中之，当时虽不即发，停在肌肤，后或重伤于风，前后重沓，因体虚则发。人腑脏俞皆在背，中风多从俞入，随所中之俞而发病。
>
> （《卷三十七·妇人杂病诸候一·中风候》）

本候以下内容，与本书卷一风病诸候的中风候基本相同。唯其病因讲得更详细、更明白、更深入。

同样，《诸病源候论·卷四十八·小儿杂病诸候·四、中风候》里，论述了小儿中风候的病因病理，临床证候及治疗、预后，这时的五脏中风诊疗思维辨证论治的理想实验，又有其小儿特点：“小儿血气未定，肌肤脆弱，若将养乖宜，寒温失度，腠理虚开，即为风所中也。凡中风，皆由背诸脏俞入。”本候后面内容，与本书卷一风病诸候的中风候也基本相同，只是在治疗和预后上有异。这样的理想实验，显然为中医临床实践诊疗思维辨证论治确证中医理论的认知做了支撑。

事实上，中医理论认知的确证，在中医临床实践诊疗思维辨证论治中随时随地都会发生，并且从质上考查中医理论确证的病例，还要看经受严峻检验的病例。所谓严峻检验就是对一个中医理论认知所推导出来的大胆新颖预见的检验。也就是说，对一个中医理论认知的确证，不仅

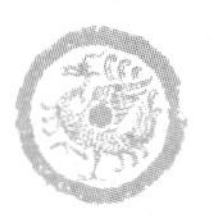

要通过运用中医临床实践技能，从严格性方面来区别各个确证病例对中医理论的支持强度，而且还要通过严峻的检验，从严峻性方面来区别各个确证病例对中医理论的支持强度。我们想，一个预见是大胆新颖的，这是与当时的背景知识相比而言的，它是背景知识所料想不到的，甚至是违反背景知识的。越是背景知识所推不出的预言，就越是面临严峻的检验。例如，《诸病源候论》提出的单纯触冒寒毒之气发病，则不传染，如“感其乖戾之气而发病”，则多相传染。预言了很类似于病原体的所谓“乖戾之气”，这就是个严峻的检验，因为当时的背景知识中并没有这种“乖戾之气”。又如，《诸病源候论》关于“虫说”的深化，对诸如尸注、鬼疰、射工水毒、沙虱、麻风及癣、疥等病均认为属因“虫”而引发之病，而这是与当时背景知识认为虫，作为病因之一，多指肉眼可见之虫类叮咬蜇伤所致者，如蜈蚣蜇伤、蜂蚊叮咬之类大相径庭的，这就超越了前人认识的广度和深度，而赋予更深更新的意义，因而这是更严峻的检验。

从以上例证可以看出来，通过严峻检验归纳所获得的观察陈述，就比从临床实践诊疗思维一般检验归纳所获得的观察陈述，具有更大的科学价值和意义。而且，这些由通过中医临床实践诊疗思维严峻检验所得出的确证事实，能给一个中医理论学说提供很高强度的支持，它们远远超过临床实践诊疗思维一般确证病例对一个中医理论学说的支持程度和辩护作用。正如巢元方《诸病源候论》在“诸癞候”“久癣病”“䘌疮候”“疥候”“阴疮候”等证中，也都提出了有“虫”之病因这样大胆新颖的预见。虽然此等疾患，现代医学证实多由真菌或其他病原体引起，但由于历史条件的限制，当时医家还不可能知道引发此等疾病的“虫”是什么，因而通过这种严峻检验所取得的确证病例，就能给予他们对这诸多疾病“虫”说之论断异乎寻常的辩护力量。

但是，尽管严峻检验对中医理论的确证起着重要的作用，那也仅仅是提高了对中医理论的支持程度，而始终不能通过对几个预言的证实就完全证明一个中医理论。相反，也不能因为一个或几个预言一时得不到验证就否定一个中医理论。例如，《诸病源候论》针对传染病所提出的

"感其乖戾之气而发病"，则多相传染之病因说，由于长久以来中医学实证手段之缺乏，就没能得到直接的观察验证，仍然存在着传统中医临床实践诊疗思维推理猜测的软弱性，并未能形成学派，也未能到强有力的继承而使之继续发展，所以在其后的漫长岁月里，基本上又被笼统的三因学说所吞没，中医的病因学研究倒退了。然而并没有因此而否认"戾气"说。只有大约在1000年后，明代传染病学家吴又可，在探索传染病病因时，继承了巢氏的"戾气"说，并在其致病的特异性等方面做出了创造性发展，开启了人类认识传染病病因的新时代。

综上所述，中医理论的确证是一个极其复杂的问题，这不仅因为中医理论的确证过程无逻辑必然性，而且还因为中医临床实践诊疗思维的各个确证病例，对于中医理论的支持强度大不相同，难于评估。既不能只从确证病例的数量，即从概率逻辑方面考察中医理论确证的合理化标准，也不能只从确证病例的质量，即从中医临床实践技能可控实验和严峻检验方面考察中医理论确证的合理化标准，因此单纯地从某一方面去进行考察，都有其片面性和局限性。为了克服这种片面性和局限性，我们在中医临床实践诊疗思维研究中，必须把确证病例的定量分析和定性分析两者结合起来，从中医的历史发展中去探讨中医理论确证的合理性问题。

三、证候与病因确证的历史发展

人们在临床医疗实践活动的基础上，对人类疾病的认识是一个历史发展的过程。任何时候，中医理论都只是对客观疾病现实的近似反映。中医理论认知疾病病因、证候的逼真度都是历史地演变的。同样，人们在临床医疗实践活动的基础上，对中医理论认知与临床实践技能诊疗思维研究真理性的检验和判定，也是个历史发展的过程。任何时候，中医理论的确证度只是对中医理论逼真度的近似判定。在这里中医理论的逼真度指的是中医理论本身的真实性程度，而中医理论的确证度指的是对中医理论真实性的一种评估。中医理论的确证度也和中医理论的逼真度

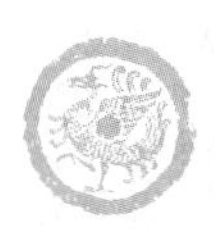

一样，是历史地演变的。

如前所述，一个中医理论认知的确证是依赖于一定数量与一定质量的临床确证病例。而确证病例作为临床实践检验的结果，不是由某个人、某一次医疗实践活动就能完成的，而是社会发展进步的历史实践的结果。

在一个中医理论认知确证的过程中，任何一个人或一次个别的医疗实践活动，都不足以作为判定中医理论认知真理性的完备根据。个别的医疗实践活动无论是中医理论认知的预测得到成功的或有利的结果，还是中医理论认知的预测得到失败的或不利的结果，都不能达到对中医理论认知真理性的绝对判定。

况且，任何一次医疗实践活动，其临床实践诊疗思维辨别证候与病因时所提供的证据，都不可能是绝对的和严格的，医家个体临床实践诊疗思维辨证论治的准确与否姑且不论，病人自己对自身患病的感觉触动却大多是千差万别的，千变万化、千奇百怪的病情，使患者主诉绝非千真万确，也会使医家因病变表象的五花八门，而各执一词，莫可究诘，乃至莫衷一是。临床上，几乎每一个确证病例都有共同点，也都是独特的，这就必然影响对中医理论认知确证度评估的准确性和一致性。例如，注，就不是一个独立的疾病，而是一个病理名词。凡病情久延，反复发作的疾患，即可称之为注病。注病的证候与病因相互关联之间，遵循着一定的辨证关系，众多的注病诸候表明，对它们的证候与病因，在中医学史上并不是通过个别的医疗实践活动，就能搞清楚的：

《诸病源候论·卷二十四·注病诸候》论述的，其中从病因命名的，有风注、气注、寒注、寒热注、凉注、食注等；有属于急症的，如鬼注、蛊注、毒注、恶注等；有属常见病而发展变化为注病的，如温注、水注、湿痹注、饮注等；更有属传染性疾病的，如生注、死注、殃注等。还有尸注、飞尸、鬼疰等病（类似于今天之结核病），也都是传染性疾病。巢氏的《诸病源候论》认为是因“人无问大小，腹内皆有尸虫，尸虫为性异恶，多接引外邪，共为患害”而致。作者相信，尸注、鬼疰等病患者皆因体内有“尸虫”的客观存在而致。虫之由来，则为“人有病注死者，人至其家，染病与死者相似，遂至于死，易旁人，故谓之死注”，或"与患注人同共居处，或看侍扶接，而注气流移，染易得注，与病者相似，故名生注。很明显，同为注病，但却有病患者生死之分。这是接触传染所致；"人死三年之外，魂神因作风尘，着人成病，则名风注"，这已涉及空气飞沫传播；"人有染疫疠之气致死，其余殃不息，流注子孙亲族，得病证状与死者相似，故名殃注。"此可能与密切接触传染有关，亦可能属于家族遗传；"坐席饮啖，而有外邪恶毒之气随食饮入五脏……故谓之食注"，此为经过饮食等消化道传染之注。显而易见，巢元方经过长期临床实践诊疗思维观察和研究思考，对尸注、生注、风注、殃注等众多注病传染途径，进行了证候与病因的辨别，做了合乎逻辑的推论。

而更确切地说，巢元方长期临床实践诊疗思维也表明，任何一次医疗实践活动都不可能做到完全精确和严格无误。

中医学社会历史的具体临床实践诊疗思维活动的局限性，还表现在它并不能对当时的任何中医理论预测都能给予检验。因为中国古代每个时期临床实践诊疗思维的验证手段都是有限的。例如，巢元方《诸病源候论》针对射工水毒，根据《诸病源候论·卷二十五·蛊毒病诸候上·射工候》中描述："江南有射工毒虫，一名短狐，一名蜮，常在山洞水内……冬月并在土内蛰……夏月在水内，人行水上，及以水沐浴，或因大雨潦时，仍逐水便流入人家，或遇道上牛马等迹内，即停住。其含沙射人影便病。初得时，或如伤寒，或似中恶，或口不能语，或身体苦强，或恶寒热，四肢拘急……"本候所述射工毒虫，究属何种毒虫，通过何种途径侵入人体，有待考证。而如何含沙射人影便病，也引起了很多疑难。然，有人根据其对发病地区、季节、条件以及早期症状表现及预后的阐述，认为可以看出这实际上已比较确切地论述了血吸虫病。以湖南长沙马王堆一号汉墓出土妇尸肠道检出血吸虫虫卵可知，该病在中国流行确有两千多年的历史。但是否果真如此，却难以验证。从以上对该病的描述中则可以看出，尽管在隋代对此病的认识已经达到很高的水平，但还不足以观测到《诸病源候论》射工候中描述的"江南有射工毒虫"所导致的蛊毒病，就是今天人们认知的血吸虫病。

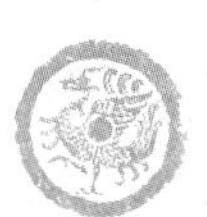

由此可见，对于中医理论这样一个多少有点儿复杂的科学理论来说，只靠一次或几次临床实践活动的考查是不行的，必须随着中医临床实践技能诊疗思维技术和方法的提高，把各种不同的科学实验活动整合联系起来进行考察，才可能从各方面相互联系的总和中，全面地严格地判定一种中医基础理论学说的逼真性，进一步提高中医理论认知的确证度。例如，体质病因虽说也是早在《黄帝内经》中就有所阐述，如阴阳二十五人等，是从气血阴阳盛衰对人的体质影响加以划分的。水土不同之因素在《内经》中也同样有论述，如《素问·异法方宜论》可以说是关于地制宜的专门论述。但是《内经》中的论述，是一种比较原始而笼统的论述，一般不涉及到具体的病种。而巢元方的《诸病源候论》则不同，他根据自己与前人、他人的临床实践实际观察、经验事实、诊疗思维等技能与方法的运用，从对各种具体疾病的研究中，认识到不同机体的体质特异性，其准确性经得起时间与科学的检验，至今不衰。如对晕车晕船的论述，《诸病源候论》指出："特由质性自然，非关宿疾挟病也。"认为晕车晕船不是疾病，而是由体质不同所引起的，还有认为过敏性疾病也与体质直接相关。又如对过敏性疾病，如荨麻疹，认为原有："邪气客于皮肤，复逢风寒相折，则引起风骚隐疹"，如漆疮，则明确指出："漆有毒，人有禀性畏毒，但见漆便中其毒，喜面痒，然后胸、臂、胜、腨皆悉瘙痒，面为起肿，……若火烧漆，其毒气则厉。著人急重，亦有性自耐者，终日烧煮，竞不为害也。"显然这个论述已经认识到漆疮的发生与否，完全由于体质差异，而可能出现不同的情况。可见，《诸病源候论》中这几段对不同机体的体质特异性都有各自的事实根据，它们各自解释了不同疾病患者个体体质特异性，某一方面的本性，却并不能根据各自的临床实践经验事实完全证实或完全证伪中医理论认知的任何一种体质病因学说。

中医理论是一个具有复杂结构的系统，它是关于中医理论认知和临床实践诊疗思维认识患病对象状态的近似的逼真的描述，既不完全绝对为真，也不完全绝对为假。而且，随着科学技术日新月异的发展进步，中医医学家们对人类疾病本质及它发生发展的客观规律认识也不断深化，中医理论在应用和修改、补充、完善中也不断地发展着。所以，医家们中医理论认知和临床实践诊疗思维的逼真性确证，也必然是个历史发展的过程。例如，中医理论认知和临床实践诊疗思维关于传染病病因的探索就是一个历史发展的过程。我们在前文中叙述过，对传染病病因的探索是隋、唐时期医学的一大特色，具有时代的先进性。其十分引人注目的一点是对于传染病的病因着重于对自然界中客观事物的新探求，而不是寄托于虚无的鬼神，也不满足于传统六淫说，这确实是非常的难能可贵。因为在远古时期，人们出于对传染病感染率与病死率居高不下的恐惧及缺乏了解，曾经将之归咎于鬼神作祟。在汉代的《伤寒杂病论》中，以为“伤寒病”概括性病名，专门讨论一些传染病或非传染性的发热性疾病，张仲景以自己亲身经历的疫病横行为依据，提出了“四气皆能为病，而以伤寒最为杀烈之气”的理论，以异常气候之“寒”邪为病因，并在自家临床实践诊疗思维实际经验的新的观察事实中，获得进一步的确证。然而，并不能说这个理论就完全符合临床疾病的客观实际。在以后中医临床实践诊疗思维的观察事实中确证，“寒”邪只是一个诱因，除此以外，还有一些致病传播的因素，逐渐地被后代医家所认识，并提出了本人很有价值的看法。

晋代葛洪在《肘后备急方》中就对属于传染病范畴的温病提出了“疠气”病因，认为温病是“其年岁中有疠气兼挟鬼毒相注”而成。名曰疠气，但挟鬼毒，尚未完全脱离鬼神为病之观点，但未也有否认“寒”邪为病因的论断。而《诸病源候论》以从自然界的客观存在去寻求病因作为指导思想，并且突破了以气候异常所形成的六淫来包罗外感病因的旧有学说，提出了“乖戾之气”的新观点，认为伤寒、温病、时行、热病、疫疠五类疾病之所以能够多相染易，是因为自然界中有“乖戾之气”存在，而气候之温凉失节可能是一个诱因。由此将这五类疾病病因均归属“乖戾之气”，同时认为这五类疾病的传染性各不相同，以温病、时气、疫疠三者传染性为强，如“（温病）此病者皆因岁时不和，温凉失节，人感乖戾之气而生病，则病气转相染易，乃至灭门，延及外人。”而尤以疫疠的传染性为最强“如有鬼疠之气”。一可贵思想，无疑

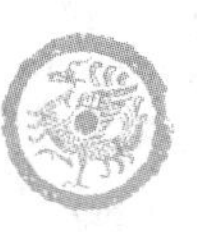

成为后代温病学说之先驱。从而也就否定了张仲景关于发热性疾病只以异常气候之“寒”邪为传染病病因的论断。由此可见，对传染病的认识以及对以异常气候之“寒”邪为传染病病因真理性的判定，都是一个不断发展的历史过程。

总之，人类的医疗实践活动是历史发展的，中医理论认知也是历史发展的，中医临床实践诊疗思维同样是历史发展的。因而，人们对中医理论认知和临床实践技能诊疗思维的确证也是个历史发展的过程。其中，任何个别医家的临床实践技能诊疗思维活动，由于它们各自的历史局限性都不具有绝对的判定的意义，都不能对一个中医理论认知的学说的逼真度作绝对的评估。只有把迄今所有的对某个中医理论认知的学说的个别临床实践技能诊疗思维活动综合起来，才能整体地评估中医理论的相对确证度。

历史事实证明，每个中医理论认知学说的确证，都会是一个复杂过程并带有自身的特点。然而，现代科学理论的确证就其一般的发展趋势来说，往往是理论最初提出时，比较注重寻求经验证据的广泛支持，然后在理论的竞争与进一步修改和发展过程中，又比较注重于严格性检验证据与严峻性检验证据。所以，大致说来，从以量为主评估确证度到以质为主评估确证度，这是科学研究中的一般趋势。而中医理论认知学说确证的发展过程，与这个科学研究的一般趋势大体一致，同向相行。

在从确证病例量的方面而评估中医理论认知学说确证度的归纳确证中，实际上是把对中医理论认知和临床实践技能诊疗思维的归纳确证化归为列举归纳，把每个确证病例给予中医理论认知学说的支持程度看作是等价的。因而确证度的强弱取决于确证病例的数量，也就是说，在中医临床实践技能诊疗思维辨证论治前提中，陈述的确证病例愈多，那么给予辨证论治结论的支持强度也就愈高；反之，如果在中医临床实践技能诊疗思维辨证论治前提中，陈述的确证病例愈少，那么给予辨证论治结论的支持强度也就愈低。这种评估确证度的方法在中医理论认知学说的最初确立时期是十分必要的，也确实是十分有效的。因为中医理论认知学说和中医临床实践技能诊疗思维辨证论治中，产生出的理法方药规则是普遍有效的，在一切相关的中医临床实践经验事实中，都可以观察到中医临床实践技能诊疗思维辨证论治所运用的理法方药规则的效应。所以存在着大量的确证病例。

例如，巢元方《诸病源候论》论述伤寒病，有七、八两卷，其内容大都渊源于《素问·热论》《伤寒论》《金匮要略》及《脉经》等，这些医著经典对伤寒病的描述，最初就是解释大量的与伤寒病相关事实而被确证的。但《诸病源候论》编写体裁，与《注解伤寒论》有所不同，是以证候为主，把各方面的资料加以归纳整理的，大体可分为以下几类。

如伤寒候、伤寒中风候、伤寒一日候、二日候至九日以上候以及伤寒发汗不解候、伤寒取吐候等为一类，重点讨论伤寒的病因病理，以及传经、两感几个主要问题。又如伤寒喉痛候、口疮候、斑疮候、谬语候以及心腹胀满候、大小便不通候等为又一类，这是以常见的主要证候，从六经病证中集中在一起，综合分析论证，此为上下两卷中的重要组成部分。把这么多的证候集中在一起，进行综合分析论证，显然取自于大量的临床实际病例。而“伤寒”这一病名，有广义和狭义之分，《诸病源候论》论述伤寒所说“冬时严寒……夫触冒之者，乃为伤寒耳。”是指狭义的伤寒；《素问·热论》所说“今夫热病者，皆伤寒之类也”，是指广义的伤寒，为一切外感疾病之统称。在临床上诊疗思维辨证论治时，医家应以病人证候的表现，作为归纳分析病因的依据。没有临床实践上这样大量的确证病例为判断伤寒病的病因做出辩护，它就不可能被后人们所接受。这正表明从确证病例的数量上评估确证度，在中医理论的最初确立时期起着重要的作用。

但是，我们知道这种从量上评估中医理论的确证度，有其局限性。它的局限性根源于概率逻辑。就是说，它对概率证据等量齐观，只考虑数量的多少，没有区别其中每个证据对中医理论支持程度的强弱不同，并且还不可避免地要导出中医理论的确证度为零，即归纳论据所陈述临床经验事实的有限数除以归纳全称结论所断定临床经验事实的无限数，结果为零。因此，随着后世医家们临床实践诊疗思维活动的不断发展，中医学临床经验与背景知识的不断积累，以及对可控临床实验观察水平

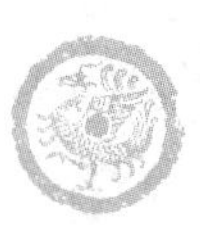

的相应提高，就为克服只从确证病例的量上评估确证度的局限性创造了条件。从而必然致从确证病例的质上去评估确证度的阶段，即开始注意通过可控的理想实验和严峻检验来判定中医理论的真理性。这样可以大大减少检验证据的数量，竭力提高检验证据对中医理论的支持强度。甚至有些人在中医理论研究中，迷恋于设计所谓“判决性的实验标准指标”，但这是与中医理论发展进步，是在不断地继承、创新与包容中砥砺前行的初心与宗旨，相对而言是相形见绌的。因此，以确证病例的量为主对确证度进行评估，必然走向以确证病例的质为主对确证度进行评估。这对一个中医理论认知学说能否在中医科学知识的建构中取得“稳定地位”具有十分重大的意义。

例如，饮食不节作为病因之一，在中医学中已有很久的历史，早在《黄帝内经》中，就有此类论述。但是，隋唐医家则在前代比较笼统的饮食过多过少、过冷过热、过食肥甘厚味等等的基础上，不仅对于饮食因素可以导致何种疾病做出了具体的论述，而且进一步强调的是饮食卫生，提出食物中毒、虫蝇污染等客观而细致的论述。饮食因素之所以能在中医理论认知病因学说中占有重要地位，这正是由于饮食不节作为病因经受了许多严峻的检验。比如，在《诸病源候论》卷二十二、卷四十中，均论述了霍乱一病的病因。《诸病源候论·卷二十二·霍乱病诸候》24 论中，有 21 候都强调“饮食不节”，孙思邈则更提出“霍乱之为病，皆因饮食，非关鬼神”的鲜明观点，这不仅是对鬼神致病唯心观点的否定，而且进一步明确了霍乱是消化道的疾病。虽然此期所言“霍乱”，并非现代概念中霍乱弧菌引起的烈性传染性疾病霍乱病，而是指具有腹痛吐泻特征的消化道疾病，但此病由饮食因素引起这一认识是相当正确的。如此这些，都取得了长期临床实践经验事实具有历史意义的证实。

再者，《诸病源候论》记载了当时人们对饮食卫生的认识。该书卷二十六列“诸饮食中毒候”10 候，多次强调“因疫病死者”“着疫死者”“皆有毒，非一也”。该书卷三十六所述“蝇瘘候”中认为“由饮食内有蝇窠子，因误食之，入于肠胃，流注于血脉化生瘘”。姑且不论蝇窠子致瘘之说是否适当，但起码可以说明，当时医家已认识到蝇类污染食物可使人患病。因此讲究饮食清洁，不被虫蝇污染是十分重要的。注意饮食卫生，认为饮食不洁、不当，可致胃肠道中毒疾患，虽早在先秦古籍和汉末《金匮要略》中就已有论述，《肘后方》中也述有《治食中诸毒方》，但提出“饮食中毒”这一概念，当属《诸病源候论》最为明确。该书卷二十六对“饮食中毒”做了如下定义的论述，指出“凡人往往因饮食忽然困闷，少时致甚，乃致死者，名为饮食中毒”。这不但是关于饮食中毒的一次理论性总结，也是关于饮食不洁、不当，可致胃肠道中毒疾患的预言，关于饮食卫生认识的预言，以及临床实践技能诊疗思维辨证论治，严格实验直接观测饮食中毒效应的证实，都是对中医理论认知病因学说的很高强度的支持，这完全可以被认为是从确证饮食中毒患者病例的质上评估中医理论认知病因学说的确证度。

可是，评估中医理论认知各种学说确证度的合理性标准，应当是确证病例的质与其量的统一。从上文的陈述中大家能够知道，为了克服以确证病例的量为主的评估中医理论认知确证度的局限性，才发展到以确证病例的质为主评估中医理论认知确证度。可是，从质上评估中医理论认知确证度并不等于只做一二次可控实验，弄几个统计学数字指标即可，而是要有一定的次数。因为常常是由于实验的精确性和纯化程度不高，仅一次或某几次实验并不能得到令人信服的准确数据或信息。就是一、二次实验成功了，也要别人能够重复这种实验进一步查核才行。况且中医理论认知学说和中医临床实践技能诊疗思维辨证论治的丰富内容是相当复杂的，不能只靠个别的或少数的预言被证实，即作为评估中医理论确证度的标准。所以，只从确证病例的质上评估中医理论确证度，也是有其局限性的。

由此可见，对中医理论认知真理性的检验，既要从确证病例的量上考虑，也要从确证病例的质上考虑；既要有大量的临床实践事实的观察证据，又要有符合中医理论认知内涵和中医诊疗思维特色兼顾高度纯化的严格精密的实验数字证据。具体说来：

首先，如果我们能够得到大量的中医临床实践事实的观察陈述证据，就要考虑这些观察陈述证据本身质的问题。如果不考虑影响实验精确化

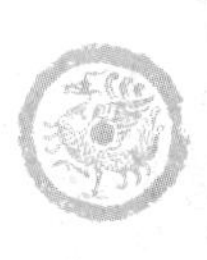

和纯化程度的众多因素，那么得到的中医临床实践事实的观察陈述就不够准确，这样再多中医临床实践事实的观察陈述，也不能提高对一个中医理论认知的支持强度，这就是必须在归纳证实的量中考虑到质的问题。

其次，如果只重视质而忽视量也要出问题。因为与每一种中医理论学说相关的实验对于个中医理论认知内容的检验广度是有限的，而且目前医学生物学实验技术，以及当代人对传统中医理论认知学说和中医临床实践技能诊疗思维的理解，使我们还无法达到绝对精确和纯化的程度，因而检验的深度也是有限的。现阶段，任何中医学实验总是受时代的背景知识、实验手段（仪器和设备等）和操作技术上的局限。所以，用一二次实验的成功来检验整个中医理论系统，这在现实条件下实际上不是那么容易做得到的。就拿《诸病源候论》验证其突破以气候异常所形成的六淫来包罗外感病因的旧有学说，所提出来五类病病因均归属于“乖戾之气”的新观点来说，就其质的标志来说如，“此病（温病）者皆因岁时不和，温凉失节，人感乖戾之气而生病，则病气转相染易，乃至灭门，延及外人。”而尤以疫疠的传染性为最强“如有鬼疠之气”。这就是一些成功的实验，但是当巢元方公开他诊疗思维的实验结果时，实际上所做的临床实践技能诊疗思维实验很可能并不只是一次。而约在1000年后，明代医家吴又可，大大推进了对传染病的认识，他经过临床实践诊疗思维深入的观察研究，突破旧说，创立新论，认为疫病是由“天地之戾气”引起的，他曾强调说：“至有杂气为病，一气自成一病，每病各有因人而异。”这已非常明确地指明，每种传染病都有其特殊的病因，都是由一种特定的戾气造成的。显见他所著之《温疫论》，也继承与验证了巢氏的“戾气”说，并在其致病的特异性等方面做出了创造性发展。

可见，评估中医理论确证度的标准必须是质与量的统一。一方面，必须是量中求质，量多而质低不行。也就是说，对中医理论的确证不能只是单凭大量的临床观察陈述，而不考虑具有中医诊疗思维特色的可控实验，必须达到的精确严格程度和严峻检验。另一方面，必须是质中求量，质高而量少也不行。也就是说，对中医理论的确证不能只考虑可控实验的精确严格程度和严峻检验，应当重视中医理论认知在临床实践诊疗思维中广泛应用的检验意义。一句话，在中医理论的确证过程中，必须把确证病例的质与其量统一起来考查，必须是从量中求质与从质中求量两者的结合。

综上所述，中医理论的确证是一个历史发展过程，守正创新，这不仅因为中医理论的内容是传承的、复杂的又是包容的、发展的，是对临床疾病诊疗思维中被研究对象越来越逼真的描述，而且还因为检验中医理论的临床实践诊疗思维活动本身也是不断地发展的。这样，人们对每个时期中医理论真理性的判定，都是相对的，并不是绝对的。这样，我们探讨中医理论认知和临床实践技能诊疗思维，就必须把静态考察与动态考察统一起来，并把确证病例数量方面的考察与确证病例质量方面的考察统一起来。对于中医理论确证度的评估，必将随着当代医学生物学实验技术与其他科技前沿的高新技术的不断发展和提高，也会随着中医理论的不断传承、应用、改进和创新发展而历史地变更着。因此，我们对一个中医理论认知学说的确证度的评估，是带有时间指标、时代特色的相对确证度。

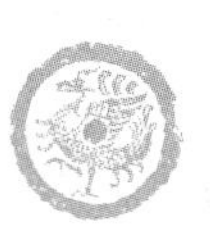

第二章 《诸病源候论》判别病因、证候因果联系的基本方法

对病因学的研究，隋代巢元方《诸病源候论》之成就最为卓越。虽然此期的病因理论从总体上说，仍然未能超出病因三因学说的范畴，但是，巢元方本着“医之作也，求百病之本而善则能全”的思想，在医疗实践中做了新的探索，加深了对一个个的疾病或证候的研究，在各种具体的疾病或证候的病因追求与证候症状分析等方面，取得了不少重要发现。应该说，他对中医病因学和证候学的研究，均有显著进步。那么，巢元方在《诸病源候论》的诊疗思维中，将证候与病因结合、证候与脏腑联系，开展一个病、一个证候的病因研究，究竟是采用了哪些辩证逻辑的思维方法呢？下面这一节，就从这个层面做些初步的探讨。

第一节　从病因认识之深化谈起

——因果联系的特点和意义

后人普遍认为，隋唐医家对传染病病因的探索是此期医学的一大特色，具有时代的先进性。诚然，此期医家的认识论大多是唯物的，但是在当时的社会环

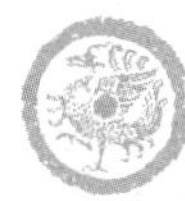

境中，这一时期的人们大多对鬼神可以带来灾难与疾病深信不疑，也给其时部分的医学思想中带来了鬼神、天命观念，这确实使当时的医学思想显得有些庞杂而矛盾。这种矛盾态度在巢元方的《诸病源候论》就有存在，如《诸病源候论》中对传染病病因的认识，提出了物质性“戾气”病因的新说，认为这是由于“岁时不和，寒温失节”而产生的一种大自然的“气”。但在传染病预防问题上，却又在服药预防之外，提出了“为法术以防之”，此“法术”大多是指“存神攘辟”的符咒及意念。由于对这一问题的态度上存在着矛盾的两面，我们在思考他医学思想中的诊疗思维方法时，首先应当承认矛盾是时代的必然反映，研究他的诊疗思维方法的基础只能是实事求是，努力抓住比较本质的东西。从这个心路出发，再看巢元方的《诸病源候论》对病因认识之深化，其十分引人注目的一点是他对于疾病病因的新探求，着眼于对自然界中客观事物和客观事实的认知，而不是满足于传统的六淫说，更不是寄托于虚无的鬼神，因此，能突破前人的见解，提出新的论点，这确实是非常的难能可贵。实际上，不仅巢元方具有探索疾病病因、证候因果联系的精神，自古以来，许多医家都不满足于疾病病证表现“是什么”，而要追究它们的出现“为什么”。因此或多或少很自然地通过因果联系的归纳法，作为临床实践诊疗思维中，判明疾病现象产生、发展及转化，病人病变产生原因和证候表现的重要内容。孙思邈就曾对此说之：“凡诸百邪之病，源起多途，其有种种形相，示表癫邪之端，而见其病。”

在中医临床实践诊疗思维中，客观疾病表现各种因素的联系是很复杂的：有时间上的前后相继关系，像“夫劳损之人，体虚易伤风邪。风邪乘虚，客于半身，留在肌肤，未即发作，因饮水，水未消散，即劳于肾，风水相搏，乘虚偏发，风邪留止，血气不行，故半身手足枯细，为偏枯也”。这里讲劳损之人的体虚易伤、风邪客表、水气不散以及风水相搏等，就有时间上的前后相继关系；有空间中的并存关系，像“劳伤则血气虚，使阴阳不和，互有胜弱故也。阳胜则热，阴胜则寒，阴阳相乘，故发寒热”。这里讲劳伤者血气虚，阴阳失和，虚劳寒热，是阴阳互有盛衰，阴阳、寒热，在空间中则是并存关系；有程度上的轻重关系，象“此内伤损于脏也。肝藏血，肺主气。劳伤于血气，气逆则呕，肝伤则血随呕出也。损轻则唾血，伤重则吐血”。这里肝伤血呕，唾血还是吐血，要看病人损伤的轻重；还有相互作用的引起者与被引起者之间的关系，像“大病者，中风、伤寒、热病劳损、温疟之类是也。此病之后，血气减耗，脏腑未和，故使虚乏不足。虚乏不足，则经络受邪，随其所犯，变成诸病”。本候主要指出了，大病之后，患者身体虚弱，抵抗力低，容易感受外邪，发生各种变症和后遗症，以此表明了这种病变引起者与被引起者之间的关系。可见在中医临床实践诊疗思维里，因果联系就是反映疾病病变之间和病变内部的相互作用的关系的。在这种作用下，引起另一证候的产生者是病变的原因，被引起者是结果、是证候组合成的病证。原因和结果的联系在世界上是普遍存在的，疾病发生、发展、转化也必然如此。无风不起浪，任何一种疾病现象都不可能平白无故地发生，任何一种疾病现象也不可能不产生一定的结果。显然，这个结果可以是发生了病痛状态的病人，也就是医家在临床实践诊疗思维中审视的病患对象。

然而，就中医临床实践诊疗思维实际观察到的病证证候而言，原因和结果的划分也许只是相对的：甲临床现象产生乙临床现象，乙临床现象又会引起丙临床现象。这时，乙对甲来说是结果，对丙来说又是原因（原文“诸阳主表，在于肤腠之间。若阳气偏虚，则津液发泄，故为汗。汗多则损于心，心液为汗”）。在一定条件下，不仅甲临床现象会引起乙临床现象，乙临床现象还会反作用于甲临床现象，使它发生进一步的改变，这时甲乙互为因果。请看《诸病源候论·卷七·伤寒病诸候上·伤寒九日已上候》原文：“伤寒九日已上病不除者，或初一经受病，即不能相传；或已传三日讫，而不能传于阴，致停滞累日，病证不罢者；或三阳三阴传病已竟，又重感于寒，名为两感伤寒，则腑脏俱病，故日数多而病候改变。”讲的正是这种状况。我们只有在临床实践诊疗思维撇开其他条件，只考虑甲产生乙这一点，才可以说甲是原因，乙是结果。这种因果联系往往并不是物质世界的全部联系，也不是人体内行所有相关事物的全部联系，而只是普遍联系的一个环节和一小部分。但是，中

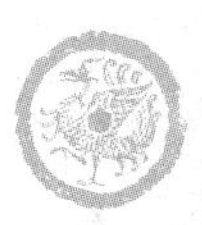

医临床实践诊疗思维认为，在任何情况下，产生者、引起者是原因，原因所造成的病症是结果，不能倒因为果，这又是绝对的。

在中医临床实践诊疗思维看来，病因与证候，原因与结果，在时间上往往是先后相继的。但时间上先后相继的两个临床现象却不见得必然有因果联系。中医理论认知人体疾病有内生与外伤之别，“夫五脏者，肝象木，心象火，脾象土，肺象金，肾象水。其气更休更王，互虚互实，自相乘克，内生于病，此为正经自病，非外邪伤之也。若寒温失节，将适乖理，血气虚弱，为风湿阴阳毒气所乘，非正经自生，是外邪所伤，故名横病也。其病之状，随邪所伤之脏而形证见焉。”这里讲人体内五脏之气“更休更王，互虚互实”，相互为继，它的休、旺，虚、实，本在“内生于病”之前，它们都不是病因，只有在“自相乘克”时，才会“内生于病”。而五脏横病，是与正经自病相对而言的。五脏横病是外邪所伤，以致五脏经脉发病。患者“寒温失节，将适乖理，血气虚弱”，也不是病因，它们都是五脏横病的先兆，诱因。只有那些“为风湿阴阳毒气所乘”后，五脏确“是外邪所伤”的患者，才会患上五脏横病，产生“其病之状，随邪所伤之脏而形证见焉”，产生不同证候的结果。

对疾病现象因果联系的认识是中医基础理论与临床实践技能诊疗思维研究的主要任务。从广义的科学研究讲，历史上的主观唯心主义者、不可知论者，都否认客观因果性的存在，并且认为人不可能正确地认识客观的因果联系。在他们看来，任何科学研究只把前后相继的经验加以排列、整理，而不能反映客观的相互作用，这种观念在中医学的历史上也是有的。一切唯物主义者都认为因果关系是客观的，而且是可以认识的。辩证唯物主义则认为，科学的任务不仅是要描述世界，回答世界“是什么”和“怎么样”的问题，也要解释和说明世界，回答事物“为什么”是那样的问题，探求它的原因。这个观念与古代中医临床实践诊疗思维，认识人体生命现象，解释人体疾病发生、发展及其转化规律的过程完全是不谋而合。中国古代诗人屈原在《天问》中一口气提了 172 个发人深省的问题，而对古代医家来说，要问的问题又何止了 172 个？

就一定意义上说，撰写传世医著的古代医家，都是以中医基础理论与临床实践技能诊疗思维为基础，从因果性上解释疾病病证的高手。《内经》回答了人为什么与自然天地万物是一个整体，《难经》回答了中医临床实践技能望闻问切为什么可以诊断疾病；《伤寒论》回答了外感热病为什么要辨证论治，《金匮要略》则回答了杂病脉证为什么都是脏腑病理变化的反应，《诸病源候论》更是回答了诸病源候为什么会有各式各样的表现形式和内容。这些事实表明，只满足承认“是什么”而不探求“为什么”，不是真正的科学态度，也不可能留下这些传世医著的真知灼见。

中医临床实践诊疗思维认识病患病因与证候间的因果联系是重要的。寻找和判定病因与证候间因果联系的方法，也特别值得注意和应当研究，前面提到过，在中医临床实践诊疗思维中，客观疾病各种表现的联系是很复杂的。要明确病证现象间的因果联系，首先就要分析在患者身上发生的病证现象的普遍联系中，哪些是时间上的顺序关系、空间上的并存关系或程度上轻重关系，以及病变证候间的主次关系，并在这些联系中找出有相互作用的关系，从而再分析何者是原因，何者是结果。正如恩格斯所说：“只有从这个普遍的相互作用出发，我们才能了解现实的因果关系。为了了解单个的现象，我们就必须把它们从普遍的联系中抽出来，孤立地考察它们，而且在这里不断更替的运动就显现出来，一个为原因，另一个为结果。”（《马克思恩格斯选集》第3卷，第552页）而中医临床实践技能诊疗思维特色的辨证论治，历史地、恰如其分地验证了这个论断。

历史上，传统中医基础理论就秉持着人体内外整体相关、普遍联系的理念，在临床实践技能诊疗思维里，则自觉或不自觉地运用了从疾病病因与证候间普遍联系中，判明因果联系的方法。这与现代逻辑学家们的主张有异曲同工之妙。17世纪的弗·培根在他的“三表法”中首先提出了从普遍联系中抽取因果关系的方法，也就是我们后面想要研讨的求同法（存在表）、求异法（缺乏表）和共变法（程度表）。19世纪的英国经验主义哲学家约·斯·穆勒，试图系统地阐述结论与证据之间的联

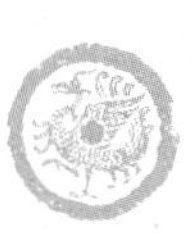

系的归纳方法，受赫歇尔和惠威尔的启发，他认为科学方法结论的实际内容是寻找因果联系的证明规则。穆勒在《逻辑体系》一书中，把培根提出的判明因果联系的方法，补充发展为五种，即求同法（合同法）、求异法（差异法）、求同求异共用法、共变法和剩余法。

这五种方法的客观基础是事物的因果关系，或者说，这五种方法是帮助人们揭示客观的因果关系的逻辑手段。在下面，我们就将通过研讨，看一下《诸病源候论》中所述疾病病因与证候客观的因果关系时，是如何运用这五种方法的。当然，还要指出的是，在中医理论认知与临床实践技能诊疗思维，运用这些手段来寻找何者是甲临床现象的原因时，医家首先要找出与甲临床现象有关的若干致病因素，并且把这些致病因素进行比较，排除不可能造成甲临床现象的因素，确定与甲临床现象密切相关的致病因素，从而发现造成甲临床现象的原因。在这种比较中，可以明显排除的因素有：①没有某致病因素而甲临床现象仍然发生，则该致病因素不是甲临床现象的原因；②有了某致病因而素而甲临床现象不发生，则该致病因素也不是甲临床现象的原因；③某因素不变，而甲临床现象变，或某因素变，而甲临床现象不变，则该致病因素也不是甲临床现象的原因。

中医临床实践技能诊疗思维运用判明因果联系的五种逻辑方法，是以比较发生不同病证产生的条件变化来得出结论的，因而是一种不完全归纳法。但它不仅是从若干患者病变个体中找出普遍性病证的共性，而且是在判明病证证候性质的基础上，进一步分析寻找病证证候之间的因果联系。判明病证证候之间的因果联系与医家头脑内的理想实验的关系极为密切，许多古代医家在中医临床实践技能诊疗思维辨证论治过程中，自觉或不自觉地应用了这些方法。这些方法在中医临床实践技能诊疗思维辨证论治，设立治疗方案时也具有重要的作用。在现代的科学研究中，实验设计的方法和手段有了很大进展，但判明因果联系的五种方法仍然是基本的东西。它们在提高中医临床实践技能诊疗思维能力中，也具有十分重要的意义和作用。

第二节　种类繁多的咳嗽

——求同法

在中医临床实践经验事实中，咳嗽是一个大类证候，之所以不将咳嗽称为一个证候，是因为咳嗽作为人体对寒邪侵犯人体的客观反映，可以出现在形形色色的病证中。巢元方《诸病源候论·卷十四·咳嗽病诸候》专门论述咳嗽的病源、分类以及预后判断等。在分证方面有咳嗽、咳嗽上气、咳嗽吐脓血、呷嗽、暴气咳嗽、咳逆、咳逆上气呕吐等；在病情方面，分为新咳久咳、虚咳实咳、五脏六腑咳、十种咳等，这是对咳嗽的病理咳嗽和分类方法，颇具辨证精神。但咳嗽的林林总总，万变不离其宗，正如《诸病源候论·卷十四·咳嗽病诸候·咳嗽候》所言："咳嗽者，肺感于寒，微者则成咳嗽也。"这些咳嗽的原因，都是由于肺部感受轻微的寒邪所致。接着文中又言："邪之初伤，先客皮毛，故肺先受之。五藏六府为表里，皆禀气于肺。以四时更王，五藏六府皆有咳嗽，各以其时，感于寒而受病，故以咳嗽形证不同。"他认为外邪伤人之初，首先侵犯人体外面的皮毛，而肺主皮毛，所以外邪向内侵入必肺先受之，所以咳嗽。但人体五脏六腑是互为表里的，都受气于肺。又由于四时各有当令旺盛的季节，五脏六腑皆有咳嗽，就是五脏各在当旺时令感受了寒邪，影响于肺而发生的，所以咳嗽的形证亦有所不同。因而得出结论：肺感受到寒邪侵扰是咳嗽的原因，这就是用求同法来判定疾病现象病因与证候之间的因果联系的一个例证。

中医临床实践诊疗思维运用求同法，是通过分析临床观察疾病现象证候发生的每一个个别病人病证的情形，利用异中求同和从个别到一般辨证的诊疗思维方法，来判明病变病因与证候之间的因果联系的方法。它的规则是：

如果中医临床实践的诊疗思维，在辨证论治时所研究的证候、脉象等疾病现象出现的两个或两个以上的病证中，只有一种与病因相关的情况是共同的，那么这共同的个情况就与所研究的证候、脉象等疾病现象之间有因果联系。如果病证证候 S 是我们要研究的疾病现象，A、B、C ⟶X、Y、Z 表示一个具体的辨证论治场合，在这种场合有代表疾病证候的 X、Y、Z 现象存在，则又有代表病源的 A、B、C 现象出现，我们称它为场合（1），余类推。则求同法可用下列图式表示：

场合（1）A、B、C —— X、Y、Z；
场合（2）A、E、F —— X、V、W；
场合（3）A、C、E —— X、Y、U；

所以，A 与 X 之间有因果联系。

如上例，《诸病源候论·卷十四·咳嗽病诸候·咳逆上气呕吐候》所指出的：

“五脏皆禀气于肺”⟶“肺感微寒而咳嗽。……此是肺咳连滞，气动于胃，而呕吐者也。”

“又如季夏脾王之时，而脾气虚，不能王”⟶“有寒气伤之而咳嗽，谓之脾咳。……脾与胃合，脾咳不已则胃受之，其状，咳嗽而呕，呕甚则长虫出是也。”

⋮

所以，受寒与咳嗽之间有因果联系，并且在肺咳与脾咳经久不已时，又都能影响到胃，引起咳嗽呕吐之证。

《诸病源候论》讲述并未止于此，此处又将求同法在中医临床实践诊疗思维引人深思，总结出：“凡诸咳嗽，甚则呕吐，各随证候，知其藏府也。”这更突出了辨证论治的精神，使中医临床实践诊疗思维辨证论治时，可以通过分析临床观察疾病现象证候发生的每一个个别病人病证表现的情形，利用异中求同和从个别到一般辨证的诊疗思维方法，来判明病变病因与证候之间因果联系，求同法在此发挥到了极致。

一般说来，求同法的可靠性与下面两个条件有关。

（1）在中医临床实践诊疗思维辨证论治时，医家观察到病人的疾病现象发生类似证候的情形越多，求同法越可靠。如只有个别病人在肺咳与脾咳经久不已时，影响到胃，引起咳嗽呕吐之证，医家还难以由此做出“凡诸咳嗽，甚则呕吐，各随证候，知其脏腑也”这个一般性结论。只是到后来在长期临床实践客观观察的经验事实中，有众多类似的病例，这时用求同法才是可行的。

（2）在中医临床实践诊疗思维辨证论治中，不相同的病证情况之间差异越大，求同越可靠。我们可以把临床实践所观察到要研究的疾病现象如证候或脉象（X）和病因（A）叫作考察的“对象”，把相随的情况叫作“背景”。在求同法中“对象”的可靠性并不是与“背景”无关的，相反，这里有十分密切的关系。如在上例中，发病的时令季节有区别，侵犯的脏腑有区别，产生的证候有区别，相同的只是人体受寒后产生咳嗽，咳嗽经久不已时，又都能影响到胃，引起咳嗽呕吐之证，这样结论的可靠性就较大。如果区别点很少，差异又不大，在发病的时令季节上，如果肺咳与脾咳，一个发生在秋中，一个发生在秋初，这样就有可能得出秋季时容易发生咳嗽之证的结论，而很难说明“五脏六腑皆有咳嗽，各以其时，感于寒而受病”这个咳嗽的病因和咳嗽形证不同的证候。秋与季夏时令差异很大，是“以四时更王”，结论就在较大季节变化范围内得到证实，其可靠性就增加了。而且在中医临床实践诊疗思维辨证论治更大范围中，“凡诸咳嗽，甚则呕吐，各随证候，知其脏腑也”这个一般性结论，其可靠性也可以得到临床实践经验事实的证实。总之，“背景”的相异越大，对中医临床实践诊疗思维辨证论治“对象”求同的结论就越可靠。“背景”为异，“对象”为同，所以是异中求同。

我们在中医临床实践诊疗思维辨证论治运用求同法时，应当自觉重视这两个条件。为了探求复杂多变疾病现象的原因，要尽可能多地观察

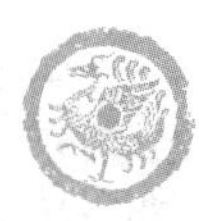

与各种疾病现象密切相关的病因与证候出现的场合，而且要尽可能在不同的条件下做这种观察。例如，要从中医临床实践诊疗思维辨证论治的角度搞清癌症的病因，就需要有大童的病例，而且要观察各种病证病例的分析、病案的积累、方药的验证以及病人的预后的癌症分布情况，发达地区和发展中地区，以及老少边穷，贫困地区的癌症分布情况，以及老年人和青少年人的癌症发病情况，还要观察不同体质、不同性别、不同性格、不同生活方式等方面的癌症发病情况等等。只抓住差异点不大的很少场合就匆忙作出因果性结论，是很容易犯错误的。

求同法有两种类型，一种是外观的或形式上的求同，这是比较容易做到的，像临床病人的咳嗽，在临床实践观察病人望诊、闻诊时，就能在瞬间即可以看到和听到。在临床观察过程中，医家四诊合参，首先是进行外观的求同。然而，实际的临床观察又往往是与中医理论认知的思维紧密结合进行的。这样就有第二种求同，即病证本质上的求同，也就是说，一边观察临床疾病现象一边又做更深一步的分析，从而找到病证本质上的东西，如病因、病机、证候病理分类等。这样进行求同，表面看来，也许各个临床诊疗病患的场合，病人的病证证候中不含有一个共同的情况，然而这里的各个不同情况都内在地包含着共同之点，因而可以利用求同法判定疾病现象间的因果联系。中医临床实践诊疗思维特别强调辨证论治这个特色，施治处方用药务求于本，而不会是头痛医头，脚痛医脚。有些病人病证外在表现很不一样，如《诸病源候论·卷十三·脚气病诸候》中所讲的，临床观察到，有一些病人“其状，自膝至脚有不仁，或若痹，或淫淫如虫所缘，或脚指及膝胫洒洒尔，或脚屈弱不能行，或微肿，或酷冷或痛疼，或缓纵不随，或挛急”，全都是些自膝至脚的症状；而另一些病人的症状则是另外一种形状“或举体转筋，或壮热头痛，或胸心冲悸，寝处不欲见明；或腹内苦痛而兼下者，或言有错乱有善忘误者，或眼浊精神昏愦者”，完全是一副心腹病痛。《诸病源候论》将这两类看上去症状截然不同的病人称之为“此皆病之证也”。为什么会这样，就因为巢元方客观科学地认为这两类病人的病因在本质上是同一的：“凡脚气病，皆由感风毒所致。”而此病发生各种各样的症候的原因，是由于“江东岭南，土地卑下，风湿之气易伤于人。初得此病，多从下上，所以脚先屈弱，然后毒气循经络渐入藏府，藏府受邪气便喘满。以其病从脚起，故名脚气。”这时从根源上辨证论治，就可以解除了病人痛苦。

在中医临床实践诊疗思维辨证论治运用求同法时，有时会遇到另外一种情况：在对各个不同患者病变诊疗的场合中，不是只有一种共同的情况，而是有几个共同的情况。这时，医家在临床实践诊疗思维辨证论治中，可以初步确定这几个共同的情况都与所研究的疾病现象相关，然后再用其他方法，进一步分析这些情况。

求同法在中医临床实践诊疗思维，对疾病现象观察辨证论治的过程中是常常被应用的，但它对于确切地判明疾病现象间的因果联系，却不是一个很有效的方法，这是它本身具有的局限性决定的。因为在医家临床实践诊疗思维时观察到的若干具体病变场合中，那个共同的情况，可能与医家所面对开展研究的疾病现象关系甚微，乃至毫无关系，也可能只是一个派生的现象，而真正的原因只是间接性的。如果我们医家在辨证论治时，只是机械地套用求同法的公式，就可能得出谬误的诊疗结论。极而言之，按照中医理论认知，生活在地球上的人类，与自然天地万物是一个整体，而地球上千差万别的现象、过程的出现，同样都伴随着气的运化或都受气运化的作用，难道医家在临床实践诊疗思维辨证论治时，能简单地异中求同，把气的运化说成是一切疾病、伤痛、病证变化的现象的原因吗？许多的临床疾病现象观察都是在一年四季的常温、常压、光照、风寒暑湿燥火……的条件下发生、发展，进行转化，如果凡是与该疾病现象有关的相似之点都是它的原因，也就很难找到它的原因了。

如果医家在临床实践诊疗思维辨证论治中，只运用外观的求同法，它的局限性就更为明显。在这种情况下，很容易只看到与病证相关的非本质的因素，甚至有时会用非本质的因素代替本质因素的偏向。上文曾讨论过的《诸病源候论·卷十七·痢病诸候》论述痢疾病时，认为痢疾是以滞下赤白，腹痛下重为主症，它与大便稀薄，倾泻而出的泄泻不同。

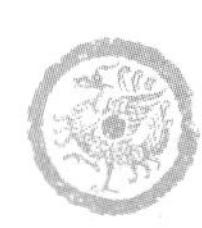

《素问》称之为“肠澼”，《金匮要略》称之为“下利”。本篇所述，虽以痢疾为主，但亦有部分泄泻之病。又本书卷九、卷十中的时气热利候、时气脓血利候、热病下利候等，痢病均用“利”字，可见当时对“痢”与“利”字，无严格区分，这里用“痢”名病，亦用“滞痢”“滞下”“重下”命名，但无“肠澼”之称。从这一点就可以看出对于痢病的成因，论中似承《灵枢》论疾诊尺篇“春伤于风，夏生后泄肠澼”的观点，认为营卫不足，腠理疏松，风邪留连肌肉，再遇脾胃大肠虚弱，邪气乘之而发病。而在《二十五、痢兼烦候》中，也讲“春伤于风，邪气留连”，这似是源于《素问·生气通天论》，但邪气留连所发生的疾病，《素问》指出的是“洞泄”，在这里则为痢疾的发病因素之一，两者不全相同。如果医家仅仅认为患者的痢疾多发生在“春伤于风，邪气留连”的时候，因此将气候条件看作发病原因，这样是运用求同法来判明原因的，可惜是把现象当本质了。《诸病源候论》论中较少提到饮食对本病的关系，仅在《杂痢候》篇中提到“饮食不节”一句。本候所讲患者下痢形色不定，变化无常，“皆由饮食不节，冷热不调，胃气虚，故变易。”而在《痢兼烦候》篇中，正确地回答说，除了“春伤于风，邪气留连”可以引发痢疾是事实外，还指出：“因饮食不节，肠胃虚弱，邪气乘之，则变为痢。”痢疾的发生，不但由于风邪，而且饮食不节，肠胃虚弱，又是发病的主要因素。在《不伏水土痢候》篇中又说：“夫四方之气，温凉不同，随方嗜欲，因以成性。若移其旧土，多不习伏。必因饮食，以入肠胃，肠胃不习，便为下痢。”这种不伏水土痢候，显然与“春伤于风，邪气留连”无关，只是由于水土不服，肠胃不适应而引起下痢。在《痢病诸候》篇中，可以看到有许多论述中都涉及肠胃虚实寒热，“春伤于风，邪气留连”痢疾多发的现象背后仍然是患者自身饮食不节或失调，肠胃虚弱的因素在起作用，如果没有这些致病因素在作怪，即使风寒再盛的最冷冬天受寒与春天伤风，也不会使痢疾发病。可见，仅仅断定气候条件是痢疾的病因乃是错误的结论。

从以上论述可以看出，即使用外观求同法做出了正确的结论，也还有深入分析的必要，否则医家仍然不能把握疾病病证证候发生、发展根本的原因。是否可以这样说，病因也有它的层次，有初级病因（表面病因）、二级病因（较深刻的病因）、三级病因（更深刻的病因），乃至于无穷（当然这不是绝对的，也不可能）。作为医家在临床实践诊疗思维中进行科学研究，我们医家要在辨证论治中，尽可能深刻地揭示出每一个病人所患疾病病证的本质，透过临床实践观察到的疾病证候表现，探寻其病证深刻的病因。例如，上文所述《诸病源候论·卷十四·咳嗽病诸候》断定肺感受到寒邪侵扰是咳嗽的原因，这是正确的，然而医家在临床实践诊疗思维中还可以再问一下，为什么肺在感受到寒邪侵扰时会咳嗽呕吐？这时只用求同法就回答不了了，这个问题是巢元方在《诸病源候论》通过综合分析咳嗽病诸候得到解决的。原来，在肺感受到寒邪侵扰时咳嗽，是因为“肺主气，合于皮毛。邪之初伤，先客皮毛，故肺先受之”，而人体外部肌肤又与“五脏六腑为表里，皆禀气于肺。以四时更王，五脏六腑皆有咳嗽，各以其时，感于寒而受病，故以咳嗽形证不同”。如果咳嗽经久不已，都能影响到胃，引发呕吐，是由于“五脏皆禀气于肺，肺感微寒则咳嗽也。寒搏于气，气聚还肺，而邪有动息，邪动则气奔逆上，气上则五脏伤动，动于胃气者，则胃气逆而呕吐也。此是肺咳连滞，气动于胃，而呕吐者也”。这个综合分析表明，咳逆呕吐，大都是肺咳久延，气逆动胃所致。如果医家能在临床实践诊疗思维认识到：“凡诸咳嗽，甚则呕吐，各随证候，知其脏腑也”这个一般性结论，他就能够在辨证论治时，找到患者咳嗽病因与证候发生、发展、转化的本质。

由此可见，求同法的结论，虽然会随着医家在临床实践诊疗思维观察次数的增多或尽量完备地考虑不同性质的病变证候表现而愈加可靠，但是，求同法还是不能给医家诊疗思维所辨证论治的病证一个十分确定的知识。因为在临床实践诊疗思维时，有些相同的致病因素 A 未必是疾病现象证候 S 出现的原因，有时致病因素 A 与疾病现象证候 S 有因果联系，但 A 还是一个未分析的情况，A 与 S 之间的关系是间接的还是直接的，都还没有证明。所以，医家要想在临床实践诊疗思维观察中得到准确和客观的病证知识，还需要运用其他的方法和进行深一步的分析，以

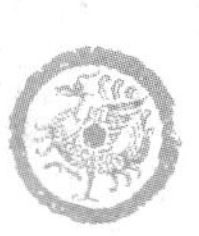

便抓住病变真正的原因和揭示病证的本质。一般说来，求同法只不过提出了有待进一步判明的问题，要指明疾病现象产生的真正原因，还要花费一番功夫，这里包括要用求异法作为延续和补充。

第三节　辨证析因的关键
——求异法

《诸病源候论·卷十一·疟病诸候》论述疟病，对疟病的病源及其分类，尤其是病因、病机、症状、脉象等，所述甚详。在病源方面，有伤暑、伤风、伤寒，特别是夏伤于暑，秋伤于风寒，寒热交争，其病发作。在证候分类方面，有六经疟、五脏疟、间日疟、寒疟、温疟、瘅疟、瘴疟等。另外，还述及了痰实疟、劳疟、久疟等，后面这些是根据疟病的兼证、复发以及病程新久而命名的。对疟病证候分类表述之详，说明巢元方在自己临床实践辨证论治疟病时，诊疗思维的观察认真仔细，并由此对疟病病因做出了深入的分析。如卷尾《十四、久疟候之论》讲："夫疟皆由伤暑及伤风所为，热盛之时，发汗吐下过度，脏腑空虚，荣卫伤损，邪气伏藏，所以引日不瘥，仍故休作也。"表明久疟之候，在于医家在病人病变"热盛之时，发汗吐下过度"，却也明确指出"夫疟皆由伤暑及伤风所为"这个疟病病因，但这个结论却是在前面十三论详细分析了疟病诸候各自不同证候的基础上得出来的。

巢元方在本卷一论疟病候中，首先阐明了疟病发生的根源，"夏日伤暑，秋必病疟"，而疟病的发作为什么有一定的时间，它的发作有什么背景呢？据他所讲，这是因为病邪从风府侵入以后，是循着脊背逐日逐节向下移动的，同时人体内的卫气每一昼夜行阴阳而大会于风府。当人体内的卫气和外来的邪气相遇的时候，正邪相争，于是疟病就开始发作。所以本卷一论疟病候在指明疟病根源后，开门见山就分析说："疟之发以时者，此是邪客于风府，循膂而下。卫气一日一夜常大会于风府，其明日下一节，故其作则腠理开，腠理开则邪气入，邪气入则病作，此所以日作常晏也。”由此阐明了疟病发作时间不定的原因。接着又讲，“夫卫气每至于风府，腠理而开，开则邪入焉”。是说，由于卫气行于风府，腠理开发，邪气侵入而疟疾发作。但现在卫气日下一节，与邪气相遇不在风府，而疟仍发作，何故？“其卫气日下一节，则不当风府奈何？”这时疟疾发作背景变了，对于此的分析是：“然风府无常，卫气之所应，必开其腠理，气之所舍，则其病作。”也就是说，这是因为人体各部分的虚实不同，邪中的部位就不一定恰好在风府，只要在卫气到达的地方能和邪气相遇，腠理开发，正邪之气得以相并，疟疾就能发作。于是发作各异，然其理相同。下面又分析了相互类似之风病与疟病的证候，“风之与疟也，相与同类，而风独常在也，而疟特以时休何也？由风气留其处，疟气随经络沉以内薄，故卫应乃作”。讲的是风病和疟病是类似的疾病，为什么风病的症状持续存在，而疟病却发作有时呢？这是因为风邪常停留在所发病的部位，而疟邪则是随着经络循行，逐步内传，必须与卫气相遇，病才发作，一动一静，由此而来。疟疾之证候也会随着疟邪与卫气相遇的部位不同而表现不同，为此他在下面的篇幅里，又详述了六经疟和五脏疟的证候表现，做了大量的分析、不厌其烦，反复强调，并在经过对各个疟病诸候各异证候分类的分析，比较和归纳后，才最终在《久疟候》篇中讲出“夫疟皆由伤暑及伤风所为”这个疟病病因的一般性结论。他对疟病病因和证候因果联系的诊疗思维成就，为后来医家对疟病辨证论治的认知和疗效奠定了扎实的基础。

巢元方在《诸病源候论·卷十一·疟病诸候》中，判定产生疟病证候的病因，所用的基本上就是求异法。求异法是同中求异，即“背景”不变，“对象”变，而且“对象”必须在一反一正两个场合中变化，或者有，或者没有。

求异法的规则是：如果在所研究的现象出现的场合与它不出现的场合之间，只有一点不同，即在一个场合中有某个情况出现，而在另一个场合这个情况不出现，那么这个情况与所研究的现象之间就有因果联系。可用图式表示如下：

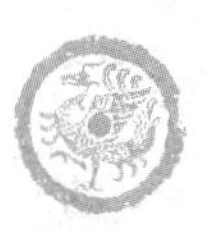

场合（1）A、B、C —— X、Y、Z；

场合（2）　　B、C —— Y、Z；

所以，A 与 X 之间有因果联系。

在场合（1）中，情况 A 出现，研究的现象 X 也出现，场合（1）叫作正面场合。在场合（2）中，情况 A 不出现，所研究的现象 X 也不出现，场合（2）叫作反面场合。

巢元方对疟病发作病因的结论似乎可以这样表述：

场合（1）疟病时——人体内部卫气和外部侵入邪气有能相遇的相对运动（A）——有时发时休的证候出现（X）

场合（2）风病时——人体内部卫气和外部侵入邪气没有能相遇的相对运动（A）——没有时发时休的证候出现（没有 X）

所以，人体内部卫气和外部侵入邪气有能相遇的相对运动和疟病诸候时发时休的证候出现之间有因果联系。

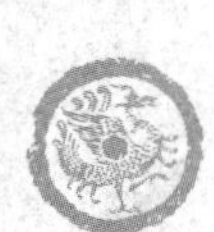

求异法在科学技术研究中有着广泛的应用，在许多中医临床实践诊疗思维中，医家对某类疾患辨证论治的过程时，都会认真仔细地对一个有待考查的因素发生的变化，进行客观观察，即在正面场合中加入并仔细观察这个因素；在反面场合中则没有出现这个因素的变化，而其他的条件保持不变，从而查明与这个因素相关的因果联系。

今天的科学技术研究应用求异法进行的实验，称为对照实验，这个对照实验也被广泛地应用在了中医基础理论与临床实践技能，以及各种剂型中药的实证研究中。对照实验至少需要两个进行比较的实验组群，一个叫对照组，存在着某一条件 A 作为比较的标准；另一个是试验组，其他条件与第一组相同，只是不包含某一条件 A，以便确定 A 对试验组的影响。在古代中医临床实践诊疗思维辨证论治中，当运用求同法初步判定 A 现象乃是 X 病证证候发病的原因时，经常进一步运用求异法进行对照实验，人为地设法排除掉 A 现象，再来观察 X 病证证候的发病是否会出现。如 X 病证证候的发病随着 A 现象的排除而相应消失，则可进一步判定 A 是 X 的原因。当然，中医临床实践诊疗思维辨证论治，在通过求异法的应用，来观察疾病所发生的证候，分析病因时，但非今天科学技术研究应用求异法进行的完全的对照实验，也有着中医自己审视疾病的独到之处。古代医家肯定不会也没有进行过对照实验，但应用求异法却是屡见不鲜、屡试不爽。

中医的辨证论治是以辩证逻辑作为思维主体的，在中医临床实践诊疗思维尤其重视鉴别诊断，坚持逻辑思维与悟性思维的统一。《素问·示从容论》说："别异比类，犹未能十全。"《素问·疏五过论》也强调："善为脉者，必以比类奇恒，从容知之。"而《素问·征四失论》则警示医家："不知比类，足以自乱，不足以自明。"如此论述，说明比较、鉴别是《内经》诊断思维的要点之一。而比较、鉴别的起点、核心正是求异，只有先别异，才能进行比类。中医临床实践诊疗思维应用求异法进行辨证，"辨"就是求异，而"辨"的内容是非常丰富的。如《素问·方盛衰论》所说："知丑知善，知病知不病，知高知下，知坐知起，知行知止，用之有纪，诊道乃纪，万世不殆。"这说明，《内经》的诊道，绝不仅是收录工作，而是要医家们用头脑进行分析比较，求同求异，相得益彰。在临床实践诊疗思维辨证论治时，一方面遵循中医基础理论认知进行逻辑思维，包括运用规范的四诊合参"以起度数，法式检押"，定方圆，辨逆顺。辨证就是认识和辨别证候的异同，除知道患者证候的属性（阴阳、表里、寒热、虚实）外，主要是对证型进行模式识别，即把病人的证候和前人经验、文献上记载的证型，甚或是典型病案"对上号"。在这时，求异法的运用十分重要，必须通过排除各种各样病变表现中，那些次要的、虚伪的假象，才能找到真正与病源之间有因果联系的证候，认识疾病的本质。而那些前人经验、文献上记载的证型，或是典型病案，显见是起着那个实验对照组作用的。这种在辩证逻辑思维方法指导下，以运用求异法为主的诊断思维方式，也许正是中医临床实践

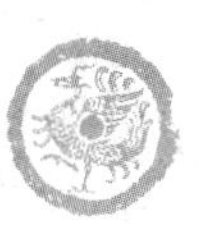

诊疗思维辨证论治的特色之一。

在古代医家临床实践诊疗思维，对各种疾病证候研究中，类似这样的实验对照组被大量应用，并取得了可观的成果。如上文曾举过巢元方论述射工水毒的例子，在《诸病源候论·卷二十五·蛊毒病诸候上·射工候》中，对射工水毒的病因与证候，有这样的描述："……夏月在水内，人行水上，及以水沐浴，或因大雨潦时，仍逐水便流入人家，或遇道上牛马等迹内即停住。其含沙射人影便病。初得时，或如伤寒，或似中恶，或口不能语，或身体苦强，或恶寒热，四支拘急，头痛，骨难屈伸，张口欠故，或清朝小苏，晡夕则剧。……又云：初始证候，先寒热恶冷，欠故，筋急，头痛目疼，状如伤寒，亦如中尸，便不能语，朝旦小苏，晡夕辄剧，寒热闷乱是也。……大多此病多令人寒热欠伸，张口闭眼。"上文认为，本候所述射工毒虫，究竟属何种毒虫，通过何种途径侵入人体，有待考证。而如何含沙射人影便病，也引起了很多疑难。然，巢氏运用这种方法，将射工水毒的病因与证候做出了比较详尽地描述，即明确地给出了此病的病因，也指明了该病可能出现的种种证候，必须经过运用求异法，排除与这些证候特征相关的致病因素，就可以得出其病变原因。现代有人根据其对发病地区、季节、条件以及早期症状表现及预后的阐述，认为可以看出这实际上已比较确切地论述了血吸虫病。但这个观察结论，对此病是由何种射工毒虫，又是通过何种途径侵入人体的，仍旧是难以排除和解释。只能是在现代技术的不断发展中，在对照实验的相同条件下，用求异法去"排除"各式各样的致病虫媒了。这就是利用现代生物学技术去造成或模拟仿真致病生态环境，以观察各式各样的致病虫媒致病的过程（如血吸虫、蚊虫、螨虫病等），从而探讨中医理论认知和临床实践诊疗思维对虫媒病辨证论治的特色与疗效。

求异法与其他方法相比，具有它独到的特点。求异法与求同法不同，求同法要求的是其他情况的变化，只有一个情况（A）不变，而待考查的现象（X）也不变，所以，求同法只有正面场合，只能靠场合的增多来增加可靠性。求异法是其他情况不变，只有一个情况（A）变化。它在，现象（X）就发生：它不在，现象（X）就不发生。只有通过运用求异法论证病因与证候之间的因果联系，才有可能找到病证病因的直接证据。因此，求异法比求同法有较大的可靠性：⑴求异法不仅有正面场合，而且有反面场合：⑵在求异法中，“背景”是完全相同的：⑶求异法主要是在实验中应用的方法，求同法基本上是在观察中应用的方法。求异法的一个重要的原则是：一次只许使一个情况变异，这样就可以把影响现象的诸多因素人为地分离，逐个地审查。在中医临床实践诊疗思维单纯对病人证候，进行临床观察时，也能碰到只有一个因素不同而其他因素相同的情况，从而能用求异法说明这个因素的作用，但在中医临床实践诊疗思维中，这是比较少见又难以再现的，因为中医临床实践诊疗思维的客观观察，并不能人为地控制条件。而在对中医临床实践技能诊疗思维辨证论治的科学实验中，求异法所要求的分离变量、单独考查的原则，就易于实现又能得以重复了。

求异法比求同法更可靠，所以更易被医家们大量应该，这在《诸病源候论》对各种疾病诸候的论述中比比皆是。但求异法也不是没有缺陷，穆勒就认为，求异法不仅是五种方法中最重要的，而且运用求异法所达到的结论的真实性也是无可怀疑的，求异法是最完善、最严密的归纳法。穆勒的看法未免太绝对了，客观世界的联系是极其杂的，人体机体内部组织与外部环境影响因素密切相关所产生的疾病现象，更是错综复杂、千变万化的，如果忽视了这种复杂多变性而简单孤立地从运用求异法中作结论，也是会犯错误的。

以最典型的公式为例，能否由场合（1）A、B、C——有 X 和场合（2）B、C——无 X 就断定只有 A 与 X 有因果联系呢？未必，在这种情况下，只有 A、B、C 之间没有密切联系时，结论才是正确的。否则，结论就是片面的，甚至可能是错误的。例如，本来 B 才是 X 发生的主要原因，但是 B 需要与 A 联合作用才产生 X，如果只用求异法就会得出 A 是原因而 B 却不是的结论。《诸病源候论》对射工水毒的病因与证候做出了比较详尽地描述，即明确地给出了此病的病因，也指明了该病可能出现的种种证候。要患上射工水毒候疾患，需要有毒虫射毒、高温、地域、疫水、人与疫水接触等条件，其中有毒虫疫水更重要，但没有一定的温

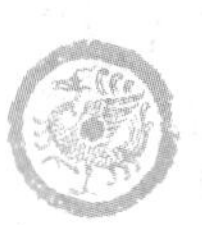

度也不行，如果只注重温度条件的变化，用求异法来判明射工候证候出现的原因，就会夸大温度的作用。再如，《诸病源候论·卷二十五·蛊毒病诸候上·水毒候》中，其论述的水毒，对此病的流行地区，得病症状以及防治方法，都较具体。尤其是其文曰："自三吴已东及南诸山郡山县，有山谷溪源处有水毒病，春秋辄得。一名中水，一名中溪，一名中洒，一名水中病，亦名溪温。令人中溪，以其病与射工诊候相似，通呼溪病。其实有异，有疮是射工，无疮是溪病。"表明此病候与射工候疾患有密切联系，所以才有"通呼溪病"的说法。所不同的是，本书对射工毒虫有详尽的形态描述，而对水毒则无。射工毒虫有两个别名，短狐、蜮，而水毒候的五个别名，都是指病自水中得，无进一步描述，正如《肘后方》记载，水毒"似射工而无物"。然，巢元方为了更好地鉴别溪病中的水毒病，在书中提出了类似于实验的验证法来进行临床观察："欲知审是中水者，手足指冷即是，若不冷非也。……又云：做数斗汤，以蒜四五升捣碎，投汤内消息视为，莫令大热，绞去滓，适寒温以自浴，若身体发赤斑文者是也。又云，若有发疮处，但如黑点，绕边赤，状如鸡眼。在高处难治，下处易治。余诊同，无复异，但觉寒热头痛，腰背强急，手脚冷，欠故欲眠，朝瘥暮剧，便判是溪病。"如此审视，症候出现的正反场合都有，但证候各异，水毒病就可一目了然。应用求异法，巢元方得出结论，水毒病发病的原因仍是毒虫的侵害，而与之有因果联系的证候，虽与射工候大同小异，"余诊同，无复异"，但主要的是"有疮是射工"，而"无疮是溪病"。实际上，本候所论述的水毒病病症，是否可以被认为是血吸虫病的急性期症状。现代医学也有疑问，这里的记载，可以深究。

上述表明，使用求异法也可能得出片面的乃至错误的结论，但这并不是说求异法在中医临床实践技能诊疗思维辨证论治中没有什么意义。同样，我们也要在临床实践诊疗思维时，增加求异法可靠性的条件。求同法是异中求同，它在临床实践诊疗思维的各个场合中，相异的因素多，相同的因素少，则可靠性增加；求异法是同中求异，它在正反面场合中，相同的因素多，相异的因素少，则更为可靠性。如果只从"A、B——有

X”和“B——无X”做出A与X有因果联系的结论，则不如从“A、B、C、D、E——有X”和“B、C、D、E——无X”去做结论更可靠。再者，对临床实践证候之间“异”的观察不仅要看病证变化外在表象，还要“务求于本”，分析其本质，努力求本质之异。通过“自三吴已东及南诸山郡山县，有山谷溪源处……”“夏月在水内，人行水上，及以水沐浴，或因大雨潦时，仍逐水便流入人家，或遇道上牛马等迹内，即停住”，对人进行毒害。遇到这样的场合就会得病，不遇到这样的场合则不病。由此可以得出水毒或射工，都是中了水中毒虫而染病，故此类病证被“通称溪病”但这还没有揭示出虫触媒为因所产生疾病更深刻的道理，还需要做进一步的研究。

求异法的公式讲起来简单，用起来却相当复杂。有时，必须借助于某个中医理论认知的学说才能应用。如果世界上造成人类疾病现象的只有四个因素：有A、B、C——就有X，只有B、C——就无X，这当然好办，很容易就查明了产生X的原因。然而世界上的事物是无限多的，人与世间天地万物又是一个整体，任何疾病现象的产生和表象，就会有无限多的影响要素和属性。医家要考查X疾病现象，实际上与相联系的有A、B、C、D、E、F……直至无限多的因素。我们在进行临床实践诊疗思维辨证论治研究以前，很难说出其中哪一个因素比另一个更重要。那么，到底排除A、B、C、D……中的哪一个因素来判明与X疾病现象的联系呢？如果在临床实践诊疗思维时采用逐一排除法进行实验，对无限多的因素进行的无限多次的排除，就需要无限多的实验观察和时间，这显然是办不到的。因而，中医临床实践诊疗思维辨证论治研究，就不可避免地出现如穆勒所说的“选择事件的问题”，即从A、B、C、D、E、F……中，有选择的加以排除。

例如，在《诸病源候论·卷二十五·蛊毒病诸候上》《诸病源候论·卷二十六·蛊毒病诸候下》各论的内容较多，盖是以蛊毒为首，而包括各种中毒之病者。它们之中，或者是些蛊毒，又分人为的和自然的，有蛊毒候、蛊吐血、蛊下血候，“凡蛊毒有数种，皆是变惑之气”；又有些是蛊毒之类证，有氐羌毒、猫鬼和野道候；还有些是各种中毒之病，

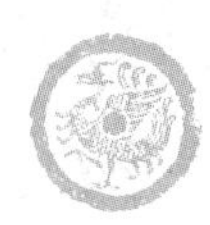

即中药毒和饮食中毒；更有些如射工候、沙虱候和水毒候，是地方性的流行性传染病。这些蛊毒之病，病因千差万别，证候千变万化，“凡中蛊病，多趋于死。以其毒害势甚，故云蛊毒”，说明此病之凶险。医家在临床实践诊疗思维时，对它们，可能既要说明该病各种各样的病因，又要详细说明患者目前的证候等等，如果与该病所有相关的情况都是等价的，那么临床实践诊疗的工作将是十分浩繁的，医家就无法进行归纳。那么，怎样来选择病变的表象呢？如果随便选择病变的表象是不会有什么启发作用的，这就需要在中医理论认知各种学说的指导下，依中医四诊的程式和病情研究的目的，把A、B、C、D、E、F……中最有可能影响的证候要素，挑出来进行实际验证，这是归纳法的一项主要的工作。所以，在使用求异法时，必须先提出一个可能与某个病变现象有关的假设，换句话说，医家在临床实践诊疗思维时，首先对面前患者的主诉、证候表象，有一个初步的诊断，如果不做任何推测，就无法运用求异法，而求异法和证候对照实验又会检验这个假设和推测是否有价值。

巢元方在对蛊毒候进行论述时，首先就提出了上面的一个假说：“凡蛊毒有数种，皆是变惑之气。”并且他在这一假说的指导下，用差异法作初步的对照实验。他先从蛊毒候及其类证入手，将这些病发时证状急迫，病变无常之候归于一类，“凡中蛊病，多趋于死。以其毒害势甚，故云蛊毒”；而将三吴以东发生的“射工”“沙虱”和“水毒”这些地方性的流行性传染病的病因，归纳为是由于水源污染，毒虫侵入人体所致，指出了这些疾病的发生与流行，同地区的气候变化、地理条件、人类活动状况等有着密切的关系，认识到了这类疾病的地方性、季节性、传染性；把这样两组病候放在同一卷中论述。结果发现，没有接触到蛊毒之气或毒虫的患者病变非蛊，而接触到蛊毒之气或毒虫的患者病变为蛊，从而得出了以中蛊毒为首，包括各种中毒之病者接触到蛊毒会发病，未接触到蛊毒而不发病之间有因果联系，证实了自己提出的假说。

在这个实例中，如果不是选择患者各异的病变证候，而是选择患者的别的病变表象；如果不是选择患者所接触到特异的致病因素，而是只选择气象的乃至患者自身病变的其他因素，都会延误临床实践诊疗思维证候研究，确认这类病变的本质或者得出不正确的结论。我们认为，在中医临床实践诊疗思维时，要尽可能地选择那些可以用来进行对比的证候表现，提出某种针对病变成因的假说，这要靠医家个人已有的中医理论认知、掌握并能正确运用的学识和临床实践中实际经验，也要靠他们的仁心、医术技艺和悟性才能（包括具有中医特色优势的辨证思维与悟性思维方法结合、直觉和综合想象能力融通等）。当然，有时医家提出的病变假说和选择对比的病变证候也可能是不恰当的、谬误的，在临床实践中行不通，那就要重新审查病证及所做的假说，另行选择适宜的病证表现证候。医家在中医临床实践诊疗思维时，既不可以固守原来的假说成见不变，使之成为辨证论治的框框；又不可在做病变证候的对比实验之前忽视假说的作用，乃至随心所欲任意地选择病证表现证候，把科学的中医临床实践诊疗思维证候研究，变成不得要领盲目的尝试或不知轻重缓急的蛮干。这都是万万要不得的。

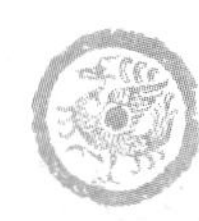

第四节　九虫病诸候的发现

——共变法

《诸病源候论·卷十八·九虫病诸候》论述多种肠道寄生虫病，是中医寄生虫病学的早期文献。其中对多种寄生虫的形态、发病诱因以及临床症状等做了较详细的论述，并指出其发病有一共同的特点即发病与脏腑虚弱有关。九虫候，首先介绍了九虫形态的特征，接着就这九虫的致病，讲述了自己的发现："人亦不必尽有，有亦不必尽多，或偏无者。此诸虫依肠胃之间，若脏腑气实则不为害，若虚则能侵蚀，随其虫之动，而能变成诸患也。"这就是说，以上九虫，也不是每个人都有，即使有亦未必都有很多，或者有些人偏偏就是没有。但只要是有，这些寄生虫就依附在人肠胃之中，如脏腑之正气充实，则未必为害；如果脏腑之气虚弱，就会受到诸虫的侵蚀，随着不同之虫的活动，而发生各种不同的病症。也就是说，《诸病源候论》认为九虫病诸候的发病与否与有寄生虫依附于肠胃之人的脏腑之气虚实多少是彼此定量相关的，这是用共变法得出的结论。

共变法的规则是：如果当某一个疾病现象发生一定程度（轻重、缓急、多少等）的变化时，另一疾病现象也发生一定程度的变化，那么，这两个疾病现象之间就存在相关关系或因果联系。

设 A_1、A_2、A_3，是一疾病现象的不同状态，X_1、X_2、X_3，是另一疾病现象的不同状态，共变法可用图式表示如下：

场合（1）A_1、B、C——X_1、Y、Z；
场合（2）A_2、B、C——X_2、Y、Z；
场合（3）A_3、B、C——X_3、Y、Z。

所以，A 与 X 之间有相关关系或因果联系。

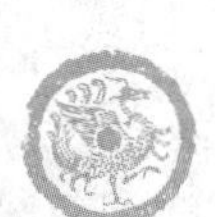

从上面的例子里，巢元方是用共变法判定有寄生虫依附于肠胃之人的脏腑之气虚实多少与九虫病诸候的发病之间有相关联系。但他也是以丰富的临床实践经验，知识和敏锐的诊疗思维能力，经过认真地观察、客观合理的分析思考，找出了隐藏在临床经验积累的九虫病诸候诊疗思维规则中的本质关系和因果联系。在这里“九虫”，是对肠道寄生虫的概称，从文中所述可见当时对这些虫病的认识，已有相当的水平。有关虫病的记载，除蛔虫在《内经》《伤寒论》已有论述外，其余论及的并不多。到了《诸病源候论》，才提出“九虫”，充实了赤虫、白虫、蛲虫等常见寄生虫。他用求异法论及此三虫，赤虫“状如生肉”，很似现代医学认知的姜片虫；蛲虫的形态与引起的症状，也与目前所说的蛲虫部分相同；特别是对白虫（寸白虫）的形态与发病原因，做了具体确切的描述：“长一寸”，能“相生，子孙转大，长至四五尺”。在《四、寸白虫候》里，还论述了其发病原因与吃不太熟的牛肉及生鱼有关，这同现代医学所说的绦虫是完全符合的，然其侵蚀人体也是“因脏腑虚弱而能发动”。这个论述说明，他看到了，各种形态的寄生虫蛰伏人体内，是伺机而动的。它们大多寄居在人肠胃之中，但生存状况有异。有人有，有人无；有人多，有人少，更有人根本没有。如果人体脏腑之正气充实，就不足以为害，但一旦人体中有了“九虫”的存在，而自身脏腑之正气又虚弱，九虫就会蠢蠢欲动，使人体内部脏腑受到诸虫的侵蚀，产生相应的证候，而且在人体表也可以出现“因人疮处以生诸痈疽、癣、瘘、瘑、疥、龋虫，无所不为”各种病变。如此看来，九虫致病，无非是侵蚀人体脏腑肌肤，使人发生各种各样虫病的证候。他更是用共变法判定：肠道寄生虫“若脏腑气实则不为害，若虚则能侵蚀”，这对人体正气与肠道寄生虫的相互关系认识是比较正确的。临床实践证明，当人体气血旺盛，正气未衰时，虽有肠道寄生虫，可以不产生虫病症状，或症状轻微；反之，在人体气血不足，正气衰弱的情况下，肠道寄生虫就会乘机骚扰，产生各种症状。后世医家往往在驱虫之时，注意调理脾胃，顾护正气，是有此为理论渊源的。

共变法是通过两个临床疾病现象之间数量变化的函数关系去揭示因果联系的。然而，数量上的函数关系并不就是（也不都是）因果关系。医家从近些年某地居民平均年龄的逐年增加和某地婴儿生育的连续增长中，很难断定该地居民寿命的加大与婴儿的出生渐多之间有什么因果关系，这两者可能是同一原因的两个结果。在移动通信设备手机使用数量不断增长的同时，肺癌的发病率却不断下降，我们也很难判定手机使用数量与肺癌发病率之间有何种因果关系，这两者可能也是没有本质联系的事件。可是，因果联系往往是通过现象间的数量关系表现出来的，许多函数关系中就包含着因果关系。在某地居民平均年龄的逐年增加与基本医保同时加大之间，在肺癌发病率下降与早期发现、早期诊断、早期治疗不断提高之间，是否就既有函数关系又有因果关系。

在前面提到的共变法的公式中，并没有肯定地回答 A 与 X 之间究竟是只有函数关系，还是同时也有因果关系。这就要看是在什么场合下和怎样运用共变法了。如果在中医临床实践诊疗思维中，只是对临床疾病现象观察，缺乏医家能动地变革研究患病对象的活动，或者是缺乏医家对病因与证候之间因果联系的分析思考，用共变法常常只能得出两个临

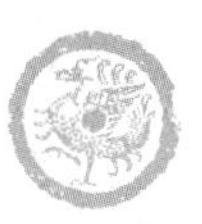

床疾病现象之间可能相关的结论。如果是在临床实践诊疗思维观察证候实验过程中，人为地使某一因素按不同的量级变动，还考查同时发生相应改变的事件，并且对于发生的过程有中医理论认知的思考分析，用共变法就够得到关于疾病现象间因果关系的结论。从这一点也可以看出，任何科学思维方法都不是孤立地起作用的，共变法如此，判明因果联系的其他方法也如此。这是我们在中医基础理论研究中，学习和应用科学方法论时，应该特别予以注意的。

共变法和求异法在中医临床实践诊疗思维辨证论治时，主要是理想实验的方法，但共变法又有它的长处和特点。求异法的反面场合要求消除某个疾病现象，当不能消除或不易消除的疾病现象较多时，就不能用求异法。实际上，在中医临床实践诊疗思维中，有一些致病因素（如年龄、性别、自然环境、温度、家族遗传等）是无法消除或很难消除的，而我们却可以用共变法来研讨与这类因素有关的疾病现象间的因果联系。也可以说，共变法是一种变形了的求异法，求异法是极端条件下的共变法。在共变法由场合（1）A_1、B、C；变为场合（3）A_3、B、C，直至变为场合（n）A_n、B、C 且 $A_n = 0$，即没有 A 时，相应地，X 也由 X_1 变为 X_3 直至变到 X_n 且 $X_n = 0$，即没有 X，共变法的极端场合就等于求异法的反面场合了。

求同法和求异法都是从疾病现象的出现或不出现，来判明病因与证候之间因果联系的，是对疾病事物的定性分析。而共变法却是从疾病现象变化的数量或程度来判明病因与证候之间因果联系的，是定量考查。这个量或度的考察在中医临床实践诊疗思维中至关重要。如风、寒、暑、湿、燥、火本都是自然界六种的天地之间自然生成的现象，但中医理论认知却将它们量或度上异常的变化，称作“六淫”，并视为致病因素。而在中医临床实践诊疗思维辨证论治中所依据的八纲辨证，即阴阳、表里、寒热、虚实的变化，也是由它们量或度上异常的变化造成的。定量研究是定性研究的深化，从这点看，共变法有较大的可靠性，传统中医基础理论认知的许多观念和学说都曾借助于共变法才得以确立。关于天文、季节、气候、温度之间的关系的人与天地相参和运气学说都是通过共变法归纳得到的，阴阳五行学说的提出肯定也考虑到了阴阳之气的多少与木、火、土、金、水性质之间有某种共变关系。医家们发现中医基础理论中，四时阴阳五藏学说建立和藏象学说形成的贡献，不仅在于它们阐释了自然气候四时阴阳之气变化时会有人体五脏功能的转化，而且还在于它们中医临床实践诊疗思维的理想实验进一步证明：自然气候四时阴阳之气变化越大（即极端气象条件变化越剧烈），人体脏腑功能转化越大，这就是人与自然生态环境共生的法则。

在真实实验中应用的共变法，也可以在理论的思维中延续，或者说可以在思想实验中运用。例如，对于中医基础理论认知的五行学说的证明，就既不能用求同法，也不能用求异法。这一五行学说在中医理论认知运用，具有重要的学术价值。特如《黄帝内经》一书，不仅有多篇文论及五行学说，而且形成一个理论框架，体现于生理、病理、病因、病机、诊法、治则等各个方面，涉及于中医学术的诸多方向，为中医理论体系中之重要学说。中医五行学说的基本内容，含括了五时五方及天文、历法、地理、物候、生物，及其与人体的关系等，基本上反映了客观事物的演变情况；在理论上给出的相胜、相生及周期性演变，也基本符合客观事物的基本规律；其与人体相关的某些内容，在“人与天地相参，与四时相应”的思想指导下，也基本符合人体生理、病理变化实际情况。它是以大量的医学实践存基础，将五行和人的生理、病理现象相联系，并通过色、声、味等外部表象把人体的内脏功能状态联系起来。正如《难经·十三难》所说的“五脏各有声色臭味”，应该可以这样认为，这个学说较为正确地反映了人体的生理、病理现象与自然界诸现象，其中主要是气候，有密切关系。人体各部器官，各种生理、病理现象之间，也是互相关联的。而以上这些关系又都是有某种规律可循的。为了在中医临床实践诊疗思维真实实验中证实它，医家也想尽办法在中医临床实践诊疗思维时，去掉那些全无根据的附会，但即或有某些现实基础的，也难免有临床观察的错误。因此，医家可以想尽办法去掉推测，把临床观察的错误减低到极小限度，然而，五行学说本身的粗略对于医学是一种不可避免的历史局限，它的某些内容终究还很难做出合理的解释。医家可以用同一

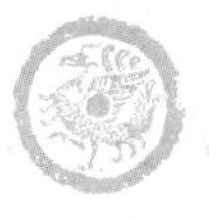

的诊疗思维模式和方法多次验证同一个病证证候，力求使每次给出的诊断误差比前一次更小些，结果是与脏腑辨证相关的误诊错治越来越少（而其他条件保持不变），医家对病证证候的认识就越来越深刻。在这种情况下，医家还可以再用共变法进行想象，如果对病证证候认识的误差继续减少并趋近于零，辨证论治就会更加精准，疗效会更加确切。这就表明，对中医的五行学说，中医临床实践诊疗思维还应在继承的基础上，扬弃其不合理的部分，弘扬其基本符合临床实践诊疗思维客观实际的内容，才有利于中医临床实践特色优势辨证论治能力的提高和发展。

和求同法、求异法一样，共变法也有自己的应用范围。因为两个疾病现象之间的某种共变关系，通常只是在一定限度之内存在的，超出了这个限度，这种共变关系就会消失，就会变为另一种相关关系。不注意到这一点，不考虑某种共变关系的界限，就会犯超出应用共变法范围的错误。从这一点说，共变法不仅从性质上揭示了病因与证候之间的因果联系，而且从量上规定了这种因果联系及其条件。病因与证候之间一定限度的共变关系，说明了疾病过程中病变表象和病证本质的辩证统一，这也是中医理论认知标本学说的生动体现。

我们知道，服石曾是魏晋时期士大夫阶层的一种时尚。服石的毒性作用，晋代皇甫谧对此已经有了认识。但隋唐医家对此认识更为深刻而具体，他们进一步注意到了，服石所能引起的各种疾病。值得关注的是，巢元方在《诸病源候论·卷六·解散病诸候》重点叙述了解救寒食散发动为病的各种证候，其中一，寒食散发候内容很多，从诊断、服药、护理、各种反应、解救方法，以及作者的看法等，都有所论及。我们从这篇本书文字最长的证候叙述中，可以清楚地知道，服寒食散所能引发各种疾病是与服散时所用的不同方法是彼此相关的。巢元方在书中就讲，“及寒食之疗者，御之至难。将之甚苦”，表明用寒食散治病，掌握运用是很困难的，将息复原也极为艰苦。所以接下来，他就举了个例子：“近世尚书何晏，耽声好色，始服此药，心加开朗，体力转强，京师翕然，传以相授，历岁之困，皆不终朝而愈。”以此说明服用寒食散，可以产生功效。然，“众人喜于近利，未睹后患。晏死之后，服者弥繁，于时不辍，余亦豫焉。”然而，服用寒食散后，有的突然发病，夭折生命“或暴发不常，夭害生命。……悉寒食散之所为也。”这些危害都是服寒食散所造成的。由此可以判定，以不同的方法服用寒食散与服寒食散所能引发各种疾病之间有因果联系。然而，有许多患者，并没有看到这种共变关系的限度，还不能从此吸取教训，服药将息失度，“而竞服至难之药，以招甚苦之患，其夭死者，焉可胜计哉”！他通过亲身经历，深刻认识到服用寒食散与其引发疾病之间这种共变关系的限度，他说：“然身自荷毒，虽才士不能书，辨者不能说也。苟思所不逮，暴至不旋踵，敢以教人乎？”但又“辞不获已，乃退而惟之，求诸《本草》，考以《素问》，寻故事之所更，参气物之相使，并列四方之本，注释其下，集而与之。匪曰我能也。盖三折臂者，为医非生而知之，试验亦其次也”。明确自己作为一名医家，不是天生就知道这些的，除了学习之外，在临床实践中获得并积累经验，思想实验也是其中一个方面。于是，他在临床实践诊疗思维中，看到了服寒食散引发的各种疾病是与服散方法之间共变关系的限度，总结了临床实践经验和教训，对解散病病因与证候之间的因果关系，提出了许多自己的见解，如：“服寒食散，二两为剂，分作三帖。……药力行者，当小痹，便因脱衣，以冷水极浴，药势益行，周体凉了，心意开朗，所患即瘥。虽羸困着床，皆不终日而愈。人有强弱，有耐药。若人羸弱者，可先小食乃服。若人强者，不须食也。……”这是正确的服散方法。“服药之后，宜烦劳，若羸着床不能行者，扶起行之。常当寒衣、寒饮、寒食、寒卧，极寒益善。……”“虚人亦治，又与此药相宜，实人勿服也。药虽良，令人气力兼倍，然甚难将息。适大要在能善消息节度，专心候察，不可失意，当绝人事。唯病着床，虚所不能言者，厌病者，精意能尽药意者，乃可服耳。小病不能自劳者，必废失节度，慎勿服也”。这是正当的服散方式。“凡服此药，不令人吐下也，病皆愈”，“寒食药得节度者，一月辄解，或二十日解，堪温不堪寒，即以解之候也”。这是正常的服散功效。最后指出：“凡此诸救，皆吾所亲更也，试之不借问于他人也，要当违人理，反常性。”表明书中所写后这些解救事宜，都是他亲身临床实践的经验，试用时不必去借助旁人，以免延误病

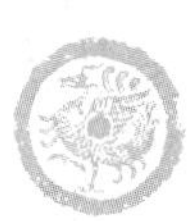

情。而他针对解散病救治的所谓“六反”“七急”“八不可”“三无疑”，虽说是“要当违人理，反常性”，但实际上，这就表明，服寒食散所能引发各种疾病同服散时所用的不同方法的共变关系只在一定范围内成立，在这个范围内使用过度不同的服散方法才会引起各种疾病的发生。这些论述，反映了作者对服寒食散具有丰富的临床实践经验，在对服寒食散引发出的各种疾病进行诊疗思维时，也坚持了中医辨证论治的特色优势，而且有一定的倾向性，不主张推广使用。这些归纳解散病病因与证候间的共变关系的论述，有自己独到的见解，论证有理有节，也充分表现出在中医临床实践诊疗思维辨证论治时，如果试图从量上规定病因与证候之间的因果联系及其条件，应该特别关注运用共变法特定的应用范围。

超出特定应用范围运用共变法去判定病因与证候间因果联系就可能犯错误。当然这并不是说我们只能在不引起质变的范围内去运用共变法。相反，在中医临床实践诊疗思维辨证论治病患的许多情况下，我们还应主动地使共变关系超出原来的限度，使某些因素的变化达到极端，从而发现与原来共变关系不同的新现象，或者说，是要通过量变越出某种限度去发现新质。这样一种方法也是古代医家经常应用的。

例如，在巢元方《诸病源候论·卷六·解散病诸候·寒食散发候》中，有这样一段论述：“或寒热累日，张口大呼，眼视高，精候不与人相当，日用水百余石，洗浇不解者，坐不能自劳，又饮冷酒，复食温食。譬如暍人，心下更寒，以冷救之愈剧者，气结成冰，得热熨饮，则冰销气通，暍人乃解。令药热聚心，乃更寒战，亦如暍人之类也，速与热酒，寒解气通，酒力行于四肢，周体悉温，然后以冷水三斗洗之，尽然了了矣。”这是他发现，当解散病患者出现寒热连日不退，气喘，张口大呼吸，两眼上视，看不见人这样一些证候时，一天用水百余石浇洗，仍不能解散。这是因为患者在服药以后，只是静坐而没有进行劳动，又饮了冷酒后再复用热食，将息反复所致。譬如中暑病人，外表身热，汗出恶寒，而心下更寒，用冷水抢救，病情就会加重。用共变法可以由此得出结论：寒热连日不退解散病和心下更寒的中暑病人类似，都与用冷水救治法后症状加剧之间有共变关系。巢氏并没有停留在这一点上，而是继续努力地探寻这种病变现象的原因，做进一步对照实验观察。他发现，现在的病人将息失度，使药热聚于心中，如以大量水浇洗，以至寒战。这样的证候表现亦如中暑病人，用大量冷水抢救后出现的情况一样，反而加重了病情。简言之，解散病患者散热有一个量的积累过程，在这个过程中，如果某些行为使将息反复并失度，再用大量冷水浇洗这个关节点上，就发生了根本质变。热不但未被消散，反而造成“气结成冰”，或“令药热聚心”，由此产生更为严重的证候。而在这个时候，就要通过量变越出某种限度去发现新的解散方法。书中对解散病患者采用了“速与热酒，寒解气通，酒力行于四肢，周体悉温，然后以冷水三斗洗之，侭然了了矣”的治疗方法，对中暑病人，则采用了“得热熨饮则冰消气通，暍人乃解”。都能达到缓解病人证候的疗效。这正是医家主动地使原来解散病“寒热累日”，用大量冷水洗浇不退，证候反倒加剧之间共变关系超出原来的限度，从中发现这些与原来共变关系不同的新现象，通过“以热化结”，使某些因素的变化达到极端，再以少量冷水洗之，就完全可以痊愈。

其实，在中医临床实践诊疗思维辨证论治科学研究中，类似这样的情况很多，如果医家在应用共变法的时候，能进一步探索病因与证候发生共变的限度，寻找病因与证候间量变到质变的关节点，就有可能会发现类似“以热化结”这样的奥秘。应当了解，在中医基础理论科学研究中，求异法的自觉应用通常表现为进行对照实验，鉴别诊断时的对照实验可以按求异法来设计，即比较有某个因素或无该因素的两种病患场合。鉴别诊断时的对照实验常常也用共变法来设计，即比较某因素在量级上不同的几种场合。为了表示这里的区别，通常会把前者称为定性对照实验，而把自觉应用共变法的对照实验叫作定量对照实验（或定量比较实验）。在进行定量对照实验时，中医临床实践诊疗思维科学探索的目的，不仅是要找到何者是原因，何者是结果，更重要的是寻求能导致最佳结果的因素的量值，即它们的影响程度、强弱、轻重、多少、大小、缓急等。

从《内经》到汉代张仲景的《伤寒论》《金匮要略》及《脉经》等古代医籍中，医家们就已认识到，伤寒病是一种严重危害人类身家性命、健康安危的疾病。《素问·热论》中，是以六经作为分证的纲领，重点

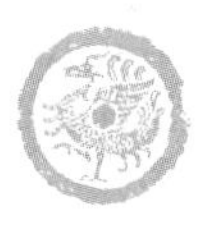

论述了六经的热证、实证；而《伤寒论》的六经，则概括了脏腑经络、气血的生理功能和病理变化，并根据人体抗病力的强弱，病因的属性，病势的进退缓急等因素，将外感疾病演变过程中出现的各种证候进行分析、综合、归纳，然后加以概括，从而讨论病变的部位、证候特点、损及何脏何腑、寒热趋向、邪正消长以及立法处方等问题。因此，《伤寒论》以六经作为辨证的纲领，论治的准则。

而巢元方《诸病源候论》论述伤寒病，有七八两卷，凡七十八论，其内容虽大都渊源于《素问·热论》《伤寒论》《金匮要略》及《脉经》等，但他的编写体裁，与《注解伤寒论》有所不同，是以证候为主，把各方面的资料加以归纳整理的。它先重点讨论伤寒的病因病理、传经、两感等几个主要问题，又以常见的主要证候，从六经病证中集中归纳在一起，综合分析论证，此为这上下两卷的主要内容，还列举一些连类而及的烈性传染病和有急性发作过程的杂病，最后，又论述伤寒的病后诸症，提示了伤寒病有预防方法。在过往医家看来，伤寒病的发展，是按六经层次传递，从三阳经传至三阴经，一日一经，七日传变终了，为一周期。而巢元方在论述伤寒病病因中这样讲："冬时严寒，万类深藏，君子固密，则不伤于寒。夫触冒之者，乃为伤寒也。其伤于四时之气，皆能为病，而以伤寒为毒者，以其最为杀厉之气也。"这段话是说，虽然人体感受四时的邪气，都能致病。但感受了寒邪，而患上伤寒病，就因为它是最厉害的肃杀之气，容易使人致病。接下来，他讲："夫伤寒病者，起自风寒，入于腠理，与精气交争，荣卫否隔，周行不通。"表明凡是伤寒病，都因为感受风寒，侵入人体，与正气相争，荣卫运行不畅所致。然，"病一日至二日，气在孔窍皮肤之间，故病者头痛恶寒，腰背强重，此邪气在表，洗浴发汗即愈。病三日以上，气浮在上部，胸心填塞，故头痛，胸中满闷，当吐之则愈。病五日以上，气深结在脏，故腹胀身重，骨节烦疼，当下之则愈。"这也就是说，邪气侵入人体的部位与它侵入人体时间的天数长短之间有共变关系。由表及里，病邪传变时间越长，就越会加大病患的深度，但是病邪传变增加到一定时间后，会增加证候的变数，产生不同的证候。而针对病变所在的不同体位与产生的不同的证候，就要采用不同的治法。由此可见，感受风寒的邪气，与病证证候的发生和治疗方法之间存在着一定的共变因果关系。又由于“夫热病者，皆伤寒之类也”，伤寒病诸候有着千差万别的千变万化，因此这个共变的因果关系也会有各自一定的限度。为了最大限度地提高辨证的准确度，同时又确保较高的疗效，医家经过了长期的反复的临床实践疗效验证，根据经典的著述，巢元方才在《诸病源候论》中，将伤寒病诸候归纳为凡八十论，对伤寒的定义、病因、六经形证、传经变化、诊断预后、治疗大法，以及应用汗、吐、下诸法的注意事项，都做了重点讨论，实为后世关注伤寒病源候的开端。

我们用 A_1，A_2，A_3 分别代表三个不同的选择（例如辨证时的病因与证候，或治法），a_1，a_2，a_3 分别代表三个不同的选择，所产生的不同结果（例如论治时的病机与病证，或疗效）。定量对照实验法似乎可用下式表示：

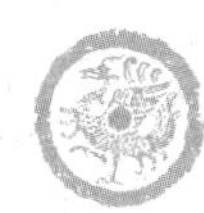

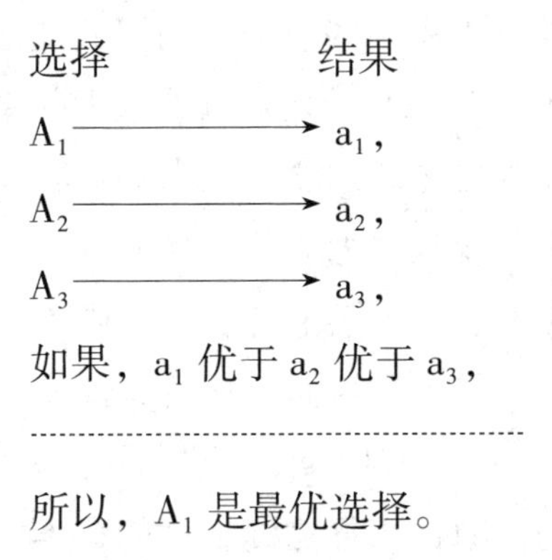

在运用定量对照实验法时，对照组的量级范围在原则上可以不受限制。在条件允许时，医家们还力求突破业已达到的限度，对某种特殊选择的诊疗措施产生的异常结果进行比较。在上文中所举的《诸病源候论》论述伤寒候中说：“相病之法，视色听声，观病之所在。候脉要诀岂不微乎。脉洪大者，有热，此伤寒病也。夫伤寒脉洪浮，秋佳春成病。寸口脉紧者，伤寒头痛，脉来洪大，伤寒病。……伤寒热盛，脉浮大者生；沉小者死。头痛，脉短涩者死，浮滑者生。未得汗，脉盛大者生；细小者死。……。未得汗，脉躁疾，得汗生，不得汗难瘥。头痛脉反涩，此为逆，不治；脉浮而大易治，细微为难治。”又说：“治之奈何？治之各通其脏脉，病日衰。”脉洪大者，有热，此为伤寒病也。头痛，脉洪大，有热，寸口脉紧，这些证候与伤寒病因是一种共变关系；伤寒热盛，脉浮大者生；沉小者死。头痛，脉短涩者死，浮滑者生。得汗者生，不得汗者难愈。这些证候对照是另一种共变关系。在中医临床实践诊疗思维辨证论治，运用定量对照实验法中，医家要不局限于一种共变关系，而是把与患者病变相关的各种情况尽可能多地提取出来，找到数量上的共变关系，以便确定诊疗行动上的最佳方案和最优措施。

我们在前面谈到共变法主要是医家思想实验的方法，因为在中医临床实践诊疗思维思想实验中，易于控制要变动的病证证候因素，并在辨证论治时，对病证作出可靠性较大的因果性判断，但这并不是说共变法不能用于医家的临床观察。实际上，对于中医理论认知、中医临床实践技能以及人体生命生长与疾病发生发展转化的某些过程，利用共变法做出的观察结论也是有科学价值的。而且人们今天看起来似乎毫无关系的两种各有变化的现象，未见得总是没有值得注意的联系，未见得在明天一定找不到其中的因果关系。例如，在《卷八·七十八、伤寒令不相染易候》曾说：“伤寒之病，但人有自触冒寒毒之气生病者，此则不染着他人。若因岁月不和，温凉失节，人感其乖戾之气而发病者，此则多相染易。”从本候所论，可以看出，早在我国隋代时期，经过那时医家临床实践诊疗思维的观察和辨证论治发现，触冒寒毒之气生病的，不会传染给他人。但又认识到另有一种“乖戾之气”，具有“多相染易”性，因而认为“乖戾之气”可能是引发传染病的根本原因，这对传染病病因的认识已有新的发展，已近似于对生物性致病因素的认识。然，“乖戾之气”是一个粗略笼统的概念，由共变法得到的这一结论是有待于进一步验证和分析的，它不像自然科学生物实验那样易于人为地重复，但这一结论为我们认识人体与自然环境相互交往“人与天地相参”的过程，提供了有益的假说。

我们在前面还谈到，在应用共变法时，只能有一个现象变化，另一个现象随之改变，其他现象（背景）均应保持不变；如果还有其他现象同时变动，就难以得出正确的结论。在中医临床实践诊疗思维这里，学会正确地“选择事件”也是重要的，也就是说，中医临床实践诊疗思维所面对患者的证候表现千变万化，如何从中选择与病证本质相应的证候要素至关重要，但也至当不易。伴随待研究证候现象同时发生变化的可能有许多因素，究竟抓哪个因素来控制其变化，从而探寻病患病因与证候间主要的因果关系，这就不是共变法和对照实验本身所能解决的了。一个疾病的发生与该病患者的体质强弱与正气是否充实、与其患病时所处季节、环境、饮食、情绪、睡眠、工作压力、家族遗传、生活条件及水平等等均有联系。一个疾患过程的转归向愈快慢、轻重、缓急的趋向，涉及到患者就诊时主诉的完整准确到位、医家辨证时四诊合参的求真求实求是、论治中理法方药的合理安全可靠等许多因素的变化。只有共变法并不能告诉医家应该进行什么样的对照实验，应当选择何种病候事件来加以比较。为了应用共变法和对照实验的方法，还必须具备中医基础理论认知的和中医临床实践技能及诊疗思维的知识和能力，靠这些知识和能力为依据来运用中医辩证逻辑的思维方法。共变法的规则会帮助医家，正确地运用中医基础理论知识，合理地进行四诊合参的辨证，安全有效地处方用药，然而，共变法的规则只有在具有一定的中医基础理论认知和中医临床实践技能，以及中医特色的诊疗思维能力的基础上，才能得到实际的和有效的应用。

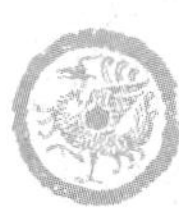

第五节　同病而不同证型的辨识

——剩余法

在《诸病源候论·卷十四·淋病诸候》论述的是淋病的病源及其分类。

其中《诸淋候》篇中有言：“诸淋者，由肾虚而膀胱热故也。……

若饮食不节，喜怒不时，虚实不调，则藏府不和，致肾虚而膀胱热也。……又有石淋、劳淋、血淋、气淋、膏淋诸淋形证，各随名具说于后章，而以一方治之者，故谓之诸淋也。”这一候相当于总论。他讲淋病的原因，是由于肾虚而膀胱有热。而造成这个结果的则是饮食无节制的失常或精神受到刺激后的无常，以至于虚实失调，脏腑不和，从而使肾虚而膀胱热。同时还指出，淋病由于病因、证候，以及小便情况的不同，尚有石淋、劳淋、血淋、气淋、膏淋。诸淋等区分，将在后文中分别论述。然，他还发现淋病诸候并不都是具有这些症状和特点，而是还有其他类型的淋病证候发生。用《诸淋候》篇中“诸淋者，由肾虚而膀胱热故也”的论断，只能解释石淋、劳淋、血淋、气淋、膏淋这几种淋病诸候的源候，而不足以说明临床实践过程中还存在着其他的淋病诸候。经过仔细观察和分析了各种淋病的临床症状和特点之后，巢元方从经验事实中断定了还有未知的不同的淋病候的存在，他最初的这种推断就是用剩余法做出的。

剩余法的规则可以有两种表达方式，已知

一种是：
B、C——X、Y、Z，
已知B与Y有因果联系，
已知C与Z有因果联系，

所以必定有某种A，它与X有因果联系。

另一种是：
A、B、C——X、Y、Z
已知B与Y有因果联系，
已知C与Z有因果联系，

所以，A与X有因果联系。

在中医临床实践诊疗思维思想实验，运用剩余法的这两种用法中，一种是医家事先并不知道A，一种是医家事先已经知道，可能是A。我们先来研究一下第一种用法。

剩余法的第一种用法是：已知一复合的病因引起一个复杂的病证结果，用已知的病因B、C说明了这个病证结果证候Y、Z之后，还有剩余的部分结果（X）为已知的病因所不能解释，则必有某种未发现的病因有待判定。在因果联系的说明中，病因必须要能解释全部病证结果，即病人表现出来的全部证候，剩余法所要求的就是继续寻找剩余结果X的产生原因，这时就要归纳、分析、推断，乃至猜测、意悟、辨证，还有一个“什么样的（A）”是（X）的原因。

巢元方就是这样考虑的，他在《卷十四·淋病诸候·二、石淋候》中这样说：“石淋者，淋而出石也。肾主水，水结则为石，故肾客沙石。肾虚为热所乘，热则成淋。其病之状，小便则茎里痛，尿不能卒出，痛引少腹，膀胱里急，沙石从小便道出，甚者塞痛令闷绝。”这段论述虽先为石淋候下了一个定义，“石淋者，淋而出石也。”但却明确指出了此淋形证也是“肾虚为热所乘，热则成淋”。但它还有自己形证的特质，即“其病之状，小便则茎里痛，尿不能卒出，痛引少腹，膀胱里急，沙石从小便道出，甚者塞痛令闷绝”。他在临床实践诊断思维实际观察中，逐个排除了与其他淋病诸候已知的可以解释淋病的病因后，才得出了结论：“沙石从小便道出，甚者塞痛令闷绝”，这个不能被前面论证所解释的病证结果证候之所以出现，是由于存在着一个与众不同的病因，即“肾主水，水结则化石，故肾客沙石”。可以看到，石淋形证的特异，从根本上讲，并不是诸淋候中所说之“若饮食不节，喜怒不时，虚实不调，则藏府不和，致肾虚而膀胱热也”产生的，尽管它也是“其状，小便出少起数，小腹弦急，痛引于齐”，然却由于有砂石寄于肾脏这个A，除了尿道疼痛、尿不能出，痛引少腹、膀胱里急外，还有砂石自小便排出，严重的病人，可能因结石梗阻，引起剧烈疼痛，而使病人闷乱欲绝，这个用其他病因解释不了的证候。

中医在临床实践诊疗思维实际观察中，运用剩余法的特点是注意剩

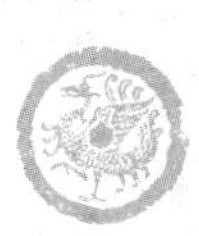

余。在第一种用法中，虽然水结化石，肾客沙石这个（A）原先不知道，但可以通过对“沙石从小便道出，甚者塞痛令闷绝”，这个病证结果证候（X）的分析，判定（A）的存在。

剩余法在中医在临床实践诊疗思维中加以运用，是通过逐步逼近患病本源，来寻找已知病证候证结果的未知原因的，它要求从一组病变现象证候中，一个又一个地排除掉由已知病因引起的病证证候结果，从而只留下尚未得到解释的病证证候结果并集中加以研究。这种“排除”有时可以用术数的演算和理论的分析来实现，但却不是在任何情况下都可以只靠头脑的思考来实现的。在许多场合下还要靠科学实验与可靠合理的逻辑思维方法来解决。筛析实验或析因实验就是控制、排除已知病因，从而找到“剩余因果”的方法。当然，在传统的中医临床实践诊疗思维的实际观察中，筛析或析因这样两个实验，大多只是医家依据自己临床实践亲身经历，通过诊疗病患所进行的个人的思想实验，但这也是要靠医家掌握的中医理论认知的知识和临床实践经验事实的积累，以及临床疗效的实现来进行整合与运用的。

《诸病源候论》中论述了疫疠病诸候，内容一是疫疠，一是瘴气，而瘴气包括在疫疠之内，所以统称为“疫疠病诸候”。在《疫疠病候》篇中就开篇明义：“其病与时气、温、热等病相类，皆由一岁之内，节气不和，寒暑乖候，或有暴风疾雨，雾露不散，则民多疫疾。病无长少，率皆相似，如有鬼疠之气，故云疫疠病。”从这段直白中清楚地告诉我们，疫疠病与时气、温病、热病等疾病类以，都是由于一年之中，因节气不和，寒热反常，或暴风疾雨，或雾霭蒙蒙，阴霾不散，从而酿成疫疠的流行。而此类疾病，无论老人、孩子，感染发病，病状又大多相似，如有鬼疠之气一样。有如此众多的疾病彼此相类，又有如此众多的病证病状证候彼此相似。所以，为了在中医临床实践诊疗思维时辨证论治，从科学研究方法上看，巢元方所用的就是筛析实验和剩余法。在中医临床实践诊疗思维的实际中，传统中医认知的疫疠，指急性烈性流行性传染病。“疫”，是急性传染病流行的通称；“疠”是指病邪强烈，病势险重，如瘟疫。因此，“疫疠”所指的范围很广，我们可以看到，在《诸病源候论》中，“疫疠病诸候”是排列在“温病诸候”之后的。这表明，巢元方在古人经验和理论认知的基础上，又经过长期的临床实践观察，更明确了疫疠的病源和概念，却也发现一些用已知的导致疫疠致病因素的作用只能解释这种疾病的一部分证候，尚有一部分是用已知致病因素说明不了的，他从临床实践中观察并推断，这种“病证中剩余证候表现”必定是某种未知致病因素造成的。

为了证实这点，巢元方告诉后人必须尽量把已知的各种相关因素从所论疾病诸候中排除掉，把这个未知致病因素筛析出来。他在《瘴气候》篇中，对流行在岭南——我国南方山村地带的地方性疾病进行了论述。瘴气的范围较广，这里虽然仅就岭南青草黄芒瘴而言，认为其是由于感触了湿热熏蒸之气，因而产生的急性热病。但却从季节的差异上、地域的区分上，表明了医家在临床实践诊疗思维中，首先要注意排除岭南的瘴气与岭北的伤寒受地理气候的影响，以“量其用药体性”，随宜用药。“但此病外候小迟，因经络之所传，与伤寒不异”。瘴气病亦由经络传变，与伤寒没什么不一样。所以要用剩余法来做筛析实验，“然阴阳受病，会同表里，须明识患源，不得妄攻汤艾”。也就是必须辨明阴阳、表里，审察病患之来源，把那个未知致病因素筛析出来。否则不能妄投温汤一类的药物或采用艾灸之类的治疗。对此，巢氏特别强调地指出：“或得病久，方告医，医知病深，病已成结，非可发表解肌，所当问病之得病本末，投药可专依次第也。”也就是说，对得病已有多日，方来就医的患者，此时病邪进入机体内部已经很深，非可用发表解肌所能治疗。这时应当推究疾病的缘由及演变的情况，用药可按主次缓急，随证治之。这样在临床实践诊疗思维中来运用剩余法，讲起来很简单，但那时的巢元方对此病的论述如此深入和精要，一定进行了极为艰难困苦的劳作和思考，终于找到并掌握了治疗疫疠病诸候的真知灼见。在古代中医经典著作中，指出疫疠及瘴气的病源及独特形证，诊疗要点，并列为专候加以讨论的，要以《诸病源候论》为最早。因此，在中医临床实践诊疗思维发展上，是有其历史意义的。

《诸病源候论》对疟病病源的阐发，也是用剩余法观察疟病证候表

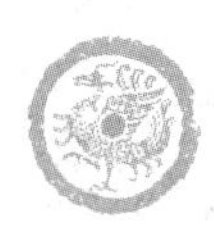

现的结果来无论述的。书中认为，在疟病病源方面，有伤暑、伤风、伤寒之别，特别是夏伤于暑，秋伤于风寒，寒热交争，其病发作。而在其证候分类方面，证候相似的疟病，病源上却不尽相同。如《诸病源候论·卷十一·疟病诸候·温疟候》中所记述的第一句话就是："夫温疟与寒疟安舍?"这是在问温疟与寒疟的病邪在于何处?然后首先论述温疟，举出三种病情，一种是冬时伏邪，至夏发作；另一种是先伤于风邪，后伤寒邪；再一种是病疟六、七日，但热不寒。这些病情，都可以称为温疟，其特点是先热后寒，或者但热不寒。按书中所言："温疟者，得之冬中于风寒，寒气藏于骨髓之中……因遇大暑……邪气与汗偕出。此病藏于肾，其气先从内出之于外，如此则阴虚而阳盛，阳盛则热矣。衰则气复反入，入则阳虚，阳虚则寒矣，故先热而后寒，名曰温疟。"然，有些疟病证候的发生发展却与此有所不同，它们本多先寒而后热，而不是先热而后寒。巢氏在书中分析了，这是怎么回事?"疟先寒而后热，此由夏伤于暑，汗大出，腠理开发，因遇夏气凄沧之水，寒藏于腠理皮肤之中，秋伤于风，则病成矣"。按照这个推断，巢元方结合中医理论认知的阴阳学说，对疟病证候做了在临床实践诊疗思维的实际观察，并对疟病证候做了析因这个思想实验。经过了几番比对，将各种疟病证候逐个排除，得出了这样的认识结果："夫寒者阴气也，风者阳气也，先伤于寒，而后伤于风，故先寒而后热，病与时作，名曰寒疟。先伤于风而后伤于寒，故先热而后寒，亦以时作，名曰温疟。"从一个微小的差别，确实了病人机体感受风寒的先后有所不同，以至于产生阴阳失和的病变，从而证明了虽然温疟与寒疟的证候表现，寒热交替虽均为"病与时作"，但它们的病源是有差别的。

中医临床实践诊疗思维科学研究中的疾患是复杂多变的。通常，医家们通过望闻问切这四诊合参，对同一类疾病诊疗对象进行精确临床观察所得的辨证结果，不可能是完全一样的。在每次或对某类疾病进行诊疗思维后的临床辨证结果之间总会有这样或那样的差别。这种差别大都是由医家学术传承的流派、思想实验的设计、模式识别的视角度和临证观察的误差造成的。然而，在有的情况下，尽管医家尽可能地按中医理论认知的指导，采取了种种措施去排除或消除其临床观察误差，但在各次或各式各样病变证候表现的观察辨证结果之间仍然有微量的差异。这时就理应引起临床医家们的警惕，很可能，剩余法在这里会有用武之地，并且有机会找到某种新的发现。对于缺乏科学头脑或思想准备不足；少些灵性和悟性，或不到慧眼独具的人来说，细微的剩余部分往往易于被忽略——一个“小证候”的隐象无关紧要，可以不去追究，不加解释，甚至于可以忽略不计。然而，对于有科学态度、存仁心仁术、精医术技艺的医家来说，他们首先是把对每个病患的思想实验做得尽可能准确和全面，用科学思维方法正确地处理临床观察四诊合参后所得到的辨证结果，同时又不轻易放过微小的疾病证候表现，并对微量差异进行深入的分析和中医基础理论的解释。这样做，就有可能从“小证候”出发得到大发现。

剩余法的第二种用法是：已知复杂疾病现象 X、Y、Z 是结果，A、B、C 是其原因，且已知（B）是（Y）的原因，（C）是（Z）的原因，那么，剩下的未得到解释的（A）就是（X）的原因。

在中医临床实践诊疗思维科学研究中，剩余法的这种用法与前一种用法相比并没有很大的区别，它讲起来也是很简单的，似乎只是小学生四则运算中的减法。可是，剩余法在临床实践诊疗思维的实际应用，却是一件比较复杂的事情，需要做一番艰苦的工作。首先，对于临床疾病大多都具有的复合因果关系 A、B、C ⟶ X、Y、Z 要加以分析，要确认 B、C 就是 Y、Z 的原因，而这种分析并不都是轻而易举的事；再者，还要对（B）与（Y）的关系、（C）与（Z）的关系做精确的解析和推断；在这个基础上找到（A）与（X）的关系，并对此加以验证和确定。这种验证和确定可以用求异法或共变法来设计，即用消除或变动（A）的方法来考察（X）是否相应的改变。

例如，巢元方在探索五脏六腑病诸候的原因时就是这样做的。《诸病源候论·卷十五·五脏六腑病诸候》论述了五脏病候和六腑病候，其中对五脏病候从藏象、虚实病、病情间甚死生以及脉象等系统地加以论述，六腑病候论述得则比较简略。最后以求异法论述的五脏横病

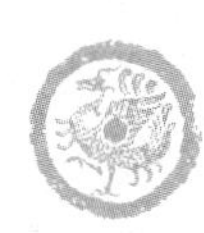

候，指出正经自病与外邪所伤不同，可视为诊疗思维中辨证分类的一个要领。

本卷五脏病候的论述，从其内容看，首先论的是藏象，其次论的是五脏虚实病候，再次所论的是病情的间甚死生时日，最后论述了五脏的平、病、死、真脏脉及当王、生克脉等。其中藏象、间甚补泻和脉象等所述详尽，规律性也较强，这些都是与五脏病候辨证论治病因与证候之间因果联系存在与否，密切相关的因素。今人在书中多分别附表，一为简明扼要，二为对比排除方便。

五脏病候论述的第一节，均为五脏各自的藏象和经络，是以中医理论认知四时阴阳五行学说、经络学说、藏象学说等为主旨，从五脏、五脉、五神、五体、五声、五味、五色等五行规律叙述的，并言及其脏腑表里经络的，对肝、心、脾、肺、肾诸脏，藏象和经络与五脏病候之间因果关系的表迷一目了然，行文述语规律相同，内容可以类推；

五脏病候论述的第二节，亦均叙述了五脏病的实证虚证，各自有哪些证候的主要表现与差异，并提出了相应的治疗原则。从书中论述可见，在五脏病候中都有实证虚证，依其脏病变各不相同，但却表明，其病理变化，可从本脏功能的太过不及、经络的循行路径和脏腑表里关系等方面去探求。而这五脏的论证规律，与此也基本略同。这里的五脏病虚实证，在《素问》《灵枢》大都是从脏腑经络解释，而从此处看，本节叙述则多联系病因、病机的分析。这就更有利于医家在临床实践诊疗思维辨证论治中，对病因与证候之间因果联系存在与否，采用以上论述的几种逻辑思维方法，进行筛析或析因的思想实验，以做出正确的辨证诊断；最终使理法方药有机辨证的结合起来，遂行适宜的论证治疗；

在五脏病候论述第三节，所叙述的五脏病候与病情间甚死生因果关系，各自规律大致彼此相同，然医家在临床实践诊疗思维辨证论治中可以类推，并相与对比排除；

而五脏病候论述的最后一节，是以有关五行生克规律来说明五脏病候脉象的变化，五脏病诸候也是类同。这里五脏病候与其各自脉象变化的因果关系直接和明确，可以清楚地从脉象中了解五脏病候的状况。

通过这样地对五脏病候产生原因和出现证候结果一一分析和确认，就会发现产生五脏病候的许多原因，都只能分别说明其中某一病候的一部分证候结果，而正经自生之病这个原因（A）和五脏病候的大部分证候结果（X）之间是否有因果联系，有何种性质的因果联系，还需要做进一步分析，在这里剩余法的最后确认又必须借助于共变法来完成。

巢元方经过临床实践对五脏病候诊疗实际经验事实观察后，在本卷十二、五脏横病候中分析发现："夫五脏者，肝象木、心象火、脾象土、肺象金、肾象水。其气更休更王，互虚互实，自相乘克，内生于病，此为正经自病，非外邪伤之也。若寒温失节，将适乖理，血气虚弱，为风湿阴阳毒气所乘，则非正经自生，是外邪所伤，故名横病也。其病之状，随邪所伤之脏而形证见焉。"这段论述清楚地说明：五脏经气顺从着五行四时的推移规律，是休、旺交替的，从生克顺逆的变化，是互为虚实的。假如五脏经气互相乘克，病从内生，这是五脏正经自病，不是由于外邪所伤。五脏自身经气越不和谐，彼此之间越不相睦，五脏病候产生的证候表现就越复杂、越危险。由此证明五脏正经自生之病是造成五脏病候证候表现结果的主要原因。

至此还不是医家临床实践诊疗思维工作的最后结果，五脏病候证候表现究竟是否由五脏自身正经之气互相乘克造成，是否还有其在生活起居，气候环境失常、寒温失于节制，将息违背常理，以致病人血气虚弱，遭到风湿、阴阳、各种毒气等外邪乘袭，这样为外邪伤害的横病，还要由临床实践来进一步验证。如果在四诊合参辨证论治后，经过调整病人五脏的经气，使病人五脏病候的证候表现显著减少或完全消失，这就证明医家根据上述论述，所做出的诊断得当和治疗措施正确。如果医家能把病人自身经气的失衡与外伤所致五脏经脉发病，而与正经自病综合在一个整体中，全面系统地进行诊疗思维，观察病人五脏病候证候表现是继续发生发展还是有所好转，就会更有力地验证医家原来的因果性辨证论治了。

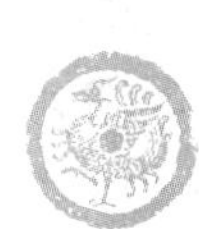

第六节　外科痈疽病诸候病因与证候因果性辨证论治

——综合析因

中医外科疾病观与认识，同其诊治传染病、流行病、杂病一样，在同化脓性、外伤的斗争中，都是最早为医家所关注的领域。然而，由于古时候外科疾病通常是混合在杂病中诊治，因而对其辨证论治就比较困难。但我们看到，不同时期经典医著中，医家们对外科疾病病因与证候的具体论述，表现出了诸多辨证法思维的方法论、认识论水平，他们既重视各种外科疾病症状的共性，同时还时时分析其个性特点，使自己能够在临床实践诊疗思维工作中掌握运用以诊治各种各样的疾病，从而取得较好的成效。

人们很早就发现了机体外面会产生某些疾患，古代的人们对外科疾病的看法，如果人体因某种原因，出现肿痛甚至化脓，如痈疽，总是把它们解释为：这些痈疽出现的伤害，都只是人体表的一个病变，显然这不是一种科学的解释。到了汉代张仲景著《金匮要略》时，他对肺痈、肠痈之论述认识是很杰出的，对化脓性感染、金石创伤以及外科皮肤病等，也有很出色的认识和论述，充分说明了他对外科疾病的诊疗也是具有很丰富的经验，其治疗之效果也可以肯定，但从其论述中看不出半点手术治疗的迹象，我们只能说他善于用内科疗法治疗外科疾病，这也表明仲景外科思想方法论、认识论思维方法，例如重视病因辨别、证候变异、主证与客证、规律性与偶然性、本质与现象、特殊与一般等等相互关系的分析识别，无疑是很先进。但掌握起来也着实不易，足以说明外科病诸候病因与证候因果性辨证论治之难。

具体地讲，在张仲景的《金匮要略》，对肺痈、肠痈及其他外科疾病之论述是杂陈在各篇章中的。现在先让我们看看张仲景对肺痈之认识，他在《金匮要略·肺痿肺痈咳嗽上气病脉证第七》（范东升. 金匮要略［M］. 北京：中国中医药出版社，2003. 后文中相关引文均出自此版本），首先论述了肺痿与肺痈之鉴别，指出：“热在上焦者，因咳为肺痿。”并叙述了肺痿之病因，认为“寸口脉数，其人咳，口中反有浊唾涎沫者”为肺痿之病。“若口中辟辟燥，咳即胸中隐隐痛，脉反滑数，此为肺痈”。又指出：“咳唾脓血，脉数虚者为肺痿；脉数实者为肺痈。”接着张仲景进一步强调二者鉴别诊断要点，以说明它们病因与证候之间因果关系之不同，这实际上是运用了求异法。“肠痈”可以说是张仲景对外科病证——化脓性阑尾炎的认识。《金匮要略·疮痈肠痈浸淫病脉证并治第十八》首先对化脓性感染之诊断与鉴别是否成脓做了确切的论述，指出：“诸浮数脉，应当发热，而反洒淅恶寒，若有痛处，当发其痈。”用最简明的语言，十分确切的脉证叙述，论证了化脓性感染之诊断要点，这对发于腹内之肠痈诊断，是否痈肿？若是痈则脓肿是否形成？是一个重要的依据。接下来张仲景又叙述了肠痈不同发展阶段的证候表现，并强调脉诊心率指标，即“脉迟紧者，脓未成；脉洪数者，脓已成”，证明了肠痈病因与证候在其病证发展之中的因果联系。这显然是张仲景应用差异法对患者体内脓肿形成与否的科学总结。通过辨析肠痈不同阶段的不同证候体征表现，使人们对阑尾炎之急性期、慢性期、化脓期、周围脓肿形成以及脓肿穿破期等，基本上都有了一个比较直观清楚的认识，从而可以在临床实践诊疗思维中，依据辨证论治的思维方法和要求，处以不同的治疗。

而在巢元方《诸病源候论》中论述痈疽病，则既是外科临床实践积累经验事实的总结，也分门别类地归纳了痈疽病诸候更为集中具体的辨证内容。《诸病源候论》论述痈疽病诸候，包括卷三十二、三十三两卷，卷三十二相当于痈疽的总论。其中对痈候的病因、病理、脉象、顺逆，以及预后等，作了重点阐述。又对痈有脓，痈溃后及其常见的几种变证，作了探讨，并提出了竟体痈、石痈、附骨痈肿候等，以示与一般痈肿相区别。在疽候中，首先与痈候做了比较分析，然后具体论述了四十多种疽的发病部位、疽病形症、处理方法，以及预后等。卷三十三，是承接疽候，进一步论述诸疽，如缓疽、熛疽、行疽、风疽、石疽，以及附骨疽等。又论述痈发背候、疽发背候，最后论述内痈、肠痈、肺痈候等。

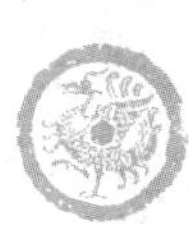

巢元方在这些论述中，发现痈疽病诸候病因与证候也有着相同类似的因果关系。我们首先看《诸病源候论·卷三十二·痈疽病诸候上·痈候》和《诸病源候论·卷三十二·痈疽病诸候上·疽候》这两段分别叙述痈候与疽候的文字有些异同，但表述得都十分的清楚。从病因上说，“痈者，由六腑不和所生也。六腑主表，气行经络而浮。若喜怒不测，饮食不调，阴阳不调，则六腑不和”，而“疽候，五脏不调所生也。五脏主里，气行经络而沉。若喜怒不测，饮食不节，阴阳不和，则五脏不调”。我们比较一下这两段论述用词的异同，就可以清楚地看出来，痈与疽发生的诱因完全一样，只是阴阳不调使六腑失和而生为痈，而阴阳不和让五脏失调则生之为疽。在病因的叙述上，巢元方所用的既是求同法也有求异法，这使痈候与疽候的病因得以清楚地表述了出来。再从证候上看，他认真地分析了痈和疽的证候，发现由于浮行在外的腑气主表，痈病变部位就会浅，皮肤就会薄而有光泽。“腑气浮行主表，故痈浮浅皮薄以泽。”而沉行于内的脏气主里，所以疽生长在肌肉的深层，其外表皮肤坚厚，如牛颈项上的皮一样。“脏气沉行主里，故疽肿深厚，其上皮强如牛领之皮”。进一步证实了痈候与疽候病因与证候之间的因果关系。而对痈疽病证病因与证候的因果关系做出如此的比较分析，事实上也用到了共变法，这能够清楚地说明痈候与疽候证候表象上的异同与其各自病因之间的因果联系。

张仲景和巢元方作为不同历史时期两位医学大家，在研究外科疾病痈疽病诸候病因与证候因果关系的问题上，是否后者与前者之间有所承继和有所启示借鉴，我们无从考证。可以肯定的是，关于痈疽病病因与证候的科学发现，不是他们二人之中的哪一个人的成果，也不限于他们所用的某一种方法，而是他们与其他所有的医家们以及所用的各种方法的结果。实际上，在中医理论认知与临床实践技能诊疗思维科学研究中，单纯使用求同法、求异法、共变法或剩余法的情况是很少的，在一般情况下，医家在进行临床实践技能辨证论治的诊疗思维中，都需要各种方法的综合运用。

对中医临床实践技能辨证论治的诊疗思维来说，求同求异法共用法是综合析因方法中较常见的一种。顾名思义，求同求异法共用法，就是把异中求同的求同法与同中求异的求异法综合起来运用的一种方法。这一方法的规则是：如果所研究的疾病现象在出现的几个诊治场合，或者说，在出现的几个病例中，都存在着一个共同的情况，而在所研究的现象不出现的几个诊治场合，或者说，在出现的几个病例中没有这个情况，那么这个情况就与所研究的现象之间有因果联系。

这一方法可用图式表示如下：

正面场合（有 A）
- A、B、C ⟶ x、y、z，
- A、D、E ⟶ x、h、i，
- A、F、G ⟶ x、j、r。

反面场合（没有 A）
- B、M、N ⟶ y、m、n，
- D、O、P ⟶ h、o、p，
- F、Q、R ⟶ j、q、r。

所以，A 与 X 之间有因果联系。

求同求异共用法既用了求同法，也用了求异法。求同法是指在研究疾病现象正面场合或反面场合时，应用了“背景”条件各异，只求一同的方法。而求异法是指必须有正反两种场合。求同求异并用法和求同法不同，求同法只要求有诊治病变的正面场合，不要求有反面场合。求同求异共用法和求异法也不同，求异法要求相随的情况都不变，而只有“对象”变化，但医家们在临床实践诊疗思维实际研究疾病的过程中，常常会碰到难以找到只有一种证候情况不同的病例。比如，我们在研讨痈疽病诸候内痈候，寒气客内，折伤于血，血气留滞，与寒气相搏，壅结不散，热气乘之，则化为脓之间有没有因果联系时，就不能只用求异

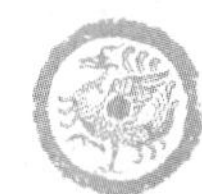

法。如果只用求异法，就要求既有，“寒气客内，折伤于血；血气留滞，与寒气相搏，壅结不散，热气乘之，则化为脓”的正面场合，又有“没有寒气客内，折伤于血；体内不出现血气留滞，与寒气相搏，壅结不散，热气乘之，则化为脓”的反面场合。但在痈疽病患者身上，后者是不可能的，因为痈疽病内病候不可能没有寒气客内，折伤于血。因此，在反面场合中只能用风病或气病等无寒邪侵扰之病，这样又变成不止一个条件发生变化的情况，这一点就不符合求异法的规则。在用中医理论认知指导与临床实践技能诊疗思维辨证论治时，若只用求同法不足以为据，用求异法又难以实现时，就往往需要用求同求异共用法。

求同求异共用法可以分为三个步骤或分三层比较：第一步，把所研究的疾病证候现象出现的那些场合加以比较；第二步，把所研究的疾病证候现象不出现的那些场合加以比较；第三步，把前两步比较所得到的结果再加以比较。从这三个步骤就可以看出来，这便是中医常用的临床实践技能辨证论治基本诊疗思维路径。

在《诸病源候论·卷三十三·痈疽病诸候下》中，巢元方论述痈发背诸候与疽发背诸候形症，是医家在中医临床实践诊疗思维辨证论治时，运用求同求异法的一个范例。据《诸病源候论》书中所论，凡痈疽生于背部脏腑俞穴部位的，皆称发背。这是痈疽病发背候的共同特征，是为求同。然他发现，痈疽发背候之异在于，痈病或疽病的发生，与它们发背的部位有关。“夫痈发于背者，多发于诸腑俞也”（《诸病源候论·卷三十三·痈疽病诸候下·痈发背候》）。而“疽发背者，多发于诸脏俞也”（《诸病源候论·卷三十三·痈疽病诸候下·疽发背候》）。于是，他首先得出结论：“六腑不和则生痈”“五脏不调则发疽”。接着，他就陈述了导致痈病和疽病发生的原因是：腠理疏松，又有“腑气不和”或“腑脏不调”者，其经络再为寒所客，寒折于血，血壅不通，就会结成痈或疽而各发其俞也。而“热气加于血，则肉血败化，故为脓”，此为痈，“痈初结之状，肿而皮薄与泽”。然，“热气施于血，则肉血败腐为脓也”。此为疽，“疽初结之状，皮强如牛领之皮是也”，而“疽重于痈，发者多死”，此是为求异。从巢氏对痈和疽形症的这些论述中，医家们可以得出这样一些结论：痈发背诸候与疽发背诸候，都是在人体五脏六腑失调或不和的时候，因腠理疏松，经络被寒邪袭扰，寒伤血脉，则血脉壅塞不通，结而成痈或疽，而发于背部之俞的疾病。

我们剖析一下这个对痈发背诸候与疽发背诸候形症的论述过程，按照这个论述过程我们可以理解为，一开始，巢元方把痈发背候与疽发背候做了比较分析，认为痈疽发背候发病部位的差异是由于“腑气不和”，或“腑脏不调”，这是产生痈疽发背候问题的关键；然后他有意识地又用痈疽发背候各自的病源和形证进行了对比，并且归纳得到了初步结论。他的归纳则会是这样的：

“六腑不和则生痈”与“五脏不调则发疽”，表现在

正面场合｛腠理疏松，寒气客内，折伤于血；
血气留滞，寒气相搏，壅结不散；
热气乘之，则化为脓。｝使痈疽发背

“六腑和则不生痈”与“五脏调则不发疽”，表现在

反面场合｛腠理固密，正气存内；
风气袭扰，正邪相搏，邪不可干；
机体平和。｝无痈疽发背

所以，“腑气不和”，或“腑脏不调”是使患者痈候发于背部诸腑俞和疽候发于背部诸脏俞的原因。

值得注意的是巢元方并没有满足于得到“六腑不和则生痈”“五脏不调则发疽”的归纳结论，而是做了进一步的结构分析和临床实践诊疗思维辨证论治探讨。他针对痈发背候与疽发背候各自形症上的异同，指出由于“腑气浮行主表，故痈浮浅皮薄以泽”，而“脏气沉行主里，故

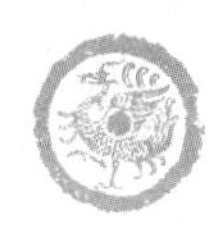

疽肿深厚，其上皮强如牛领之皮”。所以，“疽重于痈，发者多死”。这就是说，在中医临床实践诊疗思维中，痈、疽、痈发背、疽发背，从其具体病情而论，是有一定的区别，但巢元方在其后论述痈、疽发背溃后候时，又清楚地表明，从其溃后病势变化的走向看，一般又有它的共性，即可首先运用求同法，来辨别溃后的顺逆，有“五逆也，皆不可治”；其次是运用求异法，去辨渴、呕、哕、下利、大小便不通等形证；之后通过运用求同求异法共用法，历数痈疽发背候不同的形证产生的预后，痈发背的兼证四候，“或热或渴，非仓卒之急，可得渐治之也”。而疽发背溃后，“其疮若脓汁不尽，而疮口早合，虽瘥更发，恶汁连滞，则变成瘘也”。掌握这个规律，在中医临床实践诊疗思维辨证论治上，就可以执简驭繁，抓住重点。

在中医学方法论科学研究临床实践诊疗思维辨证论治中，可以把统计法与各种析因方法结合使用，从而扩大求因果五法的使用范围，本来，求同法、求异法和求同求异法并用法等所考查的是，影响疾病病证发生发展某一因素存在不存在时，另一证候现象是否出现。这里的前提是各个证候现象和致病因素要么“有”，要么“无”。在中医临床实践诊疗思维科学研究中，能够这样确定地判定病患，比较容易地在辨证论治时找到各种病证病因与证候之间确定的因果相关关系，这当然有可能，也很好。然而，很多时候、很多情况下，中医临床实践诊疗思维的实际情况却不会这样简单。许多疾病病因与证候除了能以“有”或“无”的方式出现，还可能以“多”或“少”（包括“极多”或“极微”，“较多”或“较少”）的方式表现出来。在这种情况下，医家所要考查的疾病现象和与它有关的因素之间的关系，就不是十分确定的，这就为判明各种病证病因与证候之间的因果联系增加了困难。例如，医家要研究咳痰喘病症的发生与患者大量吸烟之间的关系，如果找到的病例是大量吸烟者均会有咳痰喘病症和不吸烟者不会有咳痰喘病症，用求异法极容易就可以做出吸烟是导致咳痰喘病症的原因的结论。但中医临床实践的实际情况却要复杂得多，调查报告所得到的病例将会是：有的咳痰喘病症患者曾大量吸烟，也有的咳痰喘病症患者曾少量吸烟，还有的咳痰喘病症患者从来就不吸烟，或虽曾大量吸烟却不患咳痰喘病症患的人……

求同法、求异法等，是否就不能应用于判别这类不确定病例各种病证病因与证候之间的因果联系呢？不是的，这些方法在这里仍然可以有效，只是在运用时还需要统计方法的帮助，或者说要把统计方法与判明因果联系的方法结合起来应用。如果经过流行病学调查和统计分析证明：从不吸烟者虽有患咳痰喘病者，但患病率甚少；少量吸烟者的咳痰喘病患病率略高；大量吸烟者虽有不患咳痰喘病者，但患病率较高，且有统计学意义。医家仍然可以作出因果性结论：吸烟是导致咳痰喘病发生的因素之一。如果把统计析因写成一种格式，以 P 表示某疾病证候现象出现的可能性的大小（即概率）则可以把统计求异法表述为：

正面场合 A、B、C（$PA \approx 1$）$\longrightarrow$ X、Y、Z（$Px \approx 1$）

反面场合 A、B、C（$PA \ll 1$）$\longrightarrow$ X、Y、Z（$Px \ll 1$）

所以，A 与 X 之间有因果联系。

在这里，从定性角度看，正面场合和反面场合所出现的疾病证候现象和致病因素是一样的；只是两种场合中有关事物的概率不同，$P \approx 1$ 表示某事物（病因或证候）以很大的可能性出现（$P=1$ 表示必然“有”）；$P \ll 1$ 表示某因素（致病因素，或诱因，或机体本身的状况）以很小的可能性出现（$P=0$ 表示必然“无”）。在这个表述中，如果 PA 与 Px 之间有数量（大小、多少、轻重、缓急等）增减的比例关系，也可以认为 A 与 X 之间有因果关系，这就是统计共变法。它也是当前中医理论认知与临床实践实证实验研究中，常常会用到的一种科学研究方法。

把统计方法与求同法、求异法等结合起来的时候，既要遵循统计规则的要求，也要遵循求同法、求异法等的规则。仍以吸烟与咳痰喘病症的关系为例，所谓大量吸烟本身就是一个统计学概念：一个人的吸烟量可以按每天吸烟多少支计算，又可以按吸烟多少天、多少时间计算，这

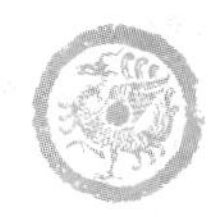

两者又有互相交叉的关系，需要用专门的数理统计学知识才能确定出吸烟量大小的划分。再者，在用统计求同法或共变法分析吸烟量与咳痰喘病症的关系时还要考虑到，应当在背景相差较大的条件下进行，不仅要看大城市中吸烟量与咳痰喘病症发病率的关系，而且要看乡村中的情况，还要从不同年龄、不同性别、不同民族、不同职业……的背景中加以考察，这样得出的结论才有较高的可靠性。而从中医理论认知与临床实践技能诊疗思维与中医学方法论研究的角度看，用统计方法与求同求异法共用法结合进行辨证论治，还必须充分顾及传统中医的特色优势，整体观念、辩证思维、三因制宜等，治病务求于本，求真求实求是，这样的诊断和治疗才会有可靠合理、安全确切的疗效，才能得到患者的康复、信任和身心安康。

前面讲到的判明各种病证病因与证候之间因果联系的方法，本质上都是单因素的分析法。无论是求同法、求异法、共变法还是在剩余法中，对于A、B、C——X、Y、Z来说，都假定某一个（A）或（B）是另一个相关因素（X）或（Y）的原因，都假定在A、B、C之间没有什么复杂的联系和交错作用。在实际的临床实践诊疗思维上，这种情况是不多见的。在疾病发生发展的过程中，在中医临床实践诊疗思维的过程中，客观存在的相互制约的因素很多，经常是错综复杂的，它往往是A、B、C、D、E…… ⟶ X、Y、Z……而且，不仅（A）可能是（X）的原因，（B）或（C）也可能是（X）的原因，在（A）（B）（C）（D）……之间还有密切联系。当（A）发生变化时不仅影响（X），还会影响（B）或（C）。例如，对于《诸病源候论·卷三十二·疽候》来说，其具体论述了四十多种疽的发病部位、疽病形症、处理方法，以及预后等，由于“疽者，五脏不调所生也”，而五脏主里，所以，“若喜怒不测，饮食不节，阴阳不和，则五脏不调”。以至于疽候的形症如此之多，各种诱发因素的性质和致病力度、机体生存状态、对气血寒热正邪之气相搏反应的强度、病发部位的分布和深浅、受病轻重之程度等，都会影响疽病证候的发病及演化与预后判断，而且其中的各个因素之间又都是相互作用、相互转化的，在中医临床实践诊疗思维过程这里，辨证论治时设想只有一个因素孤立地起作用，是不符合中医临床实践诊疗思维实际的。

但是，这绝不是说单因素的因果分析法就是没有价值的或是形而上学的。把中医理论认知的普遍联系着的客观世界、天地万物，以及“人与天地相参”学说，看作是和说成是孤立的东西的堆积，这是一回事；用分析与综合的方法，把人体内外普遍联系中的一部分抽取出来，相对孤立地加以考察，这是另一回事。如果在中医临床实践诊疗思维对疾病研究方法上，不允许有任何的“割断联系”“抽取部分”“孤立考察”，医家就不能认识任何疾病的特性和区别，也不可能把握病证病因与证候之间的因果联系，更不可能做出正确的诊断和适当的治疗。如果医家们对每一种致病因素的性质和所起的作用都没有基本了解，又怎能去考察与人体疾病密切相关的各种各样致病因素及其诱因之间的相互影响所造成的病证后果呢？单因素的因果分析是完全必要的、有益的，从中医临床实践诊疗思维发展历史角度看，实际上，这种方法自古以来就被历代医家所应用，在今天仍然没有过时。

问题还有另一个方面，单因素的因果分析法终究是以分别的、孤立的、单一的研究为特征的，我们切不可把某种病证特定的因果关系当作是某类疾病诸候整个的普遍联系。在探索把握某个病证病因与证候之间的因果联系时，也切不可把某种病因当作其病发证候全部的原因。在中医临床实践诊疗思维辨证论治，确认某一致病因素乃是产生疾病病证的原因时，一定要尽力注意它与患者周围条件的联系，注意它与其他致病因素、相关因素之间的相互影响。或者说，医家要在具有传统中医特色优势诊疗思维方式方法的指导下，如直观与推理、格致与穷究、相对对立、取象比类、直觉与悟性、科学辨证等思维方法，来运用判明病证病因与证候之间因果联系的方法，在病情分析时不忘综合的整体观念，努力做到分析和综合的统一。孤立考察某种病证病因与证候之间因果关系的方法并不就是形而上学，而如果医家于中医临床实践诊疗思维中，或者说，在辨证论治，在运用这种方法时陷入盲目性，自以为是，以为分析病情就是一切，把分析结论看作是全部真理，囿于经验与主观臆断，就会陷入到形而上学，这是应当警惕和避免的。

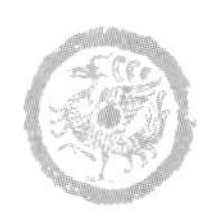

深刻地体会中医临床实践的诊疗思维，在辨证论治医术技艺和临床实践技能活动中，医家们除了要分别地了解每一个四诊技能和医术技艺在医疗活动所起的作用外，还往往要认真地分析和综合在辨证论治中，获取到的与病人疾病病证的各种信息，以探求其中多个因素同时起作用的综合结果，而且还要顾及到这些因素之间的恰当吻合和相互影响。例如，《诸病源候论》在对痈疽病诸候的辨证论治中，就对痈候和疽候，及其变证、兼证等，从病因、病理、脉象、发病部位、形症、顺逆，以及处理方法与预后等，都做了具体论述，这对医家们了解痈疽病诸候病因与证候之间的因果关系有极大的启发和助力。我们从中，能否既看到与疽病诸候密切相关的致病影响因素，如体内外生态环境、生活状态、人体生理病理机能的实际情况，又能认知与之密不可分的各种病证证候表现的不同特征、特点、特质，并考察各种病证变化情况下的最准确的诊断和最正确的治疗方案。这种对多因素病因与证候的因果分析是可以做到的，对传统中医临床实践诊疗思维辨证论治来说，这就要做到四诊合参，理法方药有机结合，并要合理有效正确地运用具有中医特色优势、科学逻辑的辨证思维方法。而现代医学普遍应用的是数理统计为基础的正交实验设计、方差分析和回归分析的方法，以及方兴未艾的前沿科技，如大数据、云计算、AR、AI、远程及精准医疗等数字、图像分析的方法。这些方法的主要之点不仅是去认识已知结果的未知原因，而多是把已知的因果关系的知识综合地应用于医疗实践。对这样一些高新科技的研究成就，当然也值得当代中医临床实践诊疗思维及辨证论治学习和借鉴，并且在此基础上不断地提高中医理论认知与临床实践技能诊疗思维自主创新的能力。关于中医基础理论研究和中医临床实践技能实证多因素试验和统计研究的专著甚多，我们在此不能再多论。

总而言之，我们认为，在中医临床实践诊疗思维科学研究中，不仅判明疾病病证病因与证候之间因果联系的方法要综合应用，归纳与分析要结合，归纳方法与演绎方法也应当互相补充，这才是正确的中医学方法论。

第三章 《诸病源候论》诊疗思维的演绎法

演绎法作为中医临床实践技能又一种科学方法，它同归纳法一样，是医家们在中医临床实践诊疗思维过程中，经常运用的、不可或缺的推理方法，也是中医各科作为经验自然科学广泛使用的最一般、最普遍的推理方法。更由于中医临床实践诊疗思维，是通过辨证论治这个操作系统，采用望闻问切四诊合参认识病证的操作方法，从而形成了以辩证逻辑为诊疗思维主体的特色优势。辨证论治虽然重在求索证候，但又重视疾病的动态变化和三因制宜，其辨证分型和处方用药取决于病人疾患的复杂性、病人的体质、患病时的时间和地理等相关因素。以显见的症状和体征为凭，用四诊合参外象推证，分析证因也是审证求因、因果求因，辨证诊断因是而异，论治技艺圆机活法。而所圆之机，正是病机。中医临床实践的诊疗思维重视诊断指标，还十分重视不同疾病及同类疾病中不同病证的鉴别。这种鉴别串建立在病机认识进一步深入基础上的。由是，本节讨论的重点是演绎法在中医临床实践诊疗思维辨证论治科学检验中的作用，即探讨演绎证伪法。同时，为了正确地认识演绎法在中医临床实践诊疗思维辨证论治疾病验证中的作用，对演绎法在

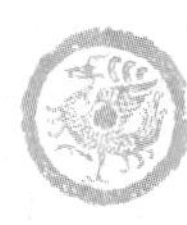

中医诊疗思维科学验证中的作用，也将给予适当的评估和阐述。

第一节　证候与病机的演绎

中医理论认知是以气化阐发人体生理与疾病病理，并在临床实践中使用了病机的概念作为诊疗思维之枢要。在这里如何综合地分析比较病证证候与病机，对疾病的诊断至关重要。中医临床实践诊疗思维，对疾病作出诊断是由医家主体参与的操作行为。例如切脉，是“切而合之”，包含了医家各自的学识和临床经验，如何使主客观统一起来？《内经》提出了重信息、重客观的标本理论，即以病为本，工为标。本是根基，标是枝末，病能为本，而医家、医学理论乃至诊断技术等是标。此即《素问·汤液醪醴论》所提出的：“病为本，工为标。标本不得，邪气不服。”病是客观存在的，而作为工的医家则是主观因素。医家的诊治与患者的病情应合了，就叫“标本已得”，否则就叫“标本不得”。所以经文中说：“标本已得，邪气乃服”“标本不得，邪气不服”。从这一点上可以看出，医家诊断时，一方面要坚持尊重客观的反映论，对病证病变产生的证候求真求实求是；另一方面必须遵循中医理论进行逻辑思维，充分认识病证证候表现的相互关系与相应转化。应该说，中医临床实践诊疗思维，既包括运用规范“以起度数，法式检押”，定方圆、辨逆顺，以及悟性思维；也包括合理运用辩证逻辑的科学思维方法。

传统的中医学病机认识着重于思辨的过程，在临床实践技能诊疗思维中，不论是六淫、七情的致病作用，还是五脏六腑的病机变化，大多是以临床实践可观察到的疾病现象与病人症状为依据，再进行类推，以六淫之风邪为例，大自然之风具有善行数变的特点，因而以风邪为病的病机变化也应具有同样的特征，表现为疼痛游走不定，证候千差万别，病情变化多端。巢元方的《诸病源候论》在此基础上，对诸多疾病源候做了许多更深层次，而又更贴近临床实践客观现实的思考，这其中，对证候与病机的辨别，演绎法的应用是显而易见的。下面我们就对此做些阐析。

一、心痛：真心痛，还是久心痛

——由一般到个别的演绎

巢元方十分重视疾病临床观察，在《诸病源候论》中可以看到，他在对一个个病证研究过程中，最先看到的总是该病的一般症状和特殊症状，进而探究其病因、病机、治疗、预后等。他对许多病证的认识，由一般到特殊，由现象到本质，采用的就是由一般到个别的演绎法。

比如心绞痛，巢元方在《诸病源候论·卷十六·心病诸候·心痛候》中，认为是："心痛者，风冷邪气乘于心也。"其对心痛候认知的病因虽仍局限于传统，似无创见，然而在下面接着论述"其痛发，有死者，有不死者，有久成疹者"之鉴别以及叙述其发病部位时，明确指出："心为诸脏主而藏神，其正经不可伤，伤之而痛为真心痛，朝发夕死，夕发朝死。心有支别之络脉，其为风冷所乘，不伤于正经者，亦令心痛，则乍间乍甚，故成疹不死。"巢氏所论虽肇始于中医理论认知的脏腑、经络学说，但显然也已经认识到心之血脉有正经与支别络脉的不同，虽然尚不能为正经与别脉分别命名，但根据其论述的不同预后，可以说其所言之心正经，有可能是指心之冠状动脉而言，其心有支别络脉当是冠状动脉之分支。其所论病因虽然尚不明确，但也十分可贵。我们看到，本候论述心痛。首先指出的就是心痛的一般病机和证候表现；接着叙述心痛的几种病情，如伤于正经的为真心痛，死亡率很高；伤于支别络脉的为久心痛，往往时发时止，经久不愈。又如病本虽不在心，但由于诸脏腑有病，影响及心，亦能发作心痛。如阳虚阴厥、脾心痛、胃心痛、肾心痛等，提示了心痛的辨证要点。由一般的中医理论认知的学说，到临床实践诊疗思维个别的病证证候清晰可见。

明明是心在痛，中医临床实践诊疗思维，却对其症状的描述细致入微，又指出各自病机的异同，由此得出的病证诊断亦根本不同，这是易于理解的。然而，一个似乎只是眼睛看到的、头脑思考出来的、笔头写

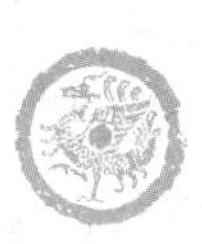

在书中的结论，却能与尔后千百年来进行的中医临床实践诊疗思维辨证论治实际观测相符，这是怎么回事？是巢元方通过归纳临床实践个别病例悟到的吗？不是吧。是巢元方已经知道原来医家的临床经验事实就是千真万确吗？也不是。简言之，这些论述应该是巢元方通过客观而细致的临床观察，依据中医理论认知相关学说作为正确的前提，用演绎法推导出来的。

什么是中医临床实践诊疗思维的演绎法呢？通过上面的内容论述，我们已经清楚地知道了，归纳是从认识个别病人病证及其证候过渡到揭开一般疾病本质的理论认知，演绎则是从一般被认可、被遵照、被传承的中医理论认知运用到中医临床实践诊疗思维辨证论治个别的疾病、病证、证候。广义地说，从普遍性的理论知识出发去认识特殊的、个别的、现象的思维过程和推理方法，都属于演绎。从逻辑上说，演绎推理乃是全称判断导出特称判断或单称判断的过程。从中医临床实践诊疗思维上说，演绎推理却是中医临床实践技能辨证求因的最为重要的思维方法。

演绎有多种形式，经常用的是三段论式。它包括：①大前提，是已知的一般原理或一般性假设；②小前提，是关于所研究的特殊场合或个别事实的判断，小前提应与大前提有关（有中间环节或中项）；③结论，是从一般的已知的原理（或假设）推出的对于特殊场合或个别事实做出的新判断。三段论式的最简单形式，例如，所有的心痛候，都是由于“心痛者，风冷邪气乘于心也”（大前提），阳虚阴厥，亦令心痛（小前提，心痛是中项），因此，阳虚阴厥这种病机，能发作心痛，是由于心为火，与诸阳会合，而手少阴心之经也。若诸阳气虚，心阳不振，少阴之经气逆，造成的（结论）。

演绎法和归纳法相比有很大的区别，这是由它们各自的特点决定的：

（1）归纳是从认识个别的、特殊的病证及其证候推出一般原理、普遍的疾病及其转化出来的变证、兼证；演绎是由一般（或普遍）的中医理论认知学说和临床实践诊疗思维原理及法则到个别疾病病证的辨证论治。演绎法与归纳法相比，在中医临床实践诊疗思维认识疾病发展过程方面，方向正好相反；

（2）归纳（这里指的是中医临床实践诊疗思维认识发展过程中最常应用的不完全归纳）是一种或然性的推理，在归纳前提与归纳结论之间没有逻辑上的必然性。演绎是一种必然性推理，其结论的正确性取决于前提是否正确，以及推理形式是否合乎逻辑规则。在演绎过程中，正如恩格斯所说："如果我们有正确的前提，并且把思维规律正确地运用于这些前提，那么结果就必然与现实相符。"

（3）归纳的结论超出了前提的范围，演绎的结论则没有超出前提所断定的范围。在从"心痛者，风冷邪气乘于心"与"阳虚阴厥，亦令心痛"推出"若诸阳气虚，心阳不振，少阴之经气逆，造成的阳虚阴厥这种病机，能发作心痛。"这个三段式中，结论所断定的并没有超出"心痛者，风冷邪气乘于心"这个前提的范围。正因为演绎推理中结论所讲的个别性，包含（蕴涵）在大前提的一般性知识中，医家的才能由中医理论认知和临床实践经验事实验证的大前提出发，推导出辨证论治的结论来。

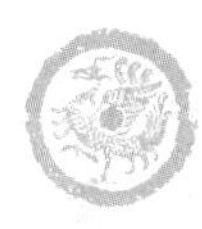

演绎的结论没有超出前提的范围，结论中所表述的知识已经蕴涵于前提之中，这是不是说演绎不过是重复已经知道的东西，对中医临床实践诊疗思维认识疾病病证病机与证候科学研究来说没有什么意义呢。有些人确实是这样看的，历史上曾有人认为演绎推理在中医理论认知和临床实践诊疗思维中，仅仅是空洞的东西，现在仍有人认为演绎不能给中医临床实践诊疗思维辨证论治提供任何新的知识。这种说法对不对呢？我们先来探讨一下这个问题。

整个中医学体系中，最大量、最充分应用演绎法的学科，就是中医基础理论和临床实践诊疗思维，中医的全部理论体系几乎都是以少数医学学说作为认知人体生命现象的公理为依据，经过一系列的演绎推理而建立起来的；某些由临床实践诊疗经验事实归纳而得来的猜想，也必须经过辨证论治演绎的证明才得以成立。在巢元方《诸病源候论·卷五·腰背病诸候·腰痛候》中，只用"肾主腰脚，肾经虚损，风冷乘之，故腰痛也。"这一条公理性学说，就可以推论出诸如"凡腰痛病有五：一曰少阴，少阴肾也。十月万物阳气伤，是以腰痛。二曰风痹，风寒着腰，是以痛。三曰肾虚，役用伤腰，是以痛。四曰臂腰，坠堕伤腰，是以痛。五曰寝卧湿地，是以痛”之类的结论。在学习领会这段论述时，大约没有人会认为只要知道“肾主腰脚，肾经虚损，风冷乘之，故腰痛也”就可以了，其余的命题和推论都不过是旧知识的重复罢了。实际上中医学中中医理论认知的医学学说和临床实践各学科诊疗思维经验事实积累、归纳、总结得到的新知识是层出不穷的，而这些新知识的理论理论论证，都要以已知的知识为依据，通过演绎来进行。中医临床实践诊疗思维由一般到个别的辨证论治乃是获得新知识的方法。应该说，中医基础理论和临床实践诊疗思维中，除了辩证逻辑应用演绎时有这个作用，形式逻辑的演绎也有这种作用。恩格斯在批评杜林把数学和形式逻辑看成是单纯证明的工具时说过这样一句话：“甚至形式逻辑也首先是探寻新结果的方法，由已知进到未知的方法”（《马列主义恩格斯选集》），这对中医基础理论和临床实践诊疗思维科学研究来说，也同样适用。

那么，从中医学方法论逻辑思维研究的来看，在演绎过程中，既然它的一般性前提已经包含着个别，为什么又能从前提推中新的知识呢？首先，这是因为一般的中医理论认知各种学说，都只是概括地反映着个别的疾病或者只是个别疾病病证的本质，有了一般的中医理论知识，并不等于具体地了解了各式各样疾病全部个别，演绎中涉及中医理论认知医学学说的大前提，并不能确定地表现中医临床实践诊疗思维，辨证论治特定的、具体疾病的个别病证。其次，中医基础理论和临床实践诊疗思维中应用演绎，并不仅仅是靠大前提进行推理的，三段论式的小前提是一个具有独立知识内容的判断，小前提不是从大前提直接推导出来的。如《诸病源候论·卷五·腰背病诸候·肾着腰痛候》论述，从大前提“肾主腰脚”和小前提“肾经虚则受风冷，内有积水，风水相搏，浸积于肾，肾气内着，不能宣通，故令腰痛”，可以得出“久久变为水病，肾湿故也”的结论。然而，“肾气内着，不能宣通，故令腰痛”这个小前提却不是从“肾主腰脚”这个大前提演绎而来的，这里的小前提本身就是有新内容的陈述判断（相对于大前提来说）。正因为这样，三段式演绎才是有临床意义的。这里得出的“久久变为水病，肾湿故也”的结论也有新知识的价值，它告诉医家在临床实践诊疗思维辨证论治时，如果遇到有些患者得了以腰痛为主要证候的疾病，病人主要证候为身重腰冷，如坐水中。这时的病机是由于肾阳虚不能化湿，风冷与水湿相搏及肾，肾气困内，不能宣通所然。许多病人都自觉口不渴，小使自利，饮食如故，只是感到了局限于腰部的疼痛，人们大多知道腰痛或与肾有关联，至于内脏是否有病变尚不明确。医家在临床实践诊疗思维辨证论治时，却应该知道，这种病长期迁延其转归就是水病，因肾困于水湿故也。演绎推理把这两者联系起来，得出一个在临床实践诊疗思维中有鲜明实际意义的结论，能说这里只是前提的同语反复吗?

心痛在《素问》《灵枢》早有记载，在古代医家们还不能准确地测知冠心病之前，就断定心脏痛的几种病情，如伤于正经的为真心痛，伤于支别络脉的，为久心痛，而久心痛之名，实从巢元方《诸病源候论》书中始见，并专条论述。二者迥然不同。这该是中医理论认知和临床实践诊疗思维，对心脏病辨证论治科学认识上的新知识，这个新知识也是演绎得来的，这个演绎推理的格式是：

（1）大前提：心为五脏之主而藏神，其正经是不能伤害的。假如伤于心之正经而作痛，便为“真心痛”，这种心痛，早上发作，往往到晚上就会死亡；晚上发作，到早上就会死亡。

（2）小前提：心经还有支别的络脉，假如为风冷邪气所乘袭，虽然不伤于心之正经，也能发作心痛；

（3）结论：但这种心痛，多呈慢性，时轻时重，反复发作，经久不愈，并不一定有生命危险，所以叫久心痛。

利用演绎法（并符合演绎的逻辑规则）进行空洞的推理是完全可能的，并且在中医历史上和现实生活中都有表现。可是，这并不是说演绎推理都必定是空洞无物的；反对脱离临床实践诊疗思维实际地运用演绎法，并不意味着任何演绎推理都不能得到新的知识。至于什么是空洞无物的、脱离临床实践诊疗思维实际的演绎，我们将在以后的章节（第四节）里再来讨论。

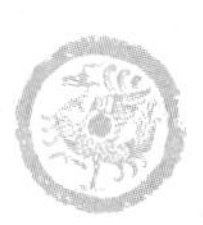

二、巢元方的“逻辑错误”

——演绎的类型

巢元方在《诸病源候论·卷一·风病诸候上》中，曾使用了这样一个推理：

（1）如果风病诸候，“其为病者，藏于皮肤之间，内不得通，外不得泄，其入经脉，行于五脏者，各随脏腑而生病焉”。风癔候会显示出“风邪之气，若先中于阴，病发于五脏者”。

（2）风癔候显示出“风邪之气，若先中于阴，病发于五脏者”。

（3）所以，“中风者，风气中于人也。……其为病者，藏于皮肤之间，内不得通，外不得泄，其入经脉，行于五脏者，各随脏腑而生病焉”。

很可惜，巢元方在做这个假言演绎推理时，违反了逻辑规则，他在此留下了遗憾。然而，尽管巢元方在运用推理规则上犯了“逻辑错误”（这里的逻辑错误见下一节的分析），我们仍然不得不由衷他佩服他，因为，他睿智地打破了中医临床实践诊疗思维以肯定判断作为演绎前提的传统思维理念，把假说作为了演绎的大前提。从此，假说演绎法开始成为中医理论认知与临床实践诊疗思维进行科学研究最常用的一种方法和类型。

中医理论认知与临床实践诊疗思维进行科学研究，曾经应用的演绎有哪些类型呢？在形式逻辑著述中，普通的演绎推理分为简单判断推理和复合判断推理两种。简单判断推理分为性质判断推理（包括间接推理和直接推理）和关系判断推理。复合判断推理分为假言推理、联言推理、选言推理、二难推理等。

然，在这一节里，我们想从不同的角度介绍一下演绎类型的问题，即按巢元方《诸病源候论》病证论述病因、病机、证候等，大前提或小前提的知识特点的不同，把演绎分为公理演绎法、假说演绎法、定律演绎法、理论演绎法等类型。我们以为，这种划分可能更便于描述中医理论认知与临床实践诊疗思维科学活动的过程，更便于理解和应用作为自然科学一部分的中医基础理论与临床实践诊疗思维研究的方法论，是间接推理和联言推理的应用。假说演绎法在逻辑上就是假言推理。我们这一节所做的划分主要是从中医理论认知与临床实践诊疗思维科学认识疾病活动的特点考虑的，下面的类型划分或许会更便于理解和应用作为自然科学一部分的中医基础理论与临床实践诊疗思维研究的方法论。

用历史发展的眼光看，在中医学对人体疾病的科学研究中，人们最早使用的是公理演绎法。在对疾病病证病因、病机、证候进行中医理论认知与临床实践诊疗思维演绎过程中，其大前提（或公设）仅仅依据中医基础理论认知的医学学说，作为公理和定义进行推理认证，这就是具有中医理论认知与临床实践诊疗思维特色的公理演绎法。我国现存取材于先秦，成编于西汉，补亡于东汉，增补于魏晋或南北朝，补遗于唐宋的古代医籍《黄帝内经》一书中，较为全面而系统地记载古代医疗经验及中医学理论知识，就是运用公理演绎法的典型。其《素问》《灵枢》之医学学说体系，主要是指该书中所含之各种中医学学说，及由各种中医学学说构成之中医学体系。这里所谓学说，即中医学术上自成系统的主张、理论等有关内容，是对客观人体疾病现象及其相关事物某一方面或某些方面的具体反映或理论概括，所谓体系，即若干与人体疾病发生发展以及转化、转归密切相关，又联系互相、相互制约的各个事物而构成的整体。在中医学基础理论及临床实践诊疗思维应用的诸多方面，《黄帝内经》书中包含有医学及非医学性学说，内容甚多。仅就医学及与医学有直接关系的诸多学说而言，其藏府学说、运气学说、阴阳五行学说、标本学说、经络学说、人与天地相参说，以及其一般辨证原则，都是历代中医共同认知与遵循的公理及临床实践诊疗思维公设。后世医家从《黄帝内经》一书这样一些学说出发，演绎推出了整个中医理论认知与临床实践诊疗思维的知识，证明了许多临床实践诊疗技能新定理，建立了一个完整、全面、严密的中医学公理体系，也是中医科学文化史上第一个完整的知识体系。

读研中医医著的学者都比较清楚，中医理论认知与临床实践诊疗思维应用公理演绎法的形式。学过中医学都很熟悉，它通常表现为由中医理论认知中诸多学说作为最简单的公理，推出中医临床实践诊疗思维某

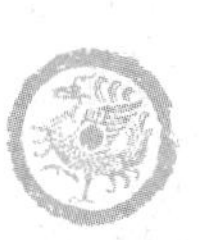

些基本定理，再由这些基本定理推出那些辨证论治疾病病证更为具体的知识。举一个最普通的例子：

公设（公理之脏腑学说）：“人有五脏化五气，以生喜怒悲忧恐。”（《素问·阴阳应象大论》）

↓ 演绎

命题（定理之邪气致病说）：三因学说之外感六淫之气，内伤七情乖戾，或伤内外之气。

↓ 演绎 证明

结论之一：人之抗病力为正气，致病之气为邪气，以正邪相争的胜负，或者说以邪气强弱与正气虚实的相互作用来分析发病与否表明，如果以这个病因推论“证”这个中医学特有的概念，可简言之气乱即是“证”，包括正虚邪实，正虚无邪，正不虚邪实等情况。在临床实践诊疗思维辨证论治时加以运用。

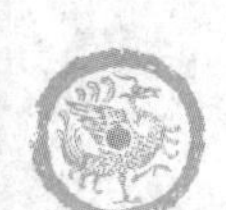

历代医家一直认为，在中医理论认知与临床实践诊疗思维中，只要所采用公理演绎法的前提是正确的、唯一的，它所推出的结论必然都是正确的；而且公理演绎法前提的正确性乃是“不证自明”的，所谓不证自明，是指中医理论认知的各种医学学说作为公理的正确性不可能也不需要逻辑上加以论证，而是由临床实践无数客观诊疗疾病经验事实所确认的。

公理演绎法不仅广泛应用于中医基础理论研究中，而且被应用于建立中医理论认知与临床实践诊疗思维合理科学的理论体系。张仲景对公理演绎法的认知度和领悟力都很高，而且把这种方法运用于他中医临床实践的科学创造。他在论证伤寒杂病时，就是从中医理论认知中几条最基本的原理即阴阳五行学说、经络学说、脏腑学说以及一般辨证原则出发的。在此基础上，他根据《素问·热论》六经分证的基本理论，创造性地把外感热病错综复杂的证候及其演变，加以总结，提出较为完整的六经辨证体系，还把《内经》以来的脏腑、经络和病因病机等学说，以及临床实践诊断、治则、治法、方药的选择使用等方面的具体知识有机地联系在一起，使祖国医学的基本原理与临床实践诊疗思维密切地结合起来，从而奠定了辨证论治的基础。并在此基础上，演绎出中医理论认知与临床实践诊疗思维全部理论。中医学中公理演绎法的特点是：它以某些最基本、最简单，然而又有中医理论认知内容和临床实践诊疗思维意义的概念和原理为前提，如六经辨证时的三阴三阳、八纲辨证中的阴阳表里寒热虚实、审证求因中的六淫七情、圆机活法中的升降沉浮等等，由这些很少量的、简单的概念和原理，推导出复杂的、整体的、贯穿理法方药辨证论治的理论体系。

在中医理论认知与临床实践诊疗思维科学研究所使用的各种演绎法当中，最能代表古代医家科学探索精神的恐怕是假说演绎法了。在经典中医论著中，虽说假说演绎法从字词上看并不那些清晰，但从字里行间的结构和语气上仔细分析，就可以清楚地看到医家们应用假说演绎法的影子。假说演绎法以假说作为推理的大前提，它的一般形式可写为：

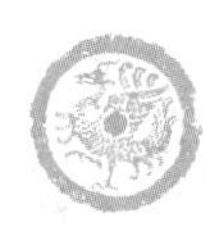

如果 p（假说），则有 q（某件事）；
因为 q 或非 q，

所以，可能 p 或必定非 p。

这实际上就是形式逻辑的假言推理。显然，假说演绎法对否定一个假说可以是决定性的（如 p 则 q 时，非 q 则 p 必然不成立）；而对判定假说为真时则未必成功（如 p 则 q 时，有 q 可能 p 成立，但不一定必然成立）。在中医理论认知与临床实践诊疗思维中，假说演绎法是以假说为前提，推导出临床实际可观测到的辨证论治病证结果的过程。它只有和实际疗效验证或现实病证证候结合起来，才能否证或证实用来辨证论治病证结果的假说。对于辨证论治病证结果假说的证实也许需要多次临床实践诊疗活动过程才能完成，假说演绎法的意义正是在于它提供了进行否证或证实的前提。

请看巢元方《诸病源候论·卷三十一·瘿瘤等病诸候》中，有黑痣候、赤疵候、白癜候、疬疡候这几种临床上常见皮肤病的病证，其病因病机均被表述为“此亦是风邪搏于皮肤，血气不和所生也”。这可以被看作是一个假言推理，即上面所说的 p。而这几种常见皮肤病的病证诸候，就是上面所说的 q。这里所论的几候，从各自发病的部位、形状、色泽等来看，它们共同的病因病机，是由于风邪搏结于皮肤，使局部血气不和所产生的。然，它们各自的证候都是发生在皮肤上的病变，即 p 则 q，这些皮肤病证诸候也很容易区分，却或多或少有所不同。而其中四、黑痣候的论述内容与其他三候的论述内容略有不同，四、黑痣候的原文说：“黑痣者，风邪搏于血气，变化所生也。夫人血气充盛，则皮肤润悦，不生疵瘕；若虚损，则黑痣变生。然黑痣者，是风邪变其血气所生也。若生而有之者，非药可治。面及体生黑点为黑痣，亦云黑子。”在这段论述中，包含着两个假言推理，第一个是与讲述皮肤病病证诸候的其他三候论述内容的基本相似的一个假言推理，除了大前提都是讲“风邪变其血气所生也”；但小前提的表述内容却有些区别，“夫人血气充盛，则皮肤润悦，不生疵瘕；若虚损，则黑痣变生”这句，是讲常人血气充足旺盛，则皮肤润泽光彩照人，不会产生斑点；假如其人身体血气虚损，就能产生黑痣。然而黑痣产生，也主要是风邪搏结，使血气变化而生。这个假言推理，正是 p 则 q。而第二个假言推理，是再下面这句“若生而有之者，非药可治”。也就是说，如果一个人生下来就是长有黑痣的，则非药物所能治疗的。这就清楚地表明，有些人长的黑痣，是先天就存在的，而不是他体内风邪搏结血气，变化而发生的。这也正是一个非 q 则 p 必然不成立的假言推理，这个先天有的黑痣，不是此人身体血气虚损，所产生的黑痣，因此是个非 q 所以必定非 p。因此，可以证明在中医理论认知与临床实践诊疗思维中，假说演绎法对否定一个诊断病证证候的假说可以是决定性的，因为它提供了进行否证或证实的前提。

在中医临床实践诊疗思维中，对病机与病证的辨识往往是很困难的，不但病机转化的性状各异，而且有些证候表现也有别。它们之间的联系就需要用假说演绎法来予以论证。由假说演绎法导出待检验结论，对于否证或证实假说，即对病机与病证的辨识，有更明显、更重要的意义。两个互相反对的假说 p 和非 p，如果它们就同一问题推导出两种对立的结论 q 和非 q，而实验和观察又能进行验证，其结果是 q 或是非 q，这就能判决 p 和非 p 中只有一种是正确的。例如，《诸病源候论·卷四十四·妇人产后病诸候下·产后寒热候》中所讲的："因产劳伤血气，使阴阳不和，互相乘克，阳胜则热，阴胜则寒，阴阳相加，故生寒热。凡产余血在内，亦令寒热，其腹时刺痛者是也。"

这样一段论述，是说由于分娩时损伤气血，以致阴阳失调，相互乘克，阳胜则发热，阴胜则恶寒，阴阳相加，故会生出寒热。另外，有产后瘀血未尽，留滞于内，气血失和者，也会出现寒热，但从同样出现寒热证候上看，伴见小腹时时刺痛的，是由瘀血后气血失和引发的寒热，这就是两者的区别之点。而在临床实践诊疗思维中，还可以用假说演绎法来否证或证实对产后寒热候病证辨证论治的结果，使其对这二者病机与病证的辨识得到检验：

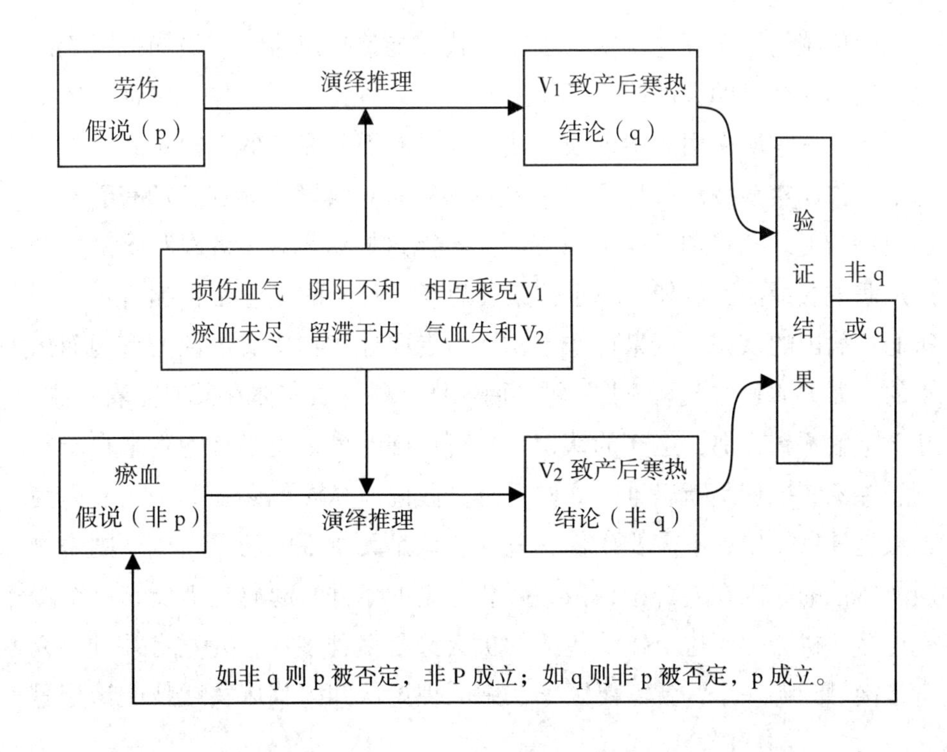

实际上，这两种病情，即劳伤与瘀血，在临床上是常见的，它们或许单独存在，也许会共同致病；但须注意，要与外感寒热相区别。尚有产后二三日内，有轻微发热，容易汗出等症，此属血虚阳旺，但一般不是病理现象，很快就会恢复。在这里，如果没有由 p 到 q（或非 p 到非 q）的假说演绎，临床实践检验就无法进行。当然，我们不可忘记，逻辑推导和实践验证也有其相对性，在现代医学数字化、图像化理化指标的精准测视下，关于妇科产后病诸候的认识又比单纯用临床经验推说更进了一步。

历史上，假说演绎法是随着近代科学的兴起而得到运用的，在亚里士多德建立形式逻辑体系的时候，受欧几里得几何的影响，他的演绎法的大前提都是些不证自明的公理。到了中世纪，经院哲学把圣经和权威人士的言词作为演绎前提，几乎没有将假说作为大前提的。到了 16、17 世纪，尤其是 19 世纪，自然科学从搜集材料的阶段过渡到整理材料的阶段，大量假说的涌现，否证或证实假说才成为科学进展的重要标志，假说演绎法也应运而生。

而传统的中医理论认知与临床实践技能诊疗思维，它最初推理判断思维运用演绎法的大前提也都是些中医基础理论学说，作为不证自明的公理。也许它所采用的假说演绎法，并没有那些完整的三段论式，但却与中医临床实践技能诊疗思维所采集的经验事实紧密相连，却有着它自己独特的形式和更加务实的内容。能不能这样认识，《诸病源候论》中运用假说演绎法？例如，关于传染的思考。传染的概念是伴随着古代医家们对病因的认识，从鬼神作祟，开始走向寻找物质实体性的病因而出现的，如“乖戾之气”“虫”等，而这样一些物质实体在其时是看不到、甚至感触不到。那么这样的认识来自哪里呢？可以说，有些就来自于猜测、想象和推理判断思维。这样一来，假说演绎法就必在其中了。因为如果是神鬼作祟，不需要条件，鬼神应该是无所不能的；而传染则是物质实体性的病因在人群中播散，要有一定的条件，起码是需要有一个接受传播的机会。而这个接受传播的机会又是多种多样，究竟有几种？究竟是接触到哪一个？就需要医家在中医理论认知与临床实践技能诊疗思维中厘清，这时的推理判断就会用到假说演绎法。我们来看一下《诸病源候论》在对“注”病的论述中，是如何论证这些接受传播的机会：其一，是与病人直接的接触，“与患注人同共居处，或看侍扶接，而注气流移，染易得注，与病人相似，故名生注”。或“人至其家，染病与死者相似”或“人有临尸丧，体虚者则受其气”。其二，是接触了含有致病物质的“风”，如“人死三年之外，魂神因作风尘，着人成病”。其三，是食物被致病物质所污染，“人有因吉凶，坐席饮啖，而有外邪恶毒之气，随食饮入五脏……故谓之食注”。其四，是家族遗传，“流注子孙亲族，得病证状与死者相似”。其五，是由于发生性关系，而使“阴阳相感动，其毒度着于人，如换易也”。“阴阳易”的问题，本是张仲景在《伤寒论》中提出来的，但《诸病源候论》中则强调了阴阳之所以能“易”的机制，在于“其毒度著于人”。而我们在这些对“注”病的论述中，多多少少地找到了一些运用假说演绎法的影子。真可谓，若有所思，思绪万千。

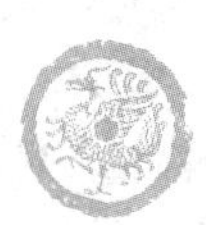

自然科学研究经常使用的演绎方法还有一种叫定律演绎法，这是以定律（规律）作为大前提的演绎法。而中医理论认知与临床实践技能诊疗思维科学研究中，所循行的定律（规律）至少可以分为两类：一类是经验规律，另一类是普遍定律。中医理论认知与临床实践技能诊疗思维所循行的经验规律也是客观必然性的反映，如中医理论认知中的藏象学说、经络学说、五行学说等，临床实践技能诊疗思维中的病机学说、六经辨证、八纲辨证、脏腑辨证以及审证求因等，然而，它通常是医家们整理临床观察和诊疗实际资料，所得到的关于与人体疾病相关事物外部联系的知识，缺乏因果性和普遍性的论证，其数学描述是粗略的、不精确的。中医理论认知与临床实践技能诊疗思维所循行的普遍定律反映了中医对人体疾病科学认识的更高水平，如中医理论认知中的阴阳学说、藏象学说、标本学说、运气学说、人与天地相参说等，临床实践技能诊疗思维中的整体观念、辨证论治，以及一般的辨证原则等，尽管这些个普遍定律并不一定都说明自然人体生命过程的原因（对此种定律的认识仍会有“知其然而不知其所以然”的问题），然而，定律所说明的是普遍的必然性，定律的数学描述具有精确性、确定性。

无论是中医理论中各种医学学说所认知的经验规律，还是普遍定律，都可以作为中医临床实践技能诊疗思维演绎推理的前提，从已有医疗知识中导出辨证论治的结论。中医理论认知与临床实践技能诊疗思维中发现的病机学说，开始就是一个经验规律。病机学说是研究疾病的发生及发展变化规律、内在机理和外在表现的学说，是古代医家在临床实践技能诊疗思维中，通过长期的观察和体验，在脏腑、经络、精气血津液等理论基础上，运用阴阳五行学说、运气学说、气化学说等中医基础理论进行分析归纳后，总结出来的。还应该说，就演绎于其中的运气学说。

运气学说把人体物质代谢和功能转化命名为气化，指出这是人体生理活动之源，又是天地及诸身共具的普遍性质。而当某一过季或人体某一脏腑的气化功能亢而无制则发生疾病。因此在阐述由气运变化推演疾病防治原则时，首次提出病机的概念，用来概括五运致病和六气之为病的枢机，作为辨证论治的关键。《素问·至真要大论》列举了病机十九条，于是病机学说肇始于此。病机的含义，不仅指疾病发生、发展的转变问题，而包括了病因、病位、病变和辨证诸方面，它强调并演绎了六气和五脏相互作用引起的人体生理病理变化，尤其重视疾病的内在机理，以“审察病机，无失所宜”之语示医家以规矩，借以提示可以运用定律演绎法，进行中医理论认知与临床实践技能诊疗思维辨证论治的科学研究。病机十九条中，属于五脏应五运者为 7 条（包括属于上、下者各一条），属于六气致病者 12 条。认识到人体生理病理的变化与自然界和人体之气化规律变化，如升降、出入、沉浮、寒温等之间有函数关系，然而，从病证上看，虽然有瞀瘛、强直、泄泻、狂躁等 40 多个症状，但终是举例而言。在这里并没有说明为什么病证证候性质会随这些致病因素量（程度、力度、多少、强弱、盛衰等）的增减而改变，当然，也不可能注意到某些致病因素变化与病证证候性质之间并没有本质的联系。然而，《素问·至真要大论》却从医家临床实践经验事实中发现的经验规律出发，推导出（演绎）了有重要意义的结论。此论认为这些症状都和五脏及六气致病特点密切相关，如风善行数变，证见掉眩；脾主湿，则病诸湿肿满。这种演绎对辨证具有提纲挈领的作用，因此论中强调，如欲“知其要者一言而终”地掌握五运六气致病规律，就要“谨守病机，各司其属，有者求之，无者求之，盛者责之，虚者责之，必先五胜，疏其血气，令其调达，而致和平，此之谓也”。病机十九条不仅在辨证时具有推断病证证候性质、推断病机与证候之间关系，进而推断病证的本质的指导意义，它还成为祖国医学最早的辨证论治理论纲领，这些预言在后世医家对中医理论认知的探究和临床实践技能诊疗思维的运用中，也得到了有力的证明。

从普遍定律出发进行演绎推理的实例，在中医理论认知与临床实践技能诊疗思维辨证论治的科学研究中比比皆是，不胜枚举。仅我们正在研讨的《诸病源候论》一书中，巢元方对于与疾病病证病机、证候、病理、预后等相关的论述，就是以阴阳、藏象、标本、运气学说，以及藏象学说等为核心的。如中风病诸候就是从藏象学说、运气学说（这两个学说都是中医理论认知的普遍定律）出发推导出五脏分证正确结论的。虚劳则分为五劳、六极、七伤，又归本于五脏，以五脏为纲，分述各种虚证的证候特征。“劳伤则血气虚，使阴阳不和，互有胜弱故也。阳胜则热，阴胜则寒，阴阳相乘，故发寒热”。发寒发热本是虚劳病人的常见症状，也是中医临床实践诊疗思维常常遇到的一个证候。对它的演绎推理就需要小心求证。虚劳寒热候，血气虚弱，阴阳不和，是其基本病机。也就是说，劳伤则血气虚弱，使阴阳失去和调，互有盛衰。阳胜阴则发热，阴胜阳则生寒，阴阳互相乘加，所以发为寒热之症。在这里，从六、虚劳寒冷到八、虚劳寒热候，逐个推出：虚劳寒冷，是阳虚生寒；虚劳客热，是劳伤阳气外浮；虚劳热候，是阴虚阳盛；虚劳寒热，是阴阳互有盛衰，这种演绎推理就比较具体地反映了虚劳病人的几种热型，汇而观之，可以较全面地掌握虚劳寒热的大体病情。从中医理论认知普遍定律的阴阳学说出发，可以从理论上推出一个结论，阴阳互有盛衰，可导致气血虚弱失和，进而产生各种寒

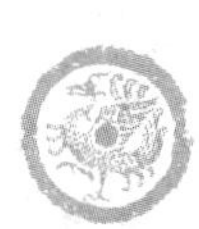

热证候。

定律演绎法不仅用于推断某一疾病病证或证候，而且还可以推演出其他的定理或原理。例如，由中医理论认知的脏腑、经络学说导出六经辨证定理，由中医理论认知的运气学说导出八纲辨证原理。以普遍定律为前提所进行的中医理论认知与临床实践技能诊疗思维演绎，也可以属于理论演绎法。但这些中医理论认知与临床实践技能诊疗思维的内容，不仅包括反映临床疾患发生发展必然性的普遍的定律，还包括反映疾病病证本质的科学概念，反映疾病病因与证候间客观因果性的学说，反映病机与证候间数量（即程度、力度、多少、强弱、盛衰等）关系的公式、推断、定理等。中医理论认知的科学理论乃是由一系列中医特有的基本概念、定律、假说、学说、公式、推断、定理组成的逻辑体系。所以，我们把以某一中医理论认知的医学学说作为大前提，以在该中医理论认知范围内临床实践技能诊疗思维的确切事实作为小前提的演绎叫做理论演绎法。从反映疾病病因与证候间客观因果性的学说出发，推导出某些临床实践技能诊疗思维病证事实或定律，是理论演绎法的典型形式。中医理论认知的医学学说往往是为了解释那些与人体生命生长与疾病密切相关的事件或定律而提出来的，然而，当某一中医理论认知的医学学说提出之后，它的一个重要作用就是能从这个中医理论认知的学说出发，再使这些或另外的与人体生命生长与疾病密切相关的事件或定律成为其演绎结论。

下面，就中医理论认知的病机学说，试着来阐发一下理论演绎法在临床实践技能诊疗思维中的应用。病机学说是对于人体疾病发生、发展时，生理病理转变定律的分析说明，在这一学说提出之后，就不仅要要求能从正邪相争的观点，在病因、病位、病变和辨证诸方面，有机地整体证明六气和五脏相互作用引起的人体生理病理变化定律，而且还要求从病机学说合乎逻辑地推演出关于辨证论治的理论结构。如果试着用图来表示这里的理论演绎过程，就是如下这个图示：

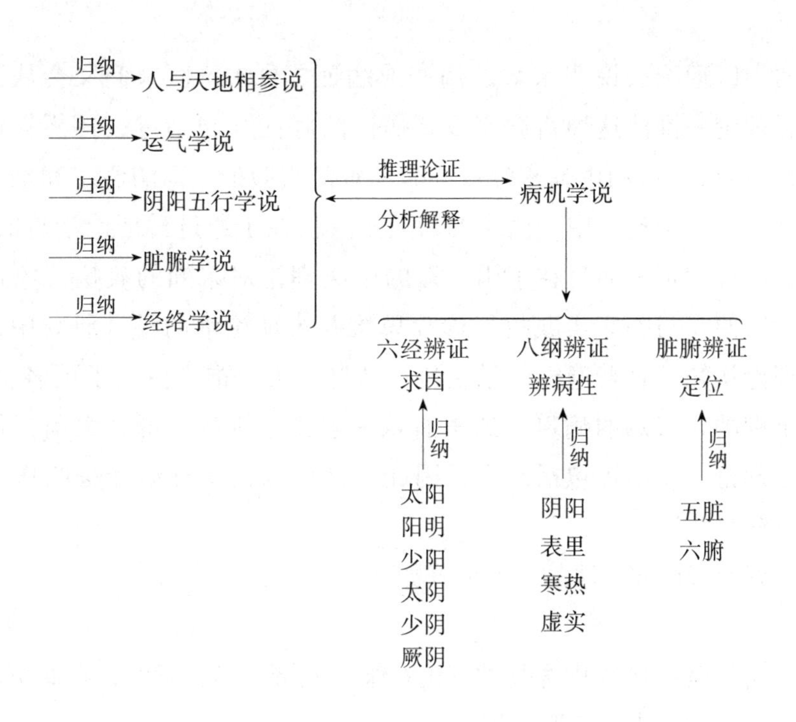

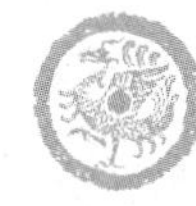

从这个图可以看出，如果我们把《内经》里记载的中医理论认知的各个医学学说，看作是病机学说提出之前就已形成的定律，是病机学说的基础，这些定律都是归纳的产物；同时，这些定律又有待于病机学说的推理论证。在病机学说提出之后形成的那些与辨证论治相关的定律，尽管也都立足于归纳，但它们在更大的程度上要依靠病机学说来作中医理论的论证。而这种中医理论论证就是理论演绎法的应用。

在中医理论认知与临床实践技能诊疗思维及辨证论治的科学研究中，中医理论演绎的过程通常有以下几个步骤：首先，医家们对某种新病变、新病证进行临床观察探索的过程中发现，这种新病变或新病证的一些属性尚不了解（如缺乏必要的临床经验事实或观察资料），或虽有过去医家的著述文献但尚不能解释。其次，医家们假定这个新病变或新病证及其尚未了解的属性符合于已知的传统中医理论。这种假定是很重要的，不做这样的假定，就不可能把中医理论认知的普遍性的理论与个别的疾病病证联系起来；这种假定也是很自然的，医家们大多都曾熟读经典群书，博采众说，非常熟悉过去已被证明了的中医基础理论，很容易用已知的中医理论去说明未知的病变或病证。再次，医家们又会从已知的中医理论去推演这种新病变或新病证的属性（包括过去还不知道的属性）。最后，再利用临床疗效实验和观测去验证上面的假定和推演是否正确。在这个过程中，医家的目的不仅仅在于通过辨证论治后的效验，证实某种假定，而且在于用已知的中医理论对未知的疾病现象进行探索，以便在与临床实践技能诊疗思维及辨证论治的科学研究中，把中医理论认知某种普遍性的学说传承弘扬下去，推广应用于更多、更广，或个别的、特殊的病例。这里有从一般到个别的演绎，大前提用的是中医理论，小前提包括假定，因此，又可以把这种演绎法叫作“理论假设演绎法”。

理论假设演绎法的一般形式如下：

大前提：有 M 中医基础理论在某一范围内是正确的，在此范围内规律 P 普遍适用；

小前提：假定证候 S 的行为受 M 中医基础理论支配；

结　论：则证候 S 的行为规律为 P。

理论假设演绎法在中医理论认知与临床实践技能诊疗思维及辨证论治的科学研究中，经常在不经意间被用到。例如，巢元方关于“尸虫”的假说就是用这种方法提出来的。在提出“尸虫”假说之前，医家们对病因的认识就从鬼神作祟，开始走向物质性的病因，传染的概念由此形成。在巢元方《诸病源候论》一书中，关于传染病的认识最为集中地体现在对“注”病的论述中，所谓“注”，即指致病菌毒潜住在人体之内的意思。根据其症状特征的描述，类似于现代所说的结核病。当一种物质性的病因在人群中播散，必须要有一定的条件，首先是需要一个病源。比如临床实践中活着的，或死了的病人。由这一病源来散布传染病致病的因子，如“乖戾之气”“虫”等。我们在前面论及传染病在人群中播散，还必须要有一定的条件，就是需要有接受传播的机会时，曾提到书中假设注病诸候的几种可能会接受致病因素的机会。他又是怎样解释这些临床实践经验事实呢？而对各种“注”病病机与证候的论述，巢元方在那时只能以中医理论认知的各个学说为依据，假定这些“注”病病机与证候行为规律都遵循中医理论认知中的脏腑、运气、病因、病机、阴阳五行等学说，并从中医基础理论的基本概念出发做了大量描述，演绎推导出“注者住也，言其连滞停住，死又注易旁人也”。关于传染病致病因子的认识，在《诸病源候论·卷四十七·小儿杂病诸候三·尸注候》中提出了“尸虫”的概念，认为“人无问大小，腹内皆有尸虫”。并一再强调尸虫能在“死又注易旁人也”。这个“尸虫”之说对认识人体在健康情况下有致病菌存在或潜伏提出了论据。必须指出的是，巢氏在论述尸虫致病时，提出“尸虫为性忌恶，多接引外邪，共为患害”，似乎尸虫是有思想、有人格的东西，而使尸虫之说蒙上一层神秘的色彩。这是因为他的推论受时代的局限，巢氏当时也无法确认尸虫在人体内发病的病理改变过程而使然，不足为怪。重要的是，他提出了致病因子是物质性的有生命的，而又能注易旁人的“尸虫”，这就使传染病的病因接近了细菌等致病微生物的发现。今天看来，巢元方的推论尽管有中医学的历史局限性，但他如“乖戾之气”“虫”等假说，毕竟是中医史学上的重大进步。在巢元方的时代，他只可能假定新的临床实践经验事实符合传统的中医理论认知，并从这些中医理论认知出发去进行演绎推理。他在那时没有也不可能发现传染病的传播事实与传统中医基础理论之间的矛盾。

在中医理论认知与临床实践技能诊疗思维及辨证论治科学研究的每一个发展阶段中，几乎都要用到演绎法，但以上这些演绎类型并不都是同时应用或同等重要的。在中医理论认知与临床实践技能诊疗思维，逐渐走向科学认识疾病的开始阶段，演绎同经验归纳密切相关（定律演绎法）；演绎对病证病机证候诊断假说的形成至关重要（假说演绎法）；在中医临床实践技能诊疗思维及辨证论治的后期，演绎成为确立论治时理法方药的逻辑工具（理论演绎法），并使中医理论认知在临床实践技能诊疗思维及辨证论治时得以系统地表达（公理演绎法）。医家们都应当将每一种演绎类型熟练掌握，熟能生巧，使之在临床实践技能诊疗思维

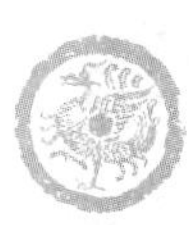

及辨证论治最需要又最恰当地方得到合理的应用。

三、“疝病的证候是没有热象的”说法合理吗

——演绎的规则

我们也许会听到这样一种说法：“外感热病诸候证候是有各种热象的，疝病诸候病机则是‘阴寒凝聚，攻撑作痛’不是热病，因此，疝病诸候的证候是没有热象的。”这种说法对吗？分别看来，这三句话都是对的，在中医理论认知与临床实践技能诊疗思维及辨证论治中，热病是五种广义伤寒病中的一种，如《素问·热病》说：“夫热病者，皆伤寒之类也。”又如《难经》说：“伤寒有五，有中风，有伤寒，有湿温，有热病，有温病。”由此可见，广义伤寒病是一切外感疾病的总称，即包括上达五种。而在一般情况下，无论是伤寒病、时气病、温病、热病，或其他一些外感疾病证候，都是有各种热象的。疝病诸候不属于这样的热病，“疝者痛也”，它的病机就是“阴寒凝聚，攻撑作痛”，疝病诸候的证候也确实没有热象。然而，从逻辑上说，这种说法在逻辑上却是不对的、不合理的。问题就出在“因此”二字上，从前面的两个正确的前提出发，并不能“因此”得出最后的正确的结论。

或许有人会说，既然前提正确，结论也正确，何必在“因此”二字上做文章，难道讲逻辑不是为了保证结论的正确吗？我们以为，在“因此”二字上做点文章还是必要的，中医理论认知与临床实践技能诊疗思维逻辑的格式应当具有普遍的合理性，正像数学方程式在代入任何量值时都应当成立那样，中医理论认知与临床实践技能诊疗思维在辨证论治时，在对病证进行正确诊断时，也一定要详查实判证候阴阳、表里、寒热、虚实这八纲，再结合准确的脏腑辨证、六经辨证，以及其他一些辨证要素，才能正确地把握病证的病因、病机，从而遵循合乎中医理论认知的治则，并制定出合理的治法，直至遣方用药，用治病疗效来验证一切诊疗思维的科学性、合理性、真实性。

我们再来看上面的推理，如果以 M 表示热病诸候，P 表示证候有热

象，S 表示疝病诸候，这个推理就是：

M 是 P，
S 不是 M。

———————————

因此，S 不是 P

假定这里的“因此”能够成立，那么，同样格式的推理也应当能够成立，也应当由两个正确的前提“因此”而得出正确的结论。例如：

疫疠（M）是传染病（P），
黄病（S）不是疫疠（M）。

———————————————

因此，黄病（S）不是传染病（P）。

这个结论显然错了，这就表明“M 是 P，S 不是 M，因此 S 不是 P”不能必然地成立。这里的“因此”用得有毛病，这也表明疝病的证候是没有热象的这个正确的命题，不能合理地由上述的两个前提演绎推导出来，而应当做别的论证。

那么，在用中医理论认知指导临床实践技能诊疗思维辨证论治时，怎样才能由正确的前提出发，必然地推出正确的结论呢？这就必须有前提与结论之间的合理联系，也就是说，医家在临床实践中客观地观察病证实际证候，作为诊疗思维推导病因病机前提时，必须慎重地、正确地运用“因此”，即必须遵守保证逻辑合理性的演绎规则。在通用的形式逻辑著述中，已经详细地讨论了演绎推理的各种规则。为了便于读者了解中医理论认知与临床实践技能诊疗思维，是如何运用演绎推理各种规则的，下面我们将用图解法使这些规则更为简单化，以便于医家们在辨证论治时理解、掌握和运用。同时，我们要注意到，在诸如 M 是 P、S 是 P 之类的表述中，M、P、S 等符号不仅可以表示某个中医理论认知的

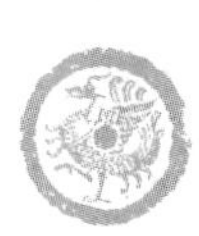

基本概念或某个疾病事件，也可以表示某个病因、病机或证候，某项病证、某项定律、某个中医理论认知的医学学说或理论，也就是说，演绎法的基本规则，对于中医理论认知与临床实践技能诊疗思维进行各种类型的演绎都应该是适用的，只是为了说明方便，仍以 M、P、S 等符号来表示某个中医基础理论的基本概念而已。

学过些逻辑学的同志都知道间接推理或三段论式的规则为数不少，而且不甚直观。对于许多医家来说，尽管在用中医理论认知指导临床实践技能诊疗思维时，经常地会用到演绎推理来辨证论治各种各样的疾病，但要记住所有的规则颇为困难，自觉地运用更不要说了，即便是饱读医书，死记硬背这些规则，待到临床实践应用时，把这些规则忘掉却颇为常见。更为困难的是，在判定辨证论治各种疾病病证病因、病机的某种推理是否合理时，还往往不能迅速地、恰当地给出应当运用的特定的规则。

能否把这些规则图式化，以做到几乎不用背诵就能掌握应用呢？这是可能办到的。图式化的前提很简单：首先，要确定一个概念是否周延，如果判断中的某概念指的是它的全部，就用封闭圆的图形表示（周延），如果判断中的某概念没有肯定它的全部而只是部分，就用虚线圆的图形表示（不周延）。显然，对于同一概念来说，虚线圆是被包括于封闭圆之内的。

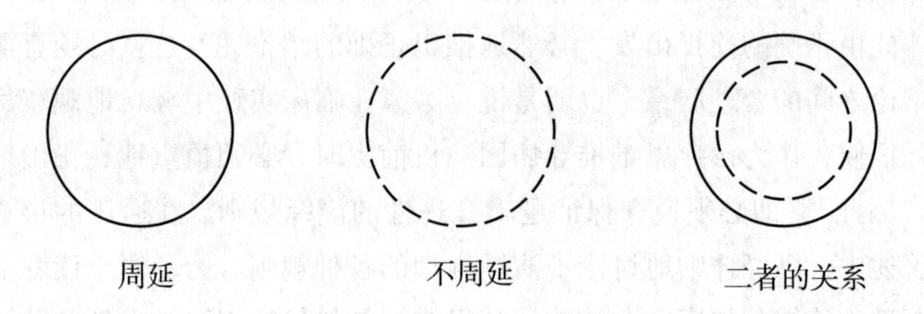

这样，不同的判断就有以下图式：

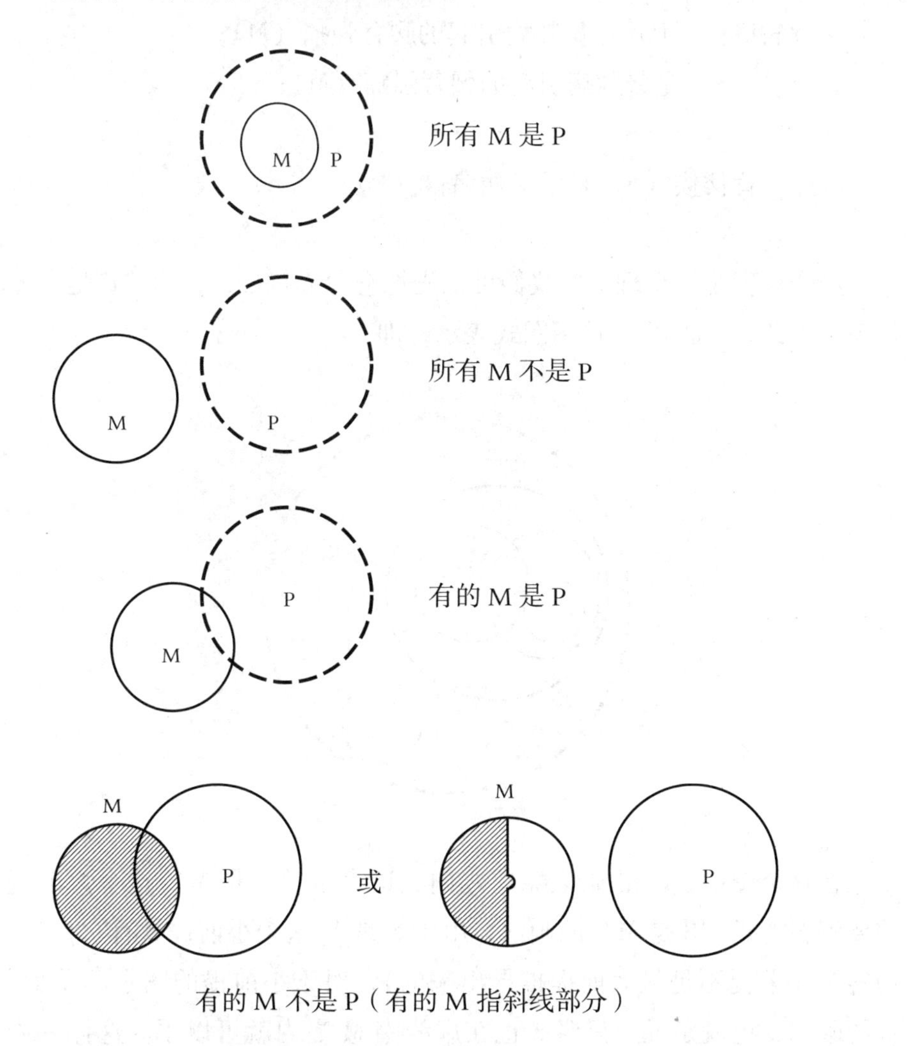

有的 M 不是 P（有的 M 指斜线部分）

有了这几种基本图式，就足以判定在用中医理论认知指导临床实践诊疗思维时，由对各种疾病病证病因、病机、证候辨证论治的判断所组成的间接推理是否合理了。

下面我们就从《诸病源候论》的论述中，略举几例试着阐析之。

例 1：

腰背病诸候（P）是督脉病引起的腰背强痛（M）；

背偻候（S）是督脉病引起的腰背强痛（M）；

因此，背偻候（S）是腰背病诸候（P）。

这个推理是否合理呢？我们可以先把它写成符号式，即“P 是 M，S 是 M，因此，S 是 P”。再用图式表示，即：

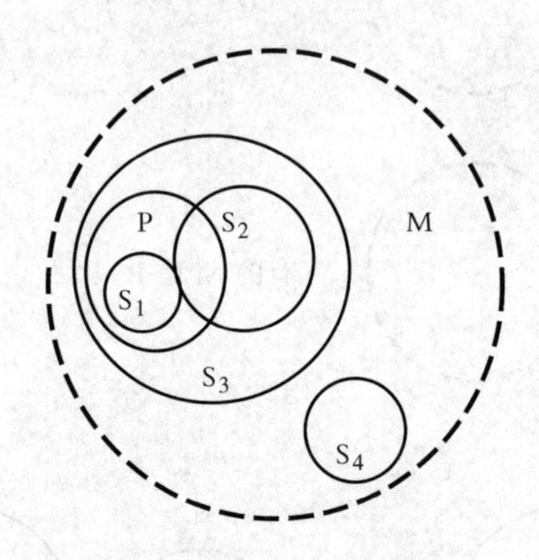

在这个图中，P 在虚线圈 M 之内，这表示“P 是 M”这个大前提。需要解释的是“S 是 M”的画法，由于 S 是 M 这个小前提具有它自身的内容（小前提不是从大前提推导出来的），对于小前提的图示不受大前提的限制，也就是说，只要 S 也在虚线圈 M 之内就可以了。这样一来，S 与 P 之间的关系就表现为多种可能性：S 可能完全在 P 之内（如 S_1），唯有在这种情况下，可以得出 S 是 P 的结论；S 也可能部分地与 P 重叠（如 S_2），这时只能说有的 S 是 P；S 又可能把 P 包括在内（如 S_3），这时的结论是所有的 P 是 s；S 还可能与 P 无关（如 S_4），即 S 不是 P。既然前提与结论之间没有唯一的、必然的联系，从 P 是 M 和 S 是 M 这两个前提出发就不可能进行合理的演绎推理。因此，上述例子中的三段论式不合逻辑。如果据此进行中医理论认知指导临床实践诊疗思维的辨证论治，就有可能造成证候不识、病因不明、病机不清、病证不确的状况，以至产生会错判、误断。

这个图解所表示的就是一条演绎规则：在三段论式中，中项（M）至少要在一个前提中周延一次。在例1中，中项（M）在两个前提中均不周延，因此不能得出演绎结论。

这种图解法的优点不仅是无需死记硬背很多的演绎规则，而且可以不去区别两个前提中何者是大前提，何者是小前提，把两个前提的次序颠倒一下，结果仍然是一样的。有上面这个例子中，如果先画小前提，后画大前提，图解法只是形式上的微小区别，本质上则相同，仍然无法作出演绎结论（如下图）。图解时的画图次序是无关紧要的，我们只是习惯地先画第一前提（大前提）而已。

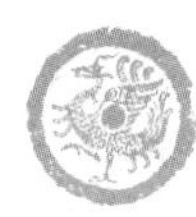

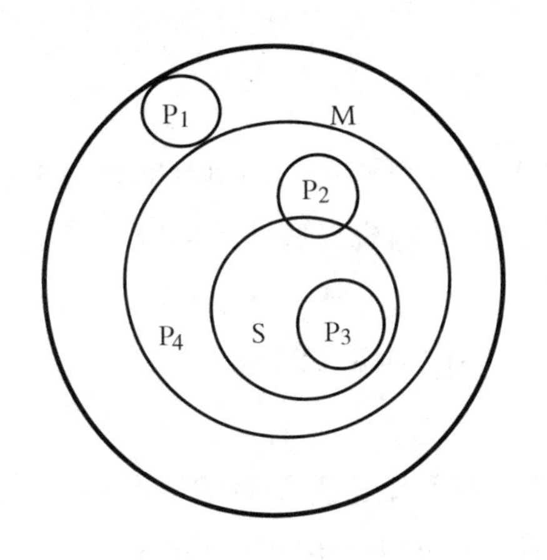

例2：

疫疠（M）是传染病（P），

黄病（S）不是疫疠（M）。

因此，黄病（S）不是传染病（P）。

这就是本节开头用的逻辑格式，它是违反演绎推理的逻辑规则的。然而，我们恰好忘记了它不符合哪一条规则了，这时可用图解法来作判断：

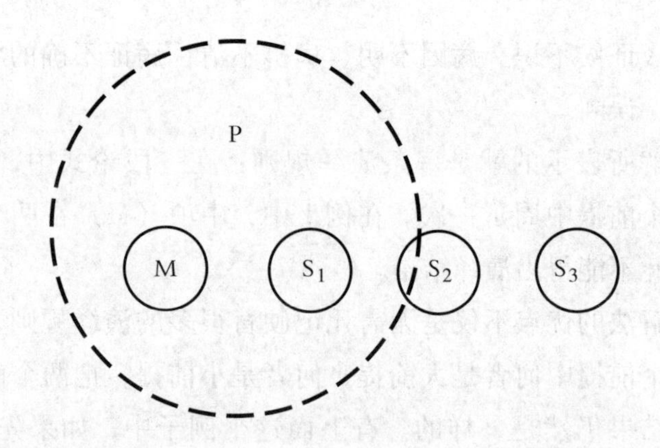

在这个图示中只要求 M 在 P 内和 S 在 M 外，但由于 S 的位置不是唯一的，所以不能演绎。这个图所表示的规则是：在前提不周延的概念（P），在结论中不得周延。

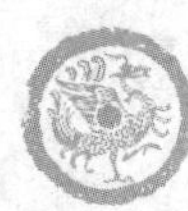

例 3：

所有传染病（P）都没有固定的病机与病证（M），

黄病（S）没有固定的病机与病证（M）。

因此，黄病（S）是传染病（P）。

这个推理的两个前提和结论都是对的，但不能用“因此”把前提和结论合理地联结起来。这可以由下列图示展现：

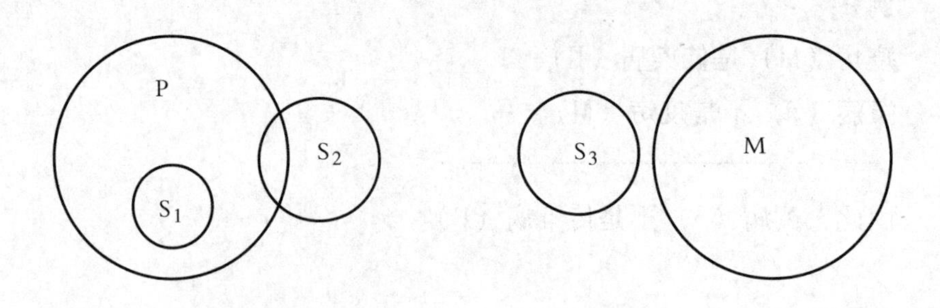

这个图表示两个否定的前提，不能得出结论的规则。

例 4：

有的妊娠病（M）是外感热病（S），

有的妊娠病（M）对胎儿具有伤害性（P）。

因此，外感热病（S）对胎儿具有伤害性（P）。

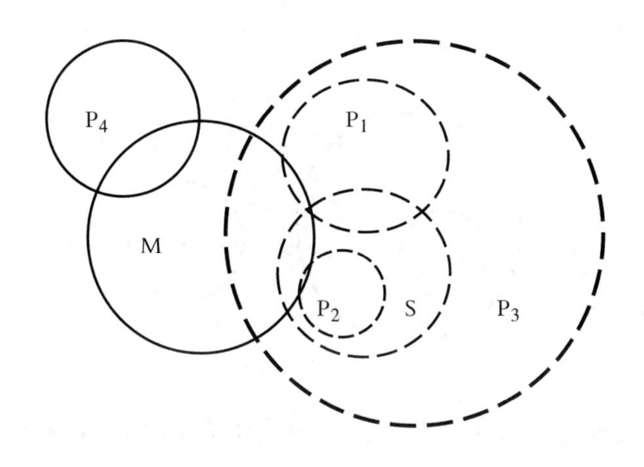

图式不是唯一的，可见上述推理不合理，这个图式表示的规则是：从两个特定的前提出发，不能得出结论。

例 5：

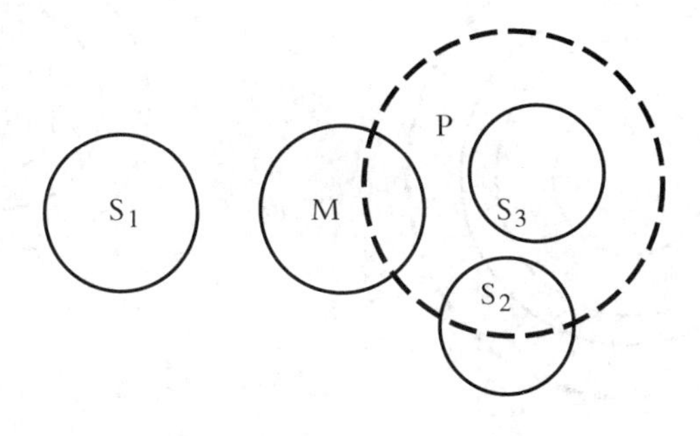

如果大前提是特称判断，即有的 M 是 P，小前提是否定判断 S 不是 M，能否合理地推出结论？对此，可以用图式法迅速回答说：不能。

例 6：

感乖戾之气而发病（P）会多相传染（M），
某病（S）不多相传染（M）。

因此，某病（S）不是感乖戾之气而发病（P）。

其图式为：

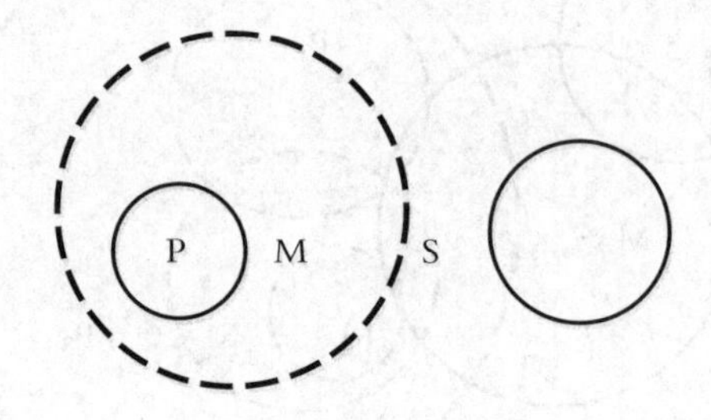

这个图式也是一条演绎规则：三段式中有一个前提是否定判断，结论必为否定的。上述推理只能有一个图式，因而肯定是合理的，是合乎演绎推理规则的。

同理，如果某种图式是唯一的，则它所代表的推理就是合理的。

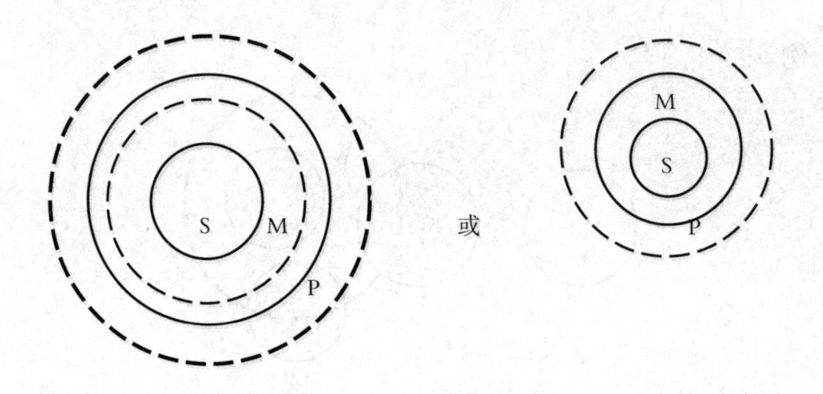

这个图式就是最典型的三段论的第一格："感其乖戾之气而发病"的外感热病（M）多相染易（P），疫疠（S）是"感其乖戾之气而发

病”的外感热病（M），因此，疫疠（S）多相染易（P）。图式唯一，推理合理。

演绎推理的判断图式对于直接推理（换质或换位）也是适用的。如果两个判断在图式上是一样的，则在它们之间就可以互推。

假说演绎法的规则在形式逻辑的著述中也都有讲过，而以下这些就是中医理论认知与临床实践技能诊疗思维中，经常需要应用的假言推理的规则：

1. 如果 p（假说或四诊辨证）那么 q（事件或病因、病机、证候），有 p（病证），所以有 q，这种推理方式是合理的。

2. 如果 p（假说或四诊辨证）那么 q，非 q，必定非 p，这种推理方式也是合理的。

3. 如果 p（假说或四诊辨证）那么 q，非 P，因此非 q，这种推理方式是不合理的。

4. 如果 p 那么 q，有 q，必定有 p，这种推理方式也是不合理的。

医家肯定难以逐一记忆这些规则，并且更难以在中医理论认知与临床实践技能诊疗思维中，灵活熟练地掌握运用它们。例如，常常有医家认为下述的推理是正确的：

如果一个妇人妊娠患上妊娠恶阻病，那么她就会发生恶心呕吐、饮食阻隔等证候；

这个妇人停经后发生了恶心呕吐、饮食阻隔等证候；

因此，她是患上了妊娠恶阻病。

实际上，临床实践技能诊疗思维中，这个推论是不合逻辑的，它属于上述的第四种情况，即“如果 p 那么 q，有 q，必定有 p”，而这个推理形式是不合逻辑的。事实上，在《诸病源候论·卷四十一·妇人妊娠病诸候上·妊娠恶阻候》就针对这种情况指出：“故欲有胎，而病恶阻，所谓欲有胎者，其人月水尚来，而颜色皮肤如常，但苦沉重愦闷，不欲食饮，又不知其患所在，脉理顺时平和，即是欲有胎也。如此经二月，日后便觉不通，则结胎也。”这是一种特殊情况，将要怀胎的妇人，有些恶阻反应，只是一种想象性妊娠，她临床上可能出现恶心呕吐、头目

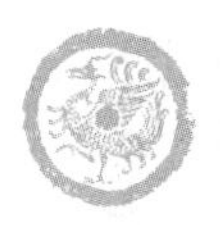

昏眩、神疲乏力等证候，月经也可能停闭，但并不是妊娠，随着妊娠被排除，症状也就随之解除。假定这种形式能够成立，那就会认为下面的推论也是正确的。

《诸病源候论·卷五·消渴病诸候·消渴候》中讲："其病变多发痈疽"，这个病人病证的证候就多发痈疽，

因此，这个病人所患病变是消渴病。

显然，这个结论不是唯一的。很可能，这个患者不是因为患有消渴病而发生痈疽。

是不是也可以用图示法来表示假言推理的规则呢？也可以。在这里只要懂得"如果是或""只有是与"就行了。也就是说，对于"如果……因此……"为内容的推理，可以用"与门"来判定。

假言推理片的 P 则 q，一个是输入（P），一个是输出（q）。对于如何 P 则 q 有关的推理方式，图式为：

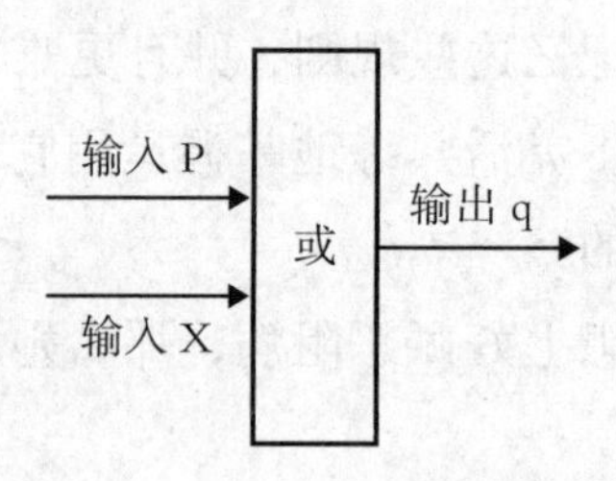

由于是"或门"，它可能还有其他的输入 X。所谓"或门"，就是任何一个输入端（这一个或那一个输入端）有信号（记作 1），则输出也有信号；如果只有二个输入端且均没有信号（记作 0），则输出无信号。在中医理论认知与临床实践技能诊疗思维时，我们可以把这里讲的输入端与输出信号，理解为患者疾病的病因、病机、证候、病证乃至疾病本身，比如：以病人临床证候作为输入端，来判断推理患者疾病的病因、病机作为输出信号；或是以患者疾病的病因、病机作为输入端，来判断推理患者疾病的病证，这时就要看医家通过四诊，所能认识、了解到的临床表现病情事实，从而据此来诊疗思维辨证论治了。在用图解法判定

这样一些假言推理片时，只要“或门”正常工作且只有唯一的解，推理就必定符合演绎规则，这时辨证论治演绎出来的结论可信度就高，反之则是逻辑不合理，不能据此辨证论治以得出演绎结论。因为这样得出的诊断，确定的治则治法，就有可能出现偏差。

下面，我们就反过头来，逐一来看看上面的四条规则（这时可以不必逐一背诵结论是否成立）：

1. 如果 p（假说或四诊辨证）那么 q（即 P 端有信号，P 为 1，这些信号可以是有关疾病的事件或病因、病机、证候），因为是或门，有 p（病证），所以 q 必定有信号，这种推理得出有 P 的结论是合理的。

2. 如果 p（假说或四诊辨证）那么 q，非 q（即 q 为 0）。因为是或门，要是输出端无信号，只能是所有输入端都没有信号才是可能的，因此，在这时说必定非 P，肯定是正确的，推理方式也是合理的。

3. 如果 p（假说或四诊辨证）那么 q，非 P，因此非 q。因为是或门，又无法判断输入端 X 是否有信号，而假定 X 也无信号则 q 为 0，要是 X 有信号则 q 为 1。这里没有确定的、唯一的解，不能断定必然非 p。做这种推断就违反逻辑规则，所以这种推理方式是不合理的。

4. 如果 p 那么 q，有 q，因为是或门，有 q 的情况有三种（P=1 和 X=1，P=0 和 X=1，P=1 和 X=0），情况是不确定的，所以不能断定这时必定有 p。这种推理方式也是不合理的。

有了这样一个图式，医家们在判定中医理论认知与临床实践技能诊疗思维时，只要把自然语言变换成符号，再用门电路来对照就成了。例如，在上面一节开头提到的在《诸病源候论·卷一·风病诸候上》中，巢元方曾使用了的那个推理就是：

如果是风病诸候，那么“其为病者，藏于皮肤之间，内不得通，外不得泄，其入经脉，行于五脏者，各随脏腑而生病焉（P）”，而风癔候显示出“风邪之气，若先中于阴，病发于五脏者”（q），所以，“中风者，风气中于人也。……其为病者，藏于皮肤之间，内不得通，外不得泄，其入经脉，行于五脏者，各随脏腑而生病焉”（P）。

这里的有 q（q=1）则有 P（P=1）是不合理的，因为如果 P=0、X

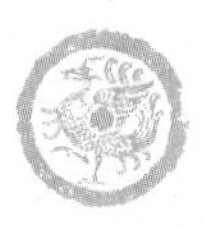

=1时，也可能有q。正像医家不能说“如果中风则失语，失语则中风邪”那样，因为有许多病因、病机也会造成患者失语。

对于“只有……因此……”要用“与门”来表示。

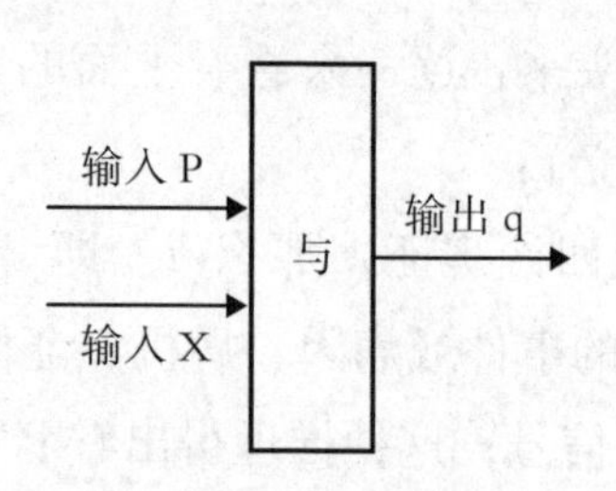

所谓“与门”就是输入端必须都有信号，才有输出信号，只要有一个输入端没有信号，输出端就无信号。

用这个图示很容易得出这类推理的四种情况：

1. 只有p（假说或四诊辨证）（即P端有信号，P为1，这些信号可以是有关疾病的事件或病因、病机、证候），才q，即有p才q必定有信号。非P（有一个输入端P=0），则必定非q。这种推论合乎逻辑。

2. 只有p（假说或四诊辨证）才q，有q（即有输出q为1）。则必定有P。这种推论也是合理的。

3. 只有p（假说或四诊辨证）才q，有P（有一个输入端为1），因此非q。但是无法判断另一个输入端的情况，输出端q有无信号难以判定。如断言此时必定有q则不合逻辑规则，所以这种推理方式是不合理的。

4. 只有p才q，非q（无输出），输入端肯定至少有一个没信号，究竟是p还是X则难定。如断言此时必定无P（非P），所以这种推论也是不合理的。

我们在中医理论认知与临床实践技能诊疗思维中，应用演绎规则时一定要弄清它的推理形式，不能把三段论式的间接推理同假言推理混淆起来，并尽力使用恰当的推理形式来做论证，例如说，要是医家所用的是下面的推理形式，“因此”二字就用得恰当了：

淋病诸候中只有“肾客沙石”的石淋候，才有小便时的“淋而出石”“气淋者，肾虚膀胱热，气胀所为也”不是“肾客沙石”的石淋候。

因此，气淋者没有“淋而出石”。

这里已经不是三段论式演绎，而是“只有 p 才 q，非 P，因此非 q”。当然，在中医理论认知与临床实践技能诊疗思维中，要这样来进行演绎，首先必须确认“淋病诸候中只有‘肾客沙石’的石淋候，才有小便时的‘淋而出石’这一命题是站得住脚的，是有临床经验事实做根据和有实验论证的。

演绎法在中医临床实践诊疗思维辨证论治运用时，属于必然性的思维过程和推理方法，它的逻辑规则是颇为严格的，这虽与传统中医诊断方法“医者意也”的思维特征“以意和之”来超越经验有些区别，但这些规则保证了中医临床实践诊疗思维，能够从正确的前提出发必然地会得出辨证论治正确的结论，正因为这样，演绎法在中医理论认知与临床实践技能诊疗思维的认识活动和科学研究中才有特殊的地位和作用，从巢元方《诸病源候论》的论述中可以看到，在中医临床实践诊疗思维辨证论治时，将逻辑思维与悟性思维综合而用，形成了以运用辩证逻辑为主的诊断思维方式，这也是祖国医学的特色之一。

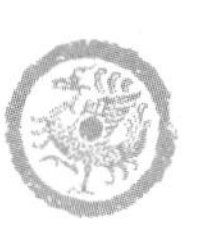

四、任意证候都能推断病因、病机、病证
——演绎的作用

任意证候都能推断病因、病机、病证——这显然是荒谬的命题。然而，这似乎是可以被证明的。请看：

巢元方《诸病源候论·卷二·风病诸候下》所述恶风、诸癞各候，名称虽不同，而其实都是指的麻风病。《素问》《灵枢》对麻风病症已有记载，但较简略。而《诸病源候论》中综合前代成就，对麻风病的论述，有了很大进步，归纳起来，除了在病因方面，已由自然因素的“风”，进而考虑到生物因素的“虫”，提出了毒虫、暴虫之说，影示着当今的病原微生物；还在分类方面，将癞病分作十三种，反映出当时医家对麻风病的认识，已有相当的水平；特别是在《诸癞候》篇中，对和麻风病病因与病机相关的症状、证候，机体内部与体表，如眼、鼻、关节等损害，做了比较具体的描述。尤其是对皮肤损害的形态、色泽以及感觉等，记载尤为详细。此外，还对各种癞病的预后，进行了适当的估计。在《诸癞候》篇中，对各种各样癞病的病因基本上都是通过各种证候来证明的，如第一段中描述："凡癞病，皆是恶风及犯触忌害得之。初觉皮肤不仁，或淫淫苦痒如虫行，或眼前见物如垂丝，或隐疹辄赤黑，此皆为疾始起，便急治之"，这些都是本病的初起现象，应及时治疗才是；又在第二段中说："夫病之生，多从风起，当时微发，不将为害，初入皮肤，不能自觉。"接下来就是用一大段各种各样癞病的证候进行描述，至本段论述最后证明说："其间变化多端"；接下来的第三段整个段落都有在描述毒虫侵害人体不同部位所表现出来的各种证候，认为："此等皆病之兆状"，以证明癞病病证的表现；然后，在第四段论述中以前面癞病证候的描述为基础，通过演绎来推断出癞病病证的病因、病机："又云，风起之由，皆是冷热交通，流于五脏，彻入骨中，虚风因湿和合虫生，便即作患"。本段也"论其所犯"，其患者的发病因素，大多是由于用力过度，饮食失常，房事太过，以致汗孔开疏，寒热风邪侵入内脏。越积越多，以至交互贯通，流行于全身经脉。同时，进食不洁的各种荤腥物，也可生虫，加之日久积累的寒热风邪过甚，因而暴虫，也就是活跃的致病物体增多，天长日久就能侵蚀五脏骨髓，以及皮肤筋脉关节，时间久了，都能使其损害，这就成为"癞风"。癞病病证的病因、病机，也是由癞病证候来证明的。不仅这些，在本候最后一段论述中，癞病病证的证明，"然癞名不一"，还是由癞病证候来进行的。十三种癞病无一不是通过证候演绎推断出来的。如此看来，这样的论述，似乎可以说任意证候都是能推断病因、病机、病证的"证明"这个命题是成立的。在这些证明中，书中用的是最基本的中医理论认知公理演绎法——从最简单的风邪致病定理出发推导出有关癞病病因、病机、病证的结论。而经临床实践验证，这里的结论显然与医家的经验事实有些偏差（用某些任意证候不可能推断出特定疾病的病因、病机、病证）。那么，这个谬误说明了什么呢？是演绎法不灵，还是别的问题呢？只要仔细考察就可以发现，这个谬误的产生恰恰不是因为用了演绎法，而是对演绎法应用得不够。如果医家在自己的临床实践中遇到麻风病的患者，仅仅掌握这些辨识证候的知识是远远不够的。

原来，在临床实践技能诊疗思维辨证论治中，对疾患病因、病机、病证的每一步证明（以及中医理论认知中的每一步论证），都需要严格地遵循中医特有的逻辑思维方式和方法。只要有一步跳过这种有中医特色的演绎推导或演绎得不完善，就会做出不正确的结论。然。中医学者都清楚地知道，中医临床实践的诊疗思维，并非一因对一果、一证对一机的线性逻辑方式，乃是辩证逻辑的思维方式。其特点之一是诸诊合参与凭一而断相结合。《灵枢·胀论》就认为，脏腑“若匣匮之禁器”，故其诊疗思维、诊治手段尽宜非手术方式，以达宝命全形的目标。“视其外应，以知内脏”属黑箱操作方式，这种诊断方式，信息量愈大，准确率愈高，只要演绎推导得合理完整，能综合多种病变证候、诊法操作所得的信息，医家就能达到“明、神、工”的水平，即《灵枢·邪气藏府病形》述所谓“见其色，知其病，命曰明；按其脉，知其病，命曰神；问其病，知其处，命曰工”。用演绎推导将各种诊之所得综合起来“能参合而行者，可以为上工”（《素问·脉要精微论》）。而在另一方面，《内经》又提出了“至道在微”的诊道，认为机体某些局部的病征表现，也可以显示人体疾病整体的全部特征。具体到临床实践技能诊疗思维，即后世《伤寒论》所言的“但见一证便是”。由此可见，中医理论认知与临床实践技能诊疗思维，正是把上述两种诊疗思维结合起来运用，而作为辨证论治疾病时，医家推断病因、病机、病证证明的。

在上面这个例子里，问题就出在证明的第一步上，这里遗漏了一点，即需要用公理演绎法从逻辑上证明各种各样癞病的病因，而这一点恰恰不能被随后提到的几个证候所证明。反之，却可以从公理演绎来证明：如果不带有“毒虫”“暴虫”的风邪之气，侵入人体皮肤之中，则只可能在癞病之外，是因“其为病者，藏于皮肤之间，内不得通，外不得泄，其入经脉，行于五脏者，各随脏腑而生病焉”（《诸病源候论·卷一·风病诸候上·中风候》）。因而不可能只以其提出的这几种证候，来

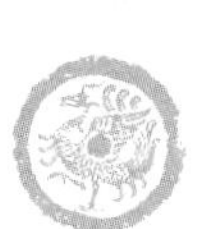

推断与证明癫病的病因、病机、病证。

这个谬误的命题本应被推翻，却因遗漏了演绎环节而似乎被证明，这正好说明了演绎的重要。那么，演绎法在中医理论认知与临床实践技能诊疗思维的科学研究中究竟有哪些作用呢?

如前所说，演绎是一种必然性的推理，只要选择证候的前提正确，推理病因的形式合理，则肯定可以获得正确的病因、病机、病证结论，以此来证明或推翻某个病证辨证论治之命题。这就是演绎在中医理论认知与临床实践技能诊疗思维中的第一个作用。

在临床实践技能诊疗思维辨证论治某个病证时，演绎推理可以作为逻辑证明的工具。演绎的这种作用，在一切以公理、定理出发构成的中医理论认知学说体系与临床实践技能诊疗思维，用理、法、方、药一线贯通的辨证论治体系中，表现得最为突出。演绎法作为临床实践技能诊疗思维逻辑证明的工具，有助于解决疑难杂症问题时，辨证论治中的难点、重点，使医家们在歧见纷纭的病因、病机、病证假设中，选取最合乎逻辑，也最合乎临床实践实际病情的一种见解，从而作出合理准确的诊断，做好适合的治则治法，做到安全有效的处方用药。

对于任何一种中医理论认知的基本概念、医学学说、假说来说，临床实践检验都是必要的、重要的，同时，运用演绎推理进行的逻辑证明也是不可缺少的。合乎逻辑的中医学知识，推理有据的病证论证，未见得都是真理，但中医理论认知学说与临床实践技能诊疗思维所展现出的真理内涵必定是合乎逻辑的，必定是言之成理，持之有故的。不合乎逻辑的论断、诊断，违反推理规则的结论，应被排除在科学的中医理论认知学说体系与临床实践技能诊疗思维辨证论治体系之外。医家们在自己临床实践经验事实积累的基础上，建立自己对中医理论认知与临床实践技能诊疗思维的理论观点时，都要十分重视使自己的论证合乎逻辑。

巢元方在《诸病源候论·卷二十二·霍乱病诸候·二、霍乱心腹痛候》是以“冷热不调，饮食不节，使人阴阳清浊之气相干，而变乱于肠胃之间，则成霍乱。”来论述和解释霍乱病病因、症状、病机和证候及预后的。在这个论证过程中处处可以看到演绎法的逻辑证明的作用。

我们知道，书中所言之霍乱病并非今天所说的由霍乱弧菌引起Ⅱ号病，其时我国尚未有此病暴发流行的记载，当时所言之霍乱其实多是指以呕吐、泄泻、腹痛为主症的各种胃肠道急性炎症。《诸病源候论·卷二十二·霍乱病诸候·一、霍乱候》中对该病总的病因是这样分析的："霍乱者，由人温凉不调，阴阳清浊二气有相干乱之时，其乱在于肠胃之间者，因遇饮食而变发，则心腹绞痛"，这就是说，古代医家们经过长期的临床实践经验事实的积累，认识到且证明：霍乱，是由于患者体内寒温失调，使阴阳清浊之气相干而紊乱，其乱在于肠胃之间，又适遇饮食不节，相互变化而发病，为突然脘腹绞痛。然而，巢元方经过对霍乱病临床实践诊疗思维的归纳发现，霍乱病的证候并不是固定不变的，而是有所变化、有些差异的。

为了说明霍乱病的各种证候表现，巢元方首先从霍乱病主证的证候上做了细致地分析，他在本篇对霍乱病证候的研究过程中做了如下推理：

推理（1）：

霍乱病是指因寒邪与真气相击，乱于胃肠之间，以呕吐、泄泻、腹痛为主症的各种胃肠道疾病，

如果只有冷热不调，饮食不节，

霍乱病证候的发生发展势必受到限制，只是患者体内阴阳清浊二气有相干。

因为霍乱病事实上具有多种多样的证候表现，推理中只有冷热不调，饮食不节的前提不能成立，于是他又设想：

推理（2）：

因为产生霍乱病的主症有心腹痛、呕吐、下利、心腹胀满等各个具体症状，

如果患者体内发生冷热不调，饮食不节（使风冷之气与真气相击），

医家为了求得认识霍乱病病因、症状、病机和证候，就要随其不同证候的出现，证明霍乱病的病证。

巢元方根据这个推理提出了霍乱病演化出的霍乱心腹痛候、呕吐候、下利候、心腹胀满候等本病主证的分述。但是，对霍乱病中医理论认知

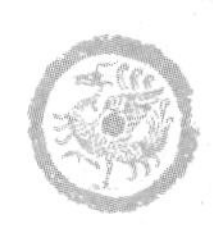

与临床实践技能诊疗思维方面的问题，并没有到此结束，或许某些霍乱病患者表现的证候，并不是只是由这些病因引起的，而是还有其他一些影响因素也能引起类似的证候。这种情况是否可能呢？这个问题又要借助于临床实践诊疗思维的力量和逻辑证明来解决。

按照巢元方在《诸病源候论·卷二十二·霍乱病诸候》下面的论述，他还进一步将霍乱病各兼证均进行了细致的病因病机分析，如本篇所讲之霍乱下利不止候、霍乱欲死候、呕哕候、烦渴候、心烦候、干呕候、心腹筑悸候、呕而烦候、四逆转筋候等，均是论述霍乱病的变证。为了分析这些临床实践诊疗思维的经验事实，还要有演绎的逻辑证明来帮助。如，

推理（3）：

霍乱之所以心腹胀满，是由于寒邪入里，与脏气邪正相搏击，上不得吐，下不得泄，气机闭塞，“故令心腹胀满。”

如果霍乱而有心腹胀满，可用“寒气与脏气相搏，真邪相攻”来解释，

则与临床实际心腹胀满候亦存在“吐利过多”证候的病情不符。

推理（4）：

患有霍乱心腹胀满候，而存在“吐利过多”证候的出现，需要有其他的病因病机来解释，

不可能只“是寒气与脏气相搏，真邪相攻”，

所以霍乱心腹胀满候本身不可能只有“不得吐利”一种病情。

推理（4）的结论否定了推理（3）中关于霍乱只是“真邪相攻，不得吐利，故令心腹胀满”的假定，因而只能认为霍乱心腹胀满候有其他的病情。经过临床再实践再推理，从书中《诸病源候论·卷二十二·霍乱病诸候·四、霍乱心腹胀满候》中，就可以看到这样的推断：“冷热不调，饮食不节，使人阴阳清浊之气相干，而变乱于肠胃之间，则成霍乱。霍乱而心腹胀满者，是寒气与脏气相搏，真邪相攻，不得吐利，故令心腹胀满。其有吐利过多，脏虚邪犹未尽，邪搏于气，气不宣发，亦令心腹胀满。”本候论述了霍乱心腹胀满的两种病情，一是“真邪相攻，不得吐利”，一是“吐利过多，脏虚邪犹未尽”。两者有虚实之分，发病

的阶段亦不一样。前者不得吐利而心腹胀满，多在病的初期早期出现，病情属实；后者吐利之后而心腹胀满者，多在病的后期晚期出现，病情属虚。证候相同，而邪正盛衰不同，颇具辨证意义。由此，医家们的见解又回到了临床实践诊疗思维辨证论治的特色。又，正邪相攻，不得吐利，以致心腹胀满，与本篇后面《十六、干霍乱候》篇相联系，又有新的演绎推理作为霍乱病的逻辑证明。干霍乱候是霍乱病的另一种类型，书中讲："冷热不调，饮食不节，使人阴阳清浊之气相干，而变乱于肠胃之间，则成霍乱。霍乱者，多吐利也。干霍乱者，是冷气搏于肠胃，致饮食不消，但腹满烦乱，绞痛短气，其肠胃先挟实，故不吐利，名为干霍乱也。"霍乱一般多有吐泻证候，而干霍乱却不吐不泻，这是由于寒邪搏结于肠胃，使饮食不能消化，只出现腹部胀满，烦乱不安，绞痛剧烈，气息短促等证候。他不同于霍乱心腹胀满候只是气机闭塞，导致心腹胀满的证候出现。而是因为肠胃先有实壅滞于里，所以才不吐不泻，称之为干霍乱。显然这又是一种新的病情。干霍乱的名称，《诸病源候论》里的记载是最早的。其病因是"冷气搏于肠胃，致饮食不消""肠胃先挟实，故不吐利"。其中"实"字，对于干霍乱的病理变化具有关键意义。在临床实践诊疗思维辨证论治时应引起注意。综合以上对霍乱病诸候各证候的分析，不难发现，霍乱病各候论述中各种证候的病机虽然各不相同，但大致总是冷热阴阳之气干乱于肠胃有关，这也就是霍乱病最为关键的病因，又是临床实践诊疗思维辨证论治霍乱病逻辑证明的依据，也就是霍乱病治疗的关键所在。在各候症状分析中与总病机不太相同之处，则是在代表方之外根据临床实际病症与逻辑推导证明需要加减用药的依据。

演绎作为临床实践诊疗思维辨证论治逻辑证明的工具，对于中医理论的形成具有重要的作用。一种中医理论认知、一个中医学学说或对中医临床疾病病证假说的提出，基础是临床实践，不经过诊疗活动和科学实验，就不可能有形成中医理论的实际资料。然而，如果仅仅有临床实际资料而缺乏科学逻辑的论证，就会使中医理论认知与临床实践技能诊疗思维科学研究成果变为临床经验材料的堆积，而没有中医理论认知，

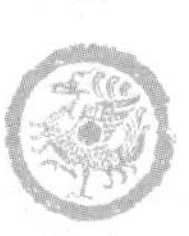

更谈不到形成系统的、全面的中医理论体系了。所以，临床实践经验事实的材料，要有演绎推理的帮助，得到提高和升华，才能真正起到建立中医理论体系的作用。

演绎推理作为逻辑证明的工具，它对中医理论的形成起推动作用，能够成为医家临床实践的助手。在中医理论认知与临床实践技能诊疗思维科学研究的思想实验和真实实验的关系上，这一点表现得很明显。在中医理论认知与临床实践技能诊疗思维形成的科学研究中，古代医家们不仅要亲历临床实践诊疗一线，亲自动手去做真刀真枪的科学观察实验，而且也会在头脑中去想象某些临床实践诊疗实验的内容，这些内容不仅包括中医理论认知的医学学说，同时也有对病因、病机、病证的演绎推理，还要确定那些适宜的治则治法以及如何论证处方用药等。用现代的语言来说，不仅设想实验的目的，还假想存在着哪些实验手段，实验条件如何起作用和实验参数的变化，并且推想整个实验过程和实验结果。这种在头脑中进行的有刀有枪、却用假刀假枪来改变对象的“实验”，就是所谓的思想实验。

我们想，古代医家在创立中医理论体系时，是应用了这种思想实验的。例如，巢元方在《诸病源候论》中，对诸如尸注、鬼疰、射工水毒、沙虱、麻风及癣、疥等病，均认为属因“虫”引起之病，这超越了前人认识的广度和深度，而赋予“虫”说更深更新的意义。但他并没有实验条件和工具观察和测定，引起这些病变的病原微生物，因而只能是在头脑中思考，思考这样一些病患都是因有“虫”之客观存在而致，设想它们的传染途径，同时，通过长期观察和临床研究，在演绎推理中作逻辑的证明，做了合乎逻辑的推论，并通过临床实践技能诊疗思维辨证论治后，通过临床疗效来进行验证，这就是所谓思想实验的过程。广义地说，在中医临床实证研究真实实验设计、技术路线设计和生物工程设计的构思过程中，都有思想实验的因素。值得注意的是，思想实验尽管在形式上、程序上与真实实验有相似之处，但它在本质上并不是改造病人机体状况，调整病变状态的药物、技术、技能等物质活动，而主要是思维活动，思想实验在主要内容上乃是一种演绎推理，乃是临床实践技能诊疗思维时中医特有的那些概念、判断之间的“相互碰撞”，是中医特色优势的观念因素之间的相互作用和相互转化。

思想实验归根到底又是真实实验的补充和延续。有些具有中医特色的思想实验无法在临床实践诊疗思维的实际中直接实现，但它有助于说明中医理论认知的人体健康与疾病自然过程的本质。思想实验的逻辑结论，往往是医家们试图通过真实实验要达到的理论目的。在传染病临床实践诊疗思维的真实实验中，医生们只能运用特有的诊疗仪器设备和技术方法，然，只运用真实实验特有的诊疗仪器设备和技术方法，却不能得到关于传染病病因、病机和发病过程及症状表现，有中医理论认知与临床实践技能诊疗思维特色的普遍规律，更何况古代中医并没有这些现代医学的诊疗仪器设备和技术方法；而在中医临床实践经验事实基础上的思想实验中，则可以想象出诸如尸注、死注、飞尸、鬼疰等病（类似今天之结核病），是因“人无问大小，腹有皆有尸虫。尸虫为性忌恶，多接引外邪，共为患害”而致。从逻辑上推演出“虫”之由来，则为“人有病注死者，人至其家，染病与死者相似，遂至于死，复易旁人，故谓之死注”，或“与患注人同共居处，或看侍扶接，而注气流移，染易得注，与病人相似，故名生注”，很明显，这是接触传染所致。“人死三年之外，魂神因作风尘，着人成病，则名风注”，这已涉及空气飞沫传染。“人有染疫疠之气致死，其余殃不息，流注子孙亲族，得病证状与死者相似，故名殃注”，此可能与密切接触传染有关，亦可能属于家族遗传。“坐席饮啖，而有外邪恶毒之气随饮食入五脏……故谓之食注”，此为经过共进饮食等消化道传染。由此可见，巢元方通过自己亲身临床实践的长期观察和临床诊疗思维研究，在思想实验中对尸注等病的传染途径做了合乎逻辑的推论。

《诸病源候论》在对每一病证逐个深入研究，在病因学方面，或提出新的认识，或提出较为符合临床实际的推论。尤其是对传染病病因的探索，不仅以临床实践实际观察到的真实实验客观事实作为背景，而且直接利用了“人与天地相参说”和“病因病机说”的思想实验。至今为止，“人与天地相参说”仍然是只可设想而不可证实的，仍然是人体养

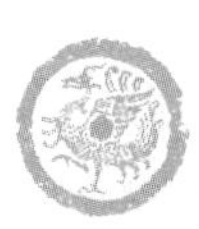

生保健、防病治病思想实验的“道具”，但是通过这个思想实验的一系列逻辑推理，却论证了关于人体跟自然生态环境和谐共处与平和安康相对性的重要原理。

有些思想实验虽可转变为真实实验，但它可以是真实实验的演习，可以在真实实验之前进行，配合真实实验，缩短真实实验的进程。在这种情况下，思想实验的逻辑结论，乃是真实实验的先导。

在中医理论认知与临床实践技能诊疗思维中，演绎法不仅是逻辑证明的工具，而且是科学预见的一种手段，这是演绎法的第二个作用。演绎推理作为临床实践诊疗思维的助手，其重要表现之一就是为医家们临床实践诊疗思维的辨证论治提供预见。在演绎过程中，把一般原理（中医理论）运用于临床实践某个具体场合，作出关于特定对象的推论，这就是预见。如果作为演绎前提的中医理论知识是正确的，推导的形式是合理的，就能够作出科学合理的预见，并指导临床实验以及对疾病的辨证论治取得成功。

在《诸病源候论》中有许多对疾病病因、症状、病机、证候和病证及预后科学预见的论述，如书中以从自然界的客观存在中去寻求病因为指导思想，并且突破了以气候异常所形成的六淫来包罗外感病因的旧有学说，提出了“乖戾之气”的新观点。预言伤寒、温病、时行、热病、疫疠五类疾病之所以能够多相染易，是因为在自然界另有“乖戾之气”的存在，而气候之温凉失节可能是一个诱因；《诸病源候论》不仅只是强调各病的传染性，而且还预言均可未病先防，在伤寒等五类提到能相染易的疾病中，不厌其烦地反复预言到“故须预服药及为方法以防之”；除了预言诸如尸注、死注、飞尸、鬼疰等病（类似今天之结核病），是因：“人无问大小，腹有皆有尸虫。尸虫为性忌恶，多接引外邪，共为患害”而致外，在“诸癞候”“久癣病”“蜃疮”“疥候”“阴疮候”等证中，也都预言有“虫”之说；《霍乱病诸候》篇中，有 21 候都预言强调“饮食不节”；预言晕车晕船不是疾病，而是由体质不同所引起，“特由质性自然，非关宿疾挟病也”；还有预言认为某些过敏性疾病也与体质直接相关，如漆疮，明确指出：“漆有毒，人有禀性畏漆，但见漆便中其毒……若火烧漆，其毒气则厉，着人急重。亦有性自耐者，终日烧煮，竟不为害也。”如此预言漆疮的发生与否，完全由于体质差异，而可能出现不同的情况。不仅这些，在《诸病源候论》的许多病证名就已明确的将对病变转归的预言包含在其中，如“虚劳无子候”，即预言虚劳可至无子；“脚气上气候”，即预言脚气病可发展为上气；“霍乱病诸病候”，即预言霍乱的并发症；“带下无子候”，即预言带下可引起不孕；等等。他在作出这些预言的过程中都运用了演绎法。当然这里的演绎过程主要表现为由一系列中医理论认知基本概念，与临床实践诊疗思维体验的经验事实相结合的医学术艺推导，这是远比一般的三段式复杂的。但医学术艺推导基本上就是演绎的过程。中医理论认知与临床实践诊疗思维作出预言是要以现实临床诊疗中辨证论治为基础的，否则就是说大话、说空话、说假话；医家的预言又是临床疾病证候演绎推理的产物，只看到过去和今天的现存证状也不会有预言。

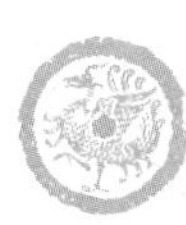

对传统中医这门古老科学的发展来说，当它主要处于搜集病患材料的经验阶段时，要作出科学预见是比较困难的。例如，在中医基础理论开始建立的时候，医学家们主要是记载某些病证的性质，偶尔也在辨证论治时，对经典方药进行化裁，然而，这个时期的医学家们的注意力主要是要在原有经典医学论著的基础上，解释已存在的某些疾病，而不是展望未来。在无法从中医理论上说明这些疾病时，在临床实践诊疗思维中感到客观疾病现象是那样的“不可捉摸”时，即使是古代最著名的医学大家也会流露出无可奈何、听天由命的情绪，更不说进行预见了。这一时期人们对神鬼的矛盾态度，在巢元方的《诸病源候论》中也存在着同样的情况。例如《诸病源候论》中对传染病病因的认识，提出了物质性“戾气”病因的新说，认为这是由于“岁时不和，寒温失节”而产生的一种大自然的“气”。但是，在传染病预防问题上，却又在服药预防之外，提出了“以法术防之”，此“法术”大多是指“存神攘辟”的符咒及意念。隋、唐医家对神鬼病因的认识就是这样矛盾的，他们面对当时发现的那些有着不可思议的疾病现象就不知所措。在此期的医学著作中，对某些疾病的认识，仍然视鬼神为致病因素，如对于某些精神性疾患，仍称之为“鬼邪”“鬼魅”，治之以法术符咒等。但是对更多的疾病，已对前代的神鬼病因提出了反思，有了自己演绎推理的预见和结论。

由于此时的中医学病因理论，加深了对一个个疾病或证候的研究，在各种具体的疾病或证候的病因追寻、病理探索、证候症状分析等方面，使中医理论认知与临床实践诊疗思维密切地结合起来。医家们一改过去依据经典论述辨证求因宛如在原始密林中摸索寻径的状况，他们相信各种各样的疾病现象也是有迹可查和有路可寻的。中医理论认知特有的思维方式方法，使医家们可以把理论演绎法用到临床实践诊疗思维及辨证论治上，医家们可以根据中医理论认知的各种医学学说，去预言有某些新的致病因素的存在，而许多预期的新的致病因素，也真的被临床实践诊疗思维的经验事实证明了。当医家们可以运用中医理论认和临床实践诊疗思维经验积累的知识，对疾病现象去做正确的预见，从而能有目的、有计划地实施治疗行动，是中医这门科学发展进步趋于成熟的标志。

一个引人注目的例子，就是对女子不孕病因的认识。这也许最可以用来说明此期医家对神鬼病因的矛盾心理。《诸病源候论》认为：“妇人无子者，其事有三也。一者坟墓不祀，二者夫妇年命相克，此二者非药能益。若夫病妇疹，须将饵，故得有效。”而同期医著《备急千金要方》对女子不孕病因的认识与此略同，“夫欲求子者，当先知夫妻本命，五行相生及德合。并本命不在子休废死墓中者，则求子可得，若其本命五行相克，及与刑杀冲破，并在子休废死墓中者，则求子则不可得”。从这些论述看来，似乎是将一部分妇女不孕病的病因归咎于神鬼作祟。事实上，还是从这两部著作的论述中可以见到，医家也试图着在医学上找到妇女不孕病的病因，为了做到这一点，首先必须从中医理论认知到临床实践诊疗思维上认识妇女不孕病的本质。医家们以中医理论认知的脏腑学说为指南，找到人之始生也，由父母之精血交结而成，以母体为依托，且神气舍心，魂魄毕具，如是则形神俱备，乃成为人的生殖化育规律。认识到人生殖功能的形成，亦源于先天，秉承于父之精血。他们在分析不孕病时发现，不孕病的产生不仅仅是女子的问题，也可能其夫有病。如《诸病源候论》言“夫病妇疹”，《备急千金要方》更具体地提出："凡人无子，当为夫妻俱有五劳七伤，虚羸百病所致。"从以为是单纯的女子之病，转而认识到男子之病也可导致不孕，这在病因认识方面是很大进步，也就是说，此期对于不孕病病因的认识与前代相比，有着十分关键的进步。不仅如此，医家还预言夫病的具体表现可有"丈夫无子者，其精清如水，冷如冰铁，皆为无子之候。又泄精，精不射出，但聚于阴（龟）头，亦无子"。有了这样的预言作演绎推理的认识，就可以针对丈夫精冷、早泄等来进行治疗，而不至于对着无病的妻子做无用功。比较进步务实的病因认识与比较落后的神鬼病因出现在同一种病的论述中，这其实并不矛盾，这是医家演绎推理深化，认识在逐渐进步的表现。应该说，不孕症即使在今天也确实是有一类病因不明、治疗干预无效的，对于这一类的病症，在缺乏解剖、生理及病理学研究的古代无法解释，不足为怪，只能将其归咎于所谓"坟墓不祀"与"年命相克"，但通过演绎推理的推导，隋唐医家也明确地将其划出了可治的范畴，给予了预期的结论。

从这个例子我们是否可以这样认为：医家在临床实践诊疗思维辨证论治时，根据自己的临床经验以某种科学预见去做诊疗行动，表现了中医理论认知对临床实践有重要的指导作用，也显示出演绎推理的意义。实际上，凡是医家在临床实践诊疗思维辨证论治中的自觉行动，都是以某种预见为先行的，都离不开中医理论的推导。

医家们在临床实践诊疗思维辨证论治的自觉行动中证实或修正原来对疾病病证的预见，也就是临床实践客观事实对中医理论的检验，而临床实践的检验也离不开演绎推理。

医家在临床实践诊疗思维中，对疾病病证病因、症状、病机、证候和病证及预后所作出的中医学假说和中医理论，是中医科学研究成果的重要形式，而这些中医学假说和中医理论的形成、发展都要以演绎推理作为必要的环节，这就是演绎法的重要作用。中医学假说和中医理论的形成要靠临床诊疗实践，靠演绎推理来充当临床诊疗实践的助手。中医学假说和中医理论的检验和发展也要靠临床诊疗实践和演绎推理，参与过临床实践诊疗活动的中医工作者都知道，临床实践是检验医家们对疾

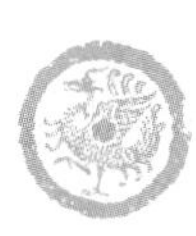

病的认识是否具有真理性、合理性的根本标准，临床实践是判决医家诊疗思维是非的“终审法官”。同时，医家们又要注意到，就中医学方法论研究而言，一个带有普遍性的中医理论（包括医学学说、中医学假说）是不能靠临床实践去直接证明的。我们可以从病人病患的症状、脉象、神色、语态、病人的生活环境与习性等等方面，理性客观地去证明中医理论认知的各种医学学说，但不可能利用既非证候又非疗效之类的“万能之病机、治则、治法”，感性主观地去测定医术高低优劣，抛开这种或那种与病患密切相关的具体事件，就无从直接检验临床实践诊疗思维的真实性、合理性、科学性。医家们可以从症状或脉象等临床证候的产生中去检验中医理论认知的脏腑学说，但不能用既非症状又非脉象的“一般体检数理化体征指标”来证明中医理论认知的脏腑学说是否正确。

那么，临床实践检验中医理论的过程究竟是怎样实现的呢？通常的做法是，首先要从待验证的普遍性的中医理论推演一个或几个关系特殊病证的具体结论；再用它去设计实验，指导观测；通过实验观测，推演出的具体结论或者被证实，或者被否定；再从这种结局去论证待检验的中医理论认知在多大程度上是正确的（或者是谬误的）。

下面就用图来表示一下检验中医理论的过程：

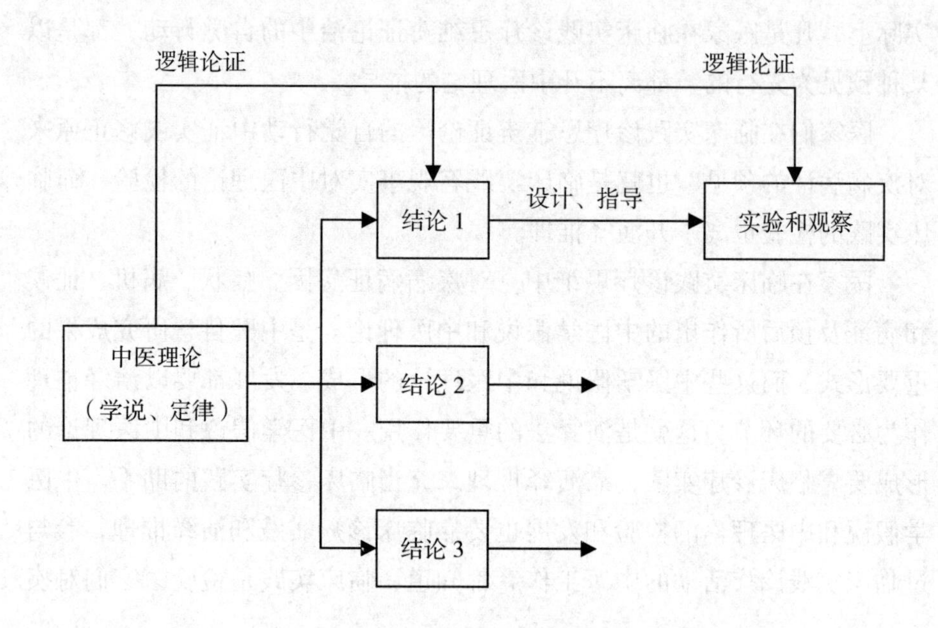

从这个图示可以看出，临床实验对于中医理论的检验是有一定结构的，在这里有从临床实验回到中医理论的再归纳（逻辑论证），而作为检验的第一步则有演绎的逻辑推论。把临床实验证实中医理论的过程和环节想得太简单，是不符合中医学发展史的实际的，也是不利于中医科学方法论的学习和研究的。

对中医理论认知经络学说这一假说的临床实践检验就是一个很好的例子。经络的说法由来已久，这一学说千百年来指导着中医药学特别是针灸学的理论与临床，是中医学尤其是针灸学、导引气功推拿按摩学的理论核心。中医基础理论认为，经络，为将人体内外、脏腑、肢节等联成一体，运行血气的通道。经络之解剖、生理、病理等系统理论，构成了经络学说。尽管近现代以来有人对它颇多微词，不以为然，但在从古到今的很长时期里，经络的存在与否，却既没有得到证实也没有被推翻。直到现在，认为人体内气血津液的运行通道是经络系统的观点，仍然是中医药学，特别是针灸学、推拿按摩学等所依赖的中医理论认知的基本假说之一。

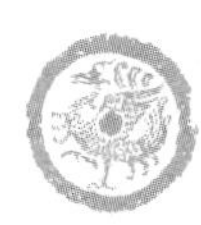

针灸经验与理论知识的总结，与传统中医学独特理论经络学说的形成与发展，关系十分密切。针灸学理论、学说、技术、方法等，也是一个有着悠久历史的学问，鉴于经络学说在中医药学中，特别是在针灸学中的核心理论地位，历史上就有许多医家们设想了经络、腧穴所具有的种种性质和功用，致力于讲清天地之形态气化与人体之解剖、生理、病理之间密切相关的联系，并试图在临床实践诊疗思维中用实际验证来证实经络学说这个假说，其中集大成者就有隋代皇甫谧。皇氏撰述的针灸学著作《黄帝针灸甲乙经》的思想方法，是以继承《素问》《灵枢》与《明堂孔穴针灸治要》之天人相应观点为指导的。他把这一思想方法用之以指导针灸学之思想方法，并给予了系统化，并运用以论述腧穴、经络、疾病理论、针灸治疗理论与思想方法等等。除此之外，皇甫谧以临床实用为依据，遵循了“事类相从，聚之义也”思想方法的指导，对《素问》等三部经典著作有关针灸理论与经验，进行了系统的整理研究，特别是有关经络、腧穴、疾病主治、针灸方法、治疗禁忌、预后等，分析综合，以类归并，删繁就简，论其精要，以求循名责实。这样的思想方法，符合医学科学发展之规律，又为针灸学、经络学说注入了新的丰富内容与科学的思维方法，将中国中医针灸向前推进了一大步。

在临床实践诊疗思维中，历代医家都会用经络学说来阐说临床病证的病因、病机与证候。巢元方《诸病源候论·卷二十二·霍乱病诸候·霍乱转筋候》也曾从经络学说上，对霍乱转筋做了具体阐述："霍乱而转筋者，由冷气入于筋故也。足之三阴三阳之筋起于人足指，手之三阴三阳之筋始于手指，并循络于身。夫霍乱大吐下之后，阴阳俱虚，其血气虚极，则手足逆冷，而荣卫不理，寒搏于筋，则筋为之转；冷入足之三阴三阳，则脚筋转；冷入手之三阴三阳，则手筋转。随冷所入之筋，筋则转。转者，皆由邪冷之气，击动其筋而转也。"这个推论告诉我们，霍乱病频繁的吐泻，损失大量水液，以致全身脱水。"脱水"是脱水引起的肌肉痉挛，以腓肠肌及腹直肌痉挛为多见，用经络学说对霍乱转筋作具体阐述，清晰明白，使人对霍乱转筋的病因、病机以及证候等一目了然。然，"转筋"一症，并不是霍乱病所独具，有些气血亏虚，筋脉失养的病人，也可出现这个症状，所以本篇六、霍乱不利不止候，云："利不止，虚冷气极，冷入于筋，则变转筋。"对此亦有阐述。

书中另有论述转筋的病理，首先指出"血气不足，阴阳虚"的内在因素，由于这个因素，筋脉失去阳气的温煦、阴液的濡养，风寒邪气相搏，筋伤脉急，所以容易转筋。还说："转者，谓其转动也。经云足太阳下，血气皆少则喜转筋、喜踵下痛者，是血气少则易虚，虚而风冷乘之故也。"这里没有冠以霍乱名称，因为转筋不仅见于霍乱病，故又专条加以叙述，但以《灵枢经》中经络之说来进行阐释。而其后的《筋急候》篇"凡筋中于风热则弛纵，中于风冷则挛急。十二经筋皆起于手足指，循络于身也。体虚弱，若中风寒，随邪所中之筋，则挛急不可屈伸"，与《结筋候》篇"凡筋中于风热则弛纵，中于风冷则挛急。十二经筋皆起于手足指，循络于身也。体虚者，风冷之气中之，冷气停积，故结聚，谓之结筋也"。对转筋之证候的区别，也有阐说，依其所言，这两候病因相近，病机相似，只是一候为"中风寒，随邪所中之筋，则挛急不可屈伸”。而另一候是“风冷之气中之，冷气停积，故结聚，谓之结筋也”。名称有所不同，但都是用经络学说来阐说的。

然而，对理论性的经络学说假说的证实（或否证），却不像检验天地万物之气生生不息千变万化，以及临床疾病证候变化这个事实那样直接，因为用肉眼看不到经络，但又不能因为肉眼看不见经络就断言它不存在。然而，时至今日，仍有许多学者还是认为：经络只是古人头脑中假想出来的，一条沟通联结脏腑与脏腑、脏腑与体表、体表与体表之间联系的通道，并没有什么实质上的组织结构存在。事实上，在中医理论认知与临床实践技能诊疗思维中，无论是中医针灸的循经取穴，推拿按摩的依经选区；还是中医四诊的经络辨证，中药处方作用的归经气味；以及气功修炼的导引行气等，以上这些都是以经络学说的理论为基础的。如果这样的中医临床实践诊疗思维所遵循的都只是些假想的通道，那它的这些技能、技术、技法、技艺等，早就应该被临床事实证明无效、早就该被淘汰更换掉了，可是到现在却为何长久存在，长期使用，未被医家和患者遗弃呢？虽然近现代以来，有不少医家、学者通过各种方式方法对针灸、对经络进行了大量的检验和论证，但思路和技术方法的局限，仍然不能通过解释其中的奥妙，为不相信经络学说的人们答疑释惑。一直到近年，我国中国科学院，有位做过多年解剖学、生理学的祝总骧教授，被有关部门调派去研究经络。起初他也并不相信人体中有经络，所以想用生物物理学等方法，证明经络根本就是不存在的，即证明经络学说是伪科学，也就是古人头脑中假想的通道。但这却使在他无意之中，才找到了一个检验针灸、经络学假说的途径。

祝总骧教授是怎样对针灸、经络学假说进行检验的呢？他首先从这一假说出发进行演绎推理，得出这样的结论：古人们不可能用复杂的方法，以及精密的仪器来发现经络，所以我们今天的研究方法，越简单越好。因此，祝教授采用的研究方法并不高端复杂，甚至简单到让人意想不到的地步。他是用声学的方法研究发现，人体中的经脉循行线具有高振动音特性，只要用尖橡胶叩诊锤，轻轻叩击前臂，按在前臂任一地方的听诊器就可以听到叩击声，当叩击到经脉循行线时，会听到比叩击非

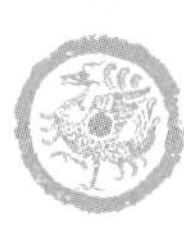

经脉循行线区域高亢的声音。那为什么经脉循行具有高振动音特性，祝教授作了进一步的解剖探寻，研究发现，在经脉循行线的深肌层，有一条纤细的结缔组织束，贯穿经脉全程，但它到底什么功能，起什么作用，现在还不清楚。祝教授又从经络学说作出推断：既然声学的方法研究发现了经脉循行线具有传播高振动音的特性，以及解剖出神秘纤细的结缔组织束，那它与其他组织结构的传导性，也应不尽一样。有了这样的推演结论，并在这个结论指导下，祝教育又设计了电学的方法，测定出经脉循行线具有低阻抗特性，再用解剖研究发现经脉循行线的表皮，角质层薄，导电性能好，于是就使经脉具有低阻抗特性。但是这样的结构对经脉来说，生理意义是什么，又不得而知。尽管如此，随后的几十年里祝教授的研究团队，巧妙地运用上述声学和电学的方法，测试了几万人，都能够准确地找到中医理论认知的这 14 经脉的循行线，这和《黄帝内经》《黄帝针灸甲乙经》等医著中记述的经脉循行线，以及一千多年前宋代浇铸制造的针灸铜人模型上面的经脉循行线基本一致。于是，一个原本对经络学说不以为然，不相信人体中有经络，为了证明经络学说是伪科学而研究经络的人，如今通过自己亲自设计实验的观察结果，并未证明经络根本就是不存在的，这个实验的否定结果，说明了经络学说的假说是伪科学是不能成立的。因此，他比任何人都相信经络的客观存在，由此断言只要有生命，就有经络。“经络是生命的基本特征之一”。这就是说，首先要从经络存在的假说推演出经络应当具有传感特性的结论，并试图从否定这个结论去推翻原有的经络存在的假说，然实验结果不但证实了经络存在的事实，同时为各式各样对针灸学、经络学说的新探索——如针刺传感速度观测方法、超微红外摄像的热成像学方法、超微冷光摄像的光学方法、应用放射性同位素的计算机断层扫描方法，以及用生物化学的离子浓度等方法的产生，奠定了实验基础。

中医学假说和中医理论的临床实践检验需要演绎推理作为逻辑的桥梁。而且，在对一个中医理论认知进行临床实践检验之前，其推理形式是否合理也可以在一定程度上判定这个中医理论认知是否成熟和是否正确。人们常说一篇科技论文要经得起推敲，这里的“推敲”在很大程度上，就是要考察立论是否合乎逻辑和语法是否正确。任何中医理论认知的医学学说，如果没有做到言之成理和持之有故，就不可能达到完善的程度。“自圆其说”的说理未必是正确的，但如果连自圆其说也做不到的，就失去了成为中医理论的起码条件。

中医理论的临床实践检验之中有逻辑推理的环节，逻辑论证也是中医理论能否成立的条件之一，这是否意味着削弱临床实践的意义或把逻辑证明与临床实践验证并列起来呢？不是的。逻辑的推理和论证固然有它相对独立的意义（否则整个中医学就不能成立），然而，中医理论认知与临床实践诊疗思维所用的逻辑推理规则和形式并不是超临床实践的，归根到底，临床实践也是中医理论认知与临床实践诊疗思维所用逻辑的基础。正如列宁所写道：“人的实验经过千百万次的重复，它在人的意识中以逻辑的格固定下来，这些格正是（而且只是）由于千百万次的重复才有着先入之见的巩固性和公理的性质。”（列宁全集［M］．北京：中国人民大学出版社，1955—1963 版．后文中相关引文均出自此版本）我们不应当把临床实践检验和逻辑论证对立起来，而应当在中医理论认知与临床实践技能诊疗思维科学研究中，恰当地运用这两者，并使它们互相补充、互相促进。

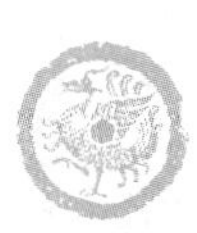

五、精神性疾患怎样被巢元方视为鬼邪、鬼魅之病

——演绎的局限性

巢元方的《诸病源候论》记述，他在对风病诸候的归纳中，发现有这样一类病证与风癫、风狂等病相类似，一是，有些患者“凡邪气鬼物所为病也，其状不同。或言语错谬，或啼哭惊走，或癫狂惛乱，或喜怒悲笑，或太怖惧如人来逐，或歌谣咏啸，或不肯语”。二是，另有些患者“凡人有为鬼物所魅，则好悲而心自动，或心乱如醉，狂言惊怖，向壁悲啼，梦寐喜魇，或与鬼神交通，病苦乍寒乍热，心腹满，短气，不能饮食，此魅之所持也”。这些患者，实际上就是些患有精神性疾病的病人。然而，他并没有在“这是一种情志方面的病变”这个意义上认识

所发现的这些疾病，而把它们看成是一些遇到鬼邪附体产生的证候，将其叫作“鬼邪候”“鬼魅候”。为什么巢元方仍然视鬼神为致病因素，却不能给予正确的解释呢？

巢元方的失误就出在推理上，在他所处的那个时代，医家们对神鬼病因的认识是矛盾的，对某些疾病的认识，仍然视鬼神为致病因素。这使他们虽然对某些疾病的病因病机，着重于从对自然界中客观事物的探求提出新的认识，或提出较为符合实际的推论，但出于对神鬼病因的矛盾心理，对于那些用传统的、普遍的疾病病因难以解释的疾病现象，就只能将其归咎于所谓“鬼邪”“鬼魅”，治之以法术符咒等。但这个解释不能科学地说明各种疾病病变的过程和疾病病因、病机、病候与病证的本质，乃是一种不正确的假说。巢元方对于各类疾病病证的论述，实际上已对前代的神鬼病因提出了一些反思。然而，却仍用神鬼病因去对一些病证的病因、病机、证候等进行推理，即如：“若脉来迟伏，或如鸡啄，或去，此邪物也。若脉来弱，绵绵迟伏，或绵绵不知度数，而颜色不变，此邪病也。脉来乍大乍小，乍短乍长，为祸脉。……一来调，一来速，鬼邪也。脉有表无里，邪之祟上得鬼病也”“或与鬼神交通，病苦乍寒乍热，心腹满，短气，不能饮食，此魅之所持也”。只是因为这类病证，又与风癫、风狂等病相类似，都属于“风者善行而数变”的范围，故才同列于风病诸候中。

巢元方所观测到的临床病变事实是显而易见的，他所用的推理形式也是无懈可击的。令人遗憾的则是他的推论是从不完全正确的大前提——一种谬误的神鬼病因理论出发的，所以，他不仅在“神鬼病因”这一点上处于被动地位，自然更不能用去情志方面的病变，来说明精神性疾病的本质了。而这正如恩格斯深刻地指出所说的那样：“从歪曲的、片面的、错误的前提出发，循着错误的、弯曲的、不可靠的途径行进，往往当真理碰到鼻尖上的时候还是没有得到真理。”（《马克思恩格斯选集》）

推理的前提可能是歪曲的、片面的、错误的，这是演绎法本身无法判明的，也可以说是演绎法的一种局限。

演绎是从普遍原则过渡到特殊事例的基本过程，从形式上说，它似乎是没有局限性的。人们可以不管推理的前提在内容上是合乎客观实际的（正确的）还是脱离实际的（谬误的），而只去考虑前提与结论是否有必然的联系，如果有，就是合理的演绎。例如，从M是P和S是M（M是饮食；p是中毒；s是饮酒）这两个前提出发，必然地、唯一地会得出S是P的结论，这个推论在任何条件下（不受条件局限）都是合理的。如《诸病源候论·卷二十六·蛊毒病诸候下·诸饮食中毒候》有言："凡人往往因饮食忽然困闷，少时致甚，乃至死者，名为饮食中毒。"对"饮食中毒"作了定义的叙述，明确地提出了"饮食中毒"这一概念，也就是说，如果人原本无疾，却因饮食造成精神困顿，心中烦闷，很快就病势加重，甚至死亡，这就是饮食中毒，即M是P。这是关于饮食中毒的一次理论性总结。而《饮酒中毒候》篇中所言："凡酒性有毒，人若饮之，有不能消，便令人烦毒闷乱。"就是讲，因为酒性有毒，人若饮之，不能消化吸收，就会"人烦毒闷"，因此，这种不适是由于饮酒造成的，即S是M。这就可以被视为饮酒中毒，这时必然地、唯一地会得出饮酒是饮食中毒的结论，也就是S是P。由此可见，书中所讲因饮食因素，忽然令人困闷，短时致甚，乃或至死，就是饮食中毒这个推论是合理的。

反之，如果从S是M和P是M的前提出发，得出S是P的结论，这就违反了演绎推理的规则——前提与结论之间没有必然的联系，这种推论在任何条件下都不可能是合理的。亦如上例，如果从S是M是饮酒引起的饮食中毒，而P是M是饮食放有书中所讲的某种毒药的酒引起的"饮食中毒"，就得出饮酒就是服食毒药的结论，这个推论显然不可能是合理的，因为饮酒和饮毒酒之间完全不同，酒无毒，少饮对人体有益，饮酒过量才会引起酒精中毒，而毒酒则不然，少量饮用就会致人中毒，甚至于致死，它们之间有着本质上的差异。由是，这个S是P的结论，就违反了演绎推理的规则——前提与结论之间没有必然的联系，这种推论不可能是合理的。

然而，在中医理论认知与临床实践技能诊疗思维科学研究中，实际

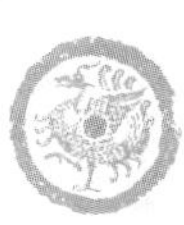

地运用演绎法的时候，医家们不能不考虑诊疗思维辨证论治时推理的前提，在内容上是正确的还是错误的，因为这时医家们所面对的是临床现实中疾病患者的病痛，不只是在逻辑上讨论病变的形式，而是在应用逻辑，特别是辩证逻辑在辨证论治疾病。如前所述，在中医理论认知与临床实践技能诊疗思维科学认识疾病中的演绎前提，可能是中医理论认知的各种医学学说的公理或基础理论、基本概念，也可能是中医临床实践技能诊疗思维的经验定律或假说。医学学说公理的正确性是不证自明的，这个公理演绎法应当有很大的可靠性，然而，医学学说公理毕竟是古代中国医学理论认知与临床实践技能诊疗思维知识中的极少部分，并且大都是中国古代医家临床实践经验、技能掌握以及诊疗思维，与亲身经历过之各种疾病简单关系的反映。中医理论体系认知是经过长期临床实践事实证明的、具有客观真理性的知识体系，以中医基础理论（及导出的辨证论治原理）作为推理的前提，进行辨证论治演绎也确有较大的可靠性。但是，医家们切不可忘记，中医临床实践证明和客观真理性都有其相对性，不能把中医理论和由中医理论通过临床实践技能诊疗思维出发辨证论治的推论，都看作是永恒不变的、绝对可靠的东西。至于经过前人临床实践经验事实积累与升华，所得到的中医临床实践经验定律和假说，更是在不断更新和提高的过程中，有待发展和验证的东西，由它们作临床实践诊疗思维辨证论治前提的演绎，其可靠性就更小些。

临床实践诊疗思维辨证论治演绎的前提制约着辨证论治推理的结果。虽然作为辨证论治的前提，中医理论认知的公理、理论、经验、假设都不是医家头脑里纯思辨的产物，都是历代医家们在他们亲身经历过的临床实践中，运用理法方药归纳、取象比类、术数等方法得到的。但是，仅凭演绎本身并不能保证他们诊疗思维辨证论治的前提的正确性，演绎不能自己给自己奠定辨证论治推理的基础。只靠演绎法还不足以鉴别或识别其辨证论治前提是否真实、客观、准确，诊疗思维中演绎的前提是否正确，在进行对疾病辨证论治推理时往往是不清楚的。

例如，在巢元方从神鬼病因学说出发进行推理时，他并不认为这种假说是未被临床实践经验事实证实而且是不正确的，反而把它当成可靠的理论来加以论述。事实上，从这一部医著的论述中可以见到，比较进步的病因认识与比较落后的神鬼病因出现在对同一种疾病的论述中，这其实并不奇怪，这是医家对疾病现象认识在逐渐进步的表现。巢元方的高明之处在于他对临床各科疾病广收博采，系统地予以编纂和分类，而且对每一病证都作了逐个研究，并且看到了新的临床病变事实与旧的假说之间的矛盾，并力图抛弃神鬼病因，或提出新的认识，或提出较为符合临床实际病变的推论，而不是把新的临床病变事实纳入以神鬼病因为前提的理论框架中去。在他看来，“医之作也，求百病之本而善则能全”，通过自己亲身经历的医疗实践诊疗思维，对各种各样疾病病因的探寻，认识到不能寄托于虚无的神鬼，也不满足于传统中医病因学的“三因学说”，而是着重于从自然界中客观存在的事物中去寻求，如：其对传染病的认识已基本上摆脱了鬼神病因观的影响，也未完全为笼统的“三因学说”所制约，而是提出了“乖戾之气”的新观点；通过长期观察和临床研究，对属因“虫”引起之传染病的认识超越了前人认识的广度和深度，而赋予“虫”说更深更新的意义，不仅对尸注等病的传播途径作了合乎逻辑的推论，还比较确切地描述了各式各样“虫”媒引发的传染病病因和发病过程、症状表现，以及预言某些预防发病或治疗的方法；在对杂病病因的认识中，强调饮食卫生，提出食物中毒、饮食不节、虫蝇污染等客观而细致的论述；还从对各种具体疾病的研究中，认识到先天体质因素与水土因素影响疾病发生发展的特异性，其准确性经得起时间和科学的检验，至死不衰；对一些病因不清、病机不明，治疗无效的病证，也尽可能地明确将其划出了可治的范畴。凡此种种，充分说明，巢元方不仅在各种具体的疾病或证候的病因追寻、病理探索、证候症状分析等方面，取得了不少重要发现，而且在中医病因学和证候学的认知中均有显著进步，这确实是非常的难能可贵。

在中医理论认知与临床实践技能诊疗思维中，演绎法受推理前提可靠性的制约，如果医家不加以警觉，误将一些非病变本质，只是外在之标的证候，作为推论病因、推测病机乃至推断病证的依据，他会从谬误的前提出发导致不正确的结论，尽管这不是演绎过程本身的罪过，但毕竟限制着演绎法的作用范围，影响了演绎的声誉，更为严重的是，医家的诊疗思维如果在对病变事实的演绎中产生了谬误的前提，那他的辨证论治就有可能产生误诊或错判，这对治疗的功效就会产生不良的影响，给患者造成伤害。因此，从事中医理论认知与临床实践技能科学研究的人，既要充分重视演绎推理的重要作用，在诊疗思维辨证论治中严格遵守逻辑规则，又要时刻保持清醒的头脑，不拘泥于自己的推理前提，盲目相信某种假说或理论的权威性，在临床实践病变事实面前，应当敢于独立思考，练成敏锐的洞察力，乃至有一定的怀疑精神。恩格斯在《反杜林论》的准备材料中曾对演绎推论作出过这样的评述："如果我们有正确的前提，并且把思维规律正确地运用于这些前提，那么结果必定与现实相符，正如同解析几何的演算必定与几何作图相符一样，尽管二者是完全不同的方法，但是遗憾的是，这种情形几乎从来没有，或者只是在非常简单的运算中才有。"任何演绎都是有其逻辑必然性的，但推理的前提绝对正确则是比较少有的，中医理论认知与临床实践技能诊疗思维辨证论治就更不用说了。这绝不是要医家们怀疑演绎规则的可靠性，而是说，无论是中医理论认知的继承和发展，还是中医临床实践技能诊疗思维辨证论治特色的把握和运用，都不能固守于已有的知识和传统的成见。

神鬼病因是一个错误的假说，巢元方不迷信它，因而提出流行性传染病如单纯触冒寒毒之气，则不传染；但如"感其乖戾之气而发病"，则多相传易的新观点，而隋唐时期的医学思想，由于实证手段缺乏，仍然存在着传统推理猜测的软弱性，故对某些医治无效疾病的认识，因无法解释，就仍然视鬼神为致病因素，从错误的假说出发去解释临床实践诊疗思维新发现，结果放过了真理。那么在中医理论认知与临床实践技能诊疗思维科学研究中，是否有了正确的推理前提就行了呢？是否只要有正确的大前提就会导出正确的结论呢？在辨证论治演绎过程中，只有大前提本身正确还不够，如前所述，正确的大前提还要适用于小前提所指的特定对象，在大小前提之间有恰当的蕴涵关系，否则，也会使辨证论治所进行的推理失败。在这一点上，演绎法的应用也是受限制的。

隋唐时期对服石中毒的认识说明了正确的前提还要考虑适用性的问题。如前所述，服石曾经是魏晋时期士大夫的一种时尚。服石的毒性作用，晋代皇甫谧对此已有了认识。但隋唐医家对此认识更为深刻而具体，进一步注意到，服石能引起各种疾病，如消渴病是隋唐医家给予重点研究之疾病，他们就以为消渴病的病因，即是患者少时服五石所致，“夫消渴者，渴不止，不小便是也。由少服五石诸丸散，积经年岁，石势结于肾中，使人下焦虚热，及至年衰，血气减少，不复能制于石，石势独盛，则肾为之燥。故引水而不小便也。其病变多发痈疽。此坐热气留于经络不引，血气壅涩，故成痈脓”。由于巢元方《诸病源候论》成书年代，正是六朝炼丹术盛行，服用五石散、寒食散一类石药的风气很盛，后遗症亦多。故此书卷五中，对消渴、渴利、内消、强中等候的论述，都指出与服用五石有关，“而世人之患病者，由不能以斯为戒”。

消渴病在《金匮》，没有分证，至《诸病源候论》中所指出的消渴病诸候，分为消渴、渴利、内消三个证候本身都是正确的，尽管也认为“夫人渴病者，皆由脏腑不和，经络虚竭所为”。然而，从这些证候出发去推导消渴病病机规律却不能与临床事实完全符合，或者说用于这些推论，不能完全适用于解释消渴病患者所出现的病因、病机、证候的对象。现今知道消渴病主要包括或类似于今之糖尿病，该病由于易罹患高血糖，并由之发生。我们所看到的是，在《消渴候》篇中，又指出消渴的另一个原因，是由于平日多吃了高糖厚味美食或肥腻的东西，而成“脾瘅”，发展亦为消渴。此外，还论及到消渴病的并发症痈疽。其原因是由于石药热气留滞于经络，血气壅滞不通，热毒的熏蒸而致。这其实是由于患者体内内分泌紊乱、糖代谢异常、机体抵抗力减弱而形成的。

后面，在《诸病源候论·卷六·解散病诸候》中，巢元方论述解散病，又重点叙述解救寒食散发动为病的各种症候，但这里对消渴病症候的阐述就比较少了。隋唐医家们所能观察到的只是一系列临床上的疾病表现与环绕在病人周围的各种自然与人文环境，因为时代与研究手段的限制，为了总结经验、寻求治法的需要，他们只能根据临床上应用望、闻、问、切等各种手段对病情进行研究，并结合观察病人周边客体的多

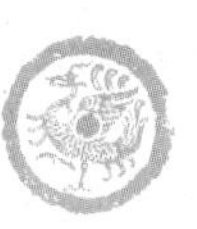

种信息分门别类，进行归纳分析、整理综合，作为小前提的特定对象，再以中医理论认知为演绎推理的大前提，也充分考虑到它的应用性，以便在临床实践技能诊疗思维辨证论治时，从中找出某种规律，作出对该患者病证病因病机正确的推测，此即以理法方药为守则的辨证论治过程。

人们在日常生活中，医家们在中医理论认知与临床实践技能诊疗思维科学研究中，都难免会遇到这样一种情况：在碰到一件新的事实的时候，或者说医家们在中医理论认知与临床实践技能诊疗思维科学研究中，通过调查研究找到或临床实践观察看到，某种疾病病证出现了新的证候、病机或变证时，就想去解释它，而且在解释的时候首先不是去想新的病变事实会打破什么传统观念，也不是去想新的病变事实会超越出已有中医理论的某些范围，相反，人们立即会用已经成型的见解或公认的见解去说明这件事实，用演绎法把新的病变事实纳入原有中医理论的逻辑体系中。这种做法对大多数医家日常诊疗中，处理常见病、多发病一般情况下，已经习以为常，往往可能获得成功，也可能会有良好的疗效。即新的病变作为某些疾病或其兼证、变证的重复出现，能够用已有辨证论治理法方药原理解释，这有利于补充完善已有中医理论，也有利于开拓中医理法方药新的应用领域。但是，这种做法也有可能失误，甚至可能会失败。这是由于，任何中医理论认知的医学学说（包括正确的中医基础理论基本概念、独具中医特色科学的辨证思维方法）都有自己的适用范围，把超出它的应用范围的病变事实，硬是纳入某种中医理论认知中，难以避免地会出现南辕北辙、张冠李戴、似是而非的释义，乃至言不及义诡辩、强词夺理狡辩的情况，这就会导致临床实践诊疗思维时推论的失败，以至于误诊、错治。

巢元方在《诸病源候论·卷六·解散病诸候》中，论证了解散病的很多问题。这些论述，许多都是应用了演绎法假言推理的，但“凡此诸救，皆吾所亲更也，试之不借问于他人也，要当违人理，反常性”，大多反映了巢元方对解散病的独特认识。其中，在《寒食散发候》篇中，首先提出“散脉”，体现了当时重视脉诊，以“平脉辨证”为主的学术思想；其次，提出服寒食散有“易发”与“难发”之别，这大都与服散之人个体的体质相关；再其后接续提出，服寒食散的将息方法；论述解散对治方法；论证药物性能，草药与石药，药力药效参差不齐，应熟悉掌握，有一定的适应证，不能盲目滥用；提出服寒食散要了解解散方法，并列举了受害者的事例，以资警戒；提出服寒食散的具体方法；集中讨论违反将息法度的各种原因和见症，也重点叙述解救寒食散发动为病的各种症候，并提出一些治疗方法；重申服用寒食散不得法有性命危险，能解救方法亦异乎寻常；最后归纳了服散以后有几个反常的症候，谓之“六反”“七急”“八不可”“三无疑”，急需注意和应该避免。文中有一段文述病例为证，读来足以发人深省，其文云：“河东裴季彦服药失度，而处三公之尊，人不敢强所欲，已错之后，其不能自知，左右人不解救之。救之法，但饮冷水，以水洗之。用水数百石，寒遂甚，命绝于水中，良可痛也。夫以十石焦炭，二百石水沃之，则炭灭矣。药热虽甚，未如十石之火也。沃之不已，寒足杀人，何怨于药乎，不可不晓此意。世人失救者，例多如此。”巢氏所讲的这个病例中，那位河东裴季彦患者治疗的失误，就在于他与其家人把用冷水解救寒食散，看作是一切解救寒食散发动为病各种症候现象的理论指导，并只把大量冷水洗之方法当作寒食散发动为病的解救方法，乃至将息失度。他们不了解服用寒食散“药热虽甚”，但火力并不是很大，也不是必须要用大量冷水沃之才能缓解的。而是要知晓解救寒食散发动为病的治疗方法，“欲服此药者，不唯已自知也，家人皆宜习之，使熟解其法，乃可用相救也”。虽然服用寒食散不得法有性命危险，能解救方法亦异乎寻常，“然死生大事也，如知可生，而不救之，非仁者也。唯仁者心不已，必冒犯怒而治之，为亲戚之故，不但其人而已”。而对“务违常理”“委心弃本”之举都不应该置疑，这种行为遵守的是服食寒食散要了解解散方法和解救方法，在对解救解散病发动的诊疗思维中，正确推断的前提必须要考虑适用性的问题，仅用“热者寒之”的病机学说理论，是推不出解救寒食散发动为病各种症候的行为规律的。

正因为这样，医家们在中医理论认知与临床实践技能诊疗思维中进行推论时，不仅要注意抛弃那些错误的前提，而且要把正确的前提用到

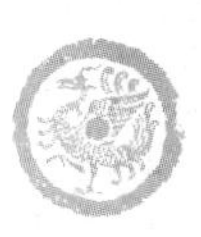

适当的地方，也就是临床实践辨证论治的过程中。在遇到某些新的病变事实时，既不能标新立异轻易地宣称已有的传统中医原理已经过时，也不能固执己见简单地从已有中医理论出发做出判断。同时，医家们也要注意到，一定范围内有效的中医理论认知，去解释临床实践诊疗思维所发现的、性质不同的新的病变事实的情况是难免会发生的，这尽管只是演绎法的一种局限，但并不全是坏事。从已有的中医理论原理去解释和推论中医理论认知原理以外的新的病变事实，必然会碰到无法说明的问题和逻辑上的矛盾。这就会使人们与医家们看到这种中医理论认知的应有的适用范围，并有助于推动新的中医理论认知的确立，使整个中医理论认知体系与临床实践技能诊疗思维得到继承、创新、发展和升华。

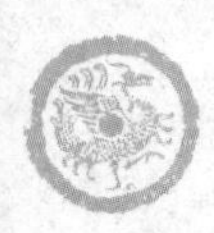

第二节　证候与病机的演绎与证伪

演绎法也是中医基础理论与中医临床实践技能诊疗思维研究中的一种科学方法，它是在医家对疾病病证引发的各种证候进行归纳整理后，根据前人经验（经典中的中医理论认知）和自己在临床实践时亲自观察到的病变事实，与自身以往的临床经验，进行了诊疗思维后对证候与病机相关性的推论过程。它应该既是医家对疾病本质与特征科学推论的方法，又是对医家临床实践诊疗思维即辨证论治科学论证的方法。换句话说，医家在临床实践技能诊疗思维辨证论治的过程，就是在针对病证四诊合参后，再进行理法方药的演绎与证伪。因此，它在中医学方法论研究学科领域，既可以被疾病病证辨证科学推论逻辑所探讨，也可以被医家临床实践诊疗思维论治成效科学检验逻辑所探讨。然，本小节论述的重点，只是想简要地讨论一下，演绎法在医家临床实践诊疗思维中辨证论治成效科学检验中的作用，即探讨演绎证伪法。同时，为了正确地认识演绎法在中医基础理论与中医临床实践技能诊疗思维科学研究中的作用，对演绎法在对疾病本质特征科学论证中的作用，也给予适当的关注。

一、演绎法，中医临床实践诊疗思维的科学推理

演绎法同归纳法一样，是医家们在中医理论认知与中医临床实践技能诊疗思维过程中，必须经常运用的推理方法，它也是经验自然科学广泛使用的最一般的推理方法。然而，对演绎法在中医基础理论与中医临床实践技能诊疗思维中所起的作用问题，在实际意义上就存在着某些不同的理解。

在原始中医学知识的积累与发展中起着重要作用的是直观思维。在原始的医疗实践中，医家们在直观下感知，在直观下将感知的知识积累起来，又在直观下将感知记忆而积累起来的医疗知识进行比较，在比较中获得新的领悟，从而产生悟性思维，这就是直观思维的全过程。显而易见，假如医家们原始的诊疗思维仅停留于“领悟”，而不在“悟性思维”的基础上做推理判断思维，那么中医临床实践的诊疗思维就会停顿下来，不可能向前发展。然，以《黄帝内经》《伤寒杂病论》等古代医学著作所记载之中医理论认知，是古代医家们所创造的丰富的中医文化内涵的集中体现，它们反映了当时医家们的推理判断思维能力是很强的，以此为依据，证明了古代医家临床实践的诊疗思维早已从直观思维中解脱出来，表现出了出色的认识论、方法论思想。

我们想，在中医理论认知的形成中，究竟用没用过演绎法，也许是纷论络绎、众说不一。然，仁者见仁，智者见智。从古代医家对人类思维器官的认知中，我们就能隐隐约约地看到演绎推理判断思维的影子。在传统中医理论中，“心之官则思”，“心主神明”早已被视为真理。一般认为它产生于秦、汉，其实它产生于殷商。在殷商时期的人们，对心的解剖部位早就有了“耳濡目染”的了解，在反复的“目染”中，对心的生理功能也进行了推导。为了记录和表现对心的认知，人们有了造出一个“心”字的迫切要求。并且出于造字的目的，对人体心脏开展了有目的的反复解剖观察，甲骨文中出于不同年代的五个心字证明了殷时的人们，在200余年的解剖观察实践中，基本从本体上摸清了心脏内外的

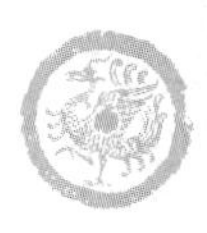

解剖结构特征。结合殷纣王所言“吾闻圣人心有七窍”之语分析，那时的人们在认识上已将人的思维功能赋予心脏了。但这种“赋予”，一没有实验依据，二没有理化数据指标分析，而是建立在演绎推理判断“人有思维能力，心脏有搏动；当心脏停止搏动，人的思维能力也停止”基础之上的。从思维方法讲，这纯属推理判断，用的就是演绎法。因此可以说，早是远古时期，演绎推理判断就已是创建中医理论的一个重要思维方法。

中医理论的发展也能依稀可见演绎推理判断思维的影子。推动中医理论发展的是格致与穷究的学术思想，在这个学术思想支配下，医家们抓住人体调节理论不放，进行了长时间锲而不舍的追求，在演绎推理判断的帮助下，创造了独具中医学特色的脏腑、经络调节理论。中医的人体心——经脉调节理论，源于殷商末期人们对心脏的生理功能及心脏底部几条大经脉演绎推理判断后的认识；春秋时的人们有了四经调节理论继续发展，丰富了经脉主病内容，再使用演绎推理判断，将其发展为十脉及指导灸疗法的十二经脉理论；两汉时期中医的经脉学家们又借助演绎推理判断，用天文、历法中的周而复始理论完善经脉学说，并借助自然界的十二条江河水系，演绎推理出“循环往复，如环无端”的十二经脉理论。在十二经脉理论建立完成后，医家们又结合临床实践经验事实，取自然界的风寒可使水结冰之象，类比于经脉中血液进行推导，还是凭借演绎推理判断，从此演绎推理出经脉理论与风寒结合派生出的风寒致病理论，以及“通则不痛，痛则不通”等三条理论，进而指导中医临床实践诊疗思维几千年。因此我们可以说殷商至两汉的千余年间，从甲骨文到《黄帝内经》中医理论建立，医家们是在格致与穷究学术思想的指导下，促进了心脏大体解剖的完成，促进了人体经脉学说的诞生，也促进了中医理论的深化、发展和形成，而取得了这些成就，运用的就是演绎推理判断的思维方法。

古代医家们临床实践诊疗思维能力的发展，是建立在人类大脑发育与大脑生理功能逐步进化的基础上，并且是和多少代医家自己临床诊疗疾患的实际经验积累和反复验证同时进行的。在这个过程中，当医家们思考那些人类自身的生、老、病、死、情感等生理现象，以及病痛、伤残等病理状况的问题时，常常会取已知的自然之象或已知的事物类比于需要说明的疾病问题。这种思维方式，就是取象比类。对中医临床实践诊疗思维来说，取象比类则是将医家已知的各种疾病表现，通过类比、推导，用于需要说明的病患问题，因而中医的取象比类，有着更为丰富和广泛的内涵，它为医家们进一步认识疾病（含医理、医道和医技、医艺等）创造了条件。在《黄帝内经》中医理论的形成过程中，依取象比类说明人体生理病理的内容是有很多的。如：取已知的天象、历法知识推断人体生理、病理现象的“人与天地相参说”；取“寒则地冻水冰”类比于人体生理、病理的疼痛理论假说；取“流水不腐、户枢不蠹”类比于人体血气、痈疽理论；等等。它们都表明了，医家们用取象比类这个思维方式来说明人体生理病理现象，运用的还是演绎推理判断的思维方法。

由以上这些论述看来，如果学者们认真开展中医认识疾病和治疗疾病的方法的理论——中医学方法论逻辑思维方面的研究，不仅能够帮助今人理解和运用阴阳、五行、术数、五运六气、易学等中医理论认知的观念、原理、法则等含义，提高医家临床实践诊疗思维能力，而且有助于帮助学者们认识中医学的科学特征、理论源流和医艺技能。

在古代医家们的心目中，《黄帝内经》里记载的中医理论认知的各种医学学说，就是认识疾病和治疗疾病的真理、法则，是已经被前人临床实践所归纳的经验事实证明了的、正确的知识体系。这种经验论的归纳主义科学观，与传统理论性的演绎主义科学观的见解基本上是共同的。因为，传统理论性的演绎主义科学观认为，科学就是真命题的集合，因此科学是绝对正确的，是已经证明了的知识。而两者的分歧主要是关于科学的基础问题和科学的方法问题。理论性的演绎主义科学观认为，科学的基础是公理，公理是天赋的、直观的、不证自明的，是所有科学命题的原始前提。有了这样的原始前提，通过演绎的方法就可以推导出整个科学理论系统。所以，科学的方法就是演绎的方法。而我们历史地看到，古代医家们在中医理论体系的建立和架构中，实际上也是应用了理论性的演绎主义科学观所认知的这种，关于医学科学基础问题的观念和

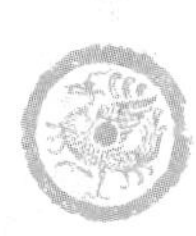

解决医学科学方法问题的做法。

然而，上述理论性的演绎主义科学观，在中医理论认知与临床实践诊疗思维中，也存在着疑难问题。众所周知，从古代开始，中医理论认知中，“人与天地相参”说就可以说是演绎系统的典范，为此古人们会把由其所产生的中医“整体观念”，看成是中医理论认知演绎的科学，以区别于来自临床实践诊疗思维经验的自然科学。对于中医理论认知所演绎的这个科学的原始前提——人体疾病的公理问题，古代医家们在临床实践诊疗思维中，已经千百次地运用它，并且认为是不需要任何证明的真理。

从中医理论认知的“整体观念”中，我们可以看出这样一条线索，那就是天人一体思想，把人体的组织、人体的生理和病理表现同阴阳五行、四时、五色、五声、五味等相附会。那是因为在中医理论认知认为，中医的对象是人，又把人和自然界看成为一个整体，天地万物和人乃是一个有机的整体。所以，维持个整体的内部的平衡和外部的适应则可以保持平和，即人必须顺应天地间的自然变化才能保持健康。在《黄帝内经》中，主要是抓住了“天”作为自然物的一面进行演绎，讲“自古通天者，生之本……”（《素问·生气通天论》），“其气九州九窍，皆通乎天气”（《素问·六节藏象论》）在中医理论认知的“整体观念”看来，一个疾病是医家辨证论治时四诊合参后，对病因、病机、证候等，通过诊疗思维演绎组织起来的一组陈述，每一个特殊的病证都有第一原理和定义，这个观念则应该说是演绎科学。

可以说，当时没有一门科学能像医学那样使人最深刻地感到自然界同人类疾病之间的密切联系，例如，中医学正邪相争的病因观，把致病之气称为邪气，这是中医关于病因的第一原理。病因的第一原理是中医各种各样疾病里一切证明的出发点。《内经》之邪气大致包括：外因的六淫之气，内因的七情乖戾，不内不外因的伤于内外之气这三大类。这个中医学病因的“三因学说”认为，所有疾病的发生发展变化，都是趋向于这些个邪气在机体内不同部位的运动。由此进一步推演阐发，就自然地把疾病的发生同自然的变化联系起来。如《内经》中讲：“夫百病之生也，皆生于风寒暑湿燥火”（《素问·至真要大论》），但它同时又说："是故风者，百病之长也"（《素问·玉机真脏论》），"风者，百病之始也"（《素问·骨空论》），"因于露风，乃生寒热"（《素问·生气通天论》）。是中医学的临床实践为这种理论提供了重要的现实依据，虽然不可避免地受到了当时天人感应思想的影响，如《内经》。但中医理论认知的各种医学学说，却在理论性的演绎主义科学观指导下通过科学逻辑的演绎推理，在中医理论认知与临床实践诊疗思维两个方面，或者说在抽象和具体两个方面都能够不断进步和发展。

在一般情况下，古代医家都会认为，在临床实践诊疗思维中观察的对象或诊疗意象直觉的对象，就是公理，公理是不要证明的，它是通过长期临床实践经验事实积累由医家们诊疗思维意识到的，只由理性的自然意象所产生。因为，中医理论认知的公理是极少数目的一些原始命题，它们虽彼此相关，但又彼此完全独立，而且中医理论认知与临床实践诊疗思维演绎法又具有逻辑必然性，所以，由此在经过辨证论治的推演而得出来的结论就必然是真的。但是，后来中医各种学说公理的不证自明性，随着医家们临床实践诊疗思维的不断深化受到了挑战，主要矛头正是对着中医理论认知演绎科学的典范，即与"人与天地相参"说密切相关的"阴阳五行学说"。当古代的人们普遍认为人体的健康最好是和天地合而为一，那就可以永存长寿时，才使医学有可能接受"阴阳五行理论"，把人体的生理现象同自然界五种物质形态的相互关系等同起来，认为顺应自然界的变化是保持身体健康的最好办法，也才容易接受那种返本还元、本阴阳、法四时的公理。在这里，我们应该提出这样的问题，中医学之所以应用五行说并能够取得较大的成功，是由于人体的生理病理和五行说有着较多的内在联系，较为正确地反映了临床实践诊疗思维的客观实际，是一个类似自然选择的结果：适者生存。在这里，产生中医理论认知五行说的基础大多只是一种感性的观察。除开那些全无根据的附会，即或有某些现实基础的，在中医理论认知与临床实践诊疗思维时，也难免有观察的错误。因此，五行学说理论本身的粗略是一种不可避免的历史局限。当某些人体内脏腑器官和五行的关系建立起来以后，要用五行的生克乘侮来说明五脏之间的关系，则几乎可说完全是一种演

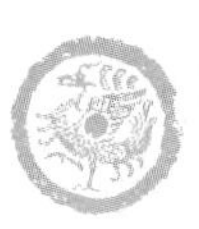

绎推论。这使人看起来总不像是不用证明显然自明的。许多人想用别的公理来证明、推导它，但都没有成功。然，东汉末期张仲景所著的《伤寒论》，从《素问·热论》六经分证的基本理论入手，通过创造性地把外感疾病错综复杂的证候及其演变，加以总结，归纳和演绎，提出较为完整的六经辨证体系，从而脱却了五行，引进新的公理，奠定了辨证论治的理论基础。

《内经》奠定了中医学的科学范式，使得阴阳五行、藏象经络、诊法理论和一系列的治疗法则，成为中医学观念的公理、原理、定理。"病机"的概念就是在《素问·至真要大论》阐述治疗法则提出来的。是《伤寒论》第一次动摇了、改变了《内经》的中医理论范式，使中医理论认知中某些公理、原理、定理，在临床实践诊疗思维中的不证自明性受到了不同程度的冲击。可以说，那时中医学理论的创新与突破，在某种程度上被《伤寒论》以"397"法垂梁于后世之治疗法则的改变，作为医学观念改变的标志。治疗法则的改变，又体现了中医学范式的演变和发展，丰富了辨证论治，增加了中医理论的可检验性和可重复性。在中医理论认知与临床实践诊疗思维经验科学范围内，以前的医家把临床经验升华为理论认知时，系以哲学为间架来归纳和综合，普遍认为《内经》用阴阳五行论述人体疾病的绝对性，也是一种显而易见、不证自明的公理，可是当张仲景在其所著的《伤寒论》中提出六经辨证体系，奠定了辨证论治的理论基础以后，阴阳五行的公理性也就不能完全成立了。

实际上，中医理论认知作为一种经验科学的公理，是通过对历代医家千百年来临床实践诊疗思维经验事实的概括而得到的，它们只能用医家们临床实践经验来检验和证明。也就是说，对《内经》中这样一类论述，要在中医理论认知与临床实践技能诊疗思维中，通过应用演绎法进行的演绎推理，从一般的、普遍诊疗法则，推导出对具体疾病个别的辨证论治，以便从医疗实践中得出实际的结论和得到确实的证明。根据现代演绎科学方法论的研究证明："设某一个演绎理论是建立在某一公理系统之上，并在构造过程中，我们遇到一个与该公理系统等价的命题的系统。如果从理论的观点来看，有这种情形，那么可以重新构造整个的理论，而使新的系统中的命题成为公理，原来的公理成为定理。甚至于这些新公理可能在最初看起来并不显然，这也是不重要的。”在挑选某一公理系统时，有时“并不是由于理论上的理由（或者至少不仅是由于理论上的理由）；其他的因素——实践方面的、数学方面的，甚至于美学方面的在这里起着作用。”（塔尔斯基. 逻辑与演绎科学方法论导论[M]. 商务印书馆，1980）这就更引起了人们对“显而易见”的公理的怀疑。从这一点来看，中医理论认知所面临的挑战是自然而然的。其次，对演绎结论的知识提出责难，演绎法的特点是从普遍到特殊，从一般到个别。在中医理论认知与临床实践技能诊疗思维中，用演绎法得出的结论的普遍性程度总是超不过演绎前提的普遍性程度。也就是说，在对病证进行辨证论治时，演绎法的结论，除把前提里的道理缩小范围再讲一次，使医家对疾病病因、病机、病候等的认识更明确而外，对于疾病客观事实自身的性质并没有增加什么新东西。这样用演绎法得出的结论的普遍性程度显然将越来越低，演绎法不可能使医家们的视野开阔到更一般的普遍认识上。然，它却可以在中医理论认知的指导下，使医家们在临床实践诊疗思维中，对于病变事实与病证本质的认识更加深入、更加清晰、更加明确，从而使辨证论治的结论更加准确，疗效更加可靠。

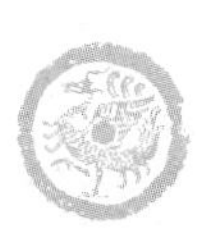

尽管演绎法受到了上述责难，但是它在中医理论认知与临床实践技能诊疗思维科学研究中的作用却是不容否定的。在中医学方法论逻辑思维科学研究中，我们既要反对某些演绎主义者片面夸大演绎法在中医理论认知与临床实践诊疗思维科学活动中的作用，又要如实地肯定演绎法在中医理论认知与临床实践诊疗思维科学活动中的重大意义。

将作为中医理论认知与临床实践诊疗思维科学推理的演绎法，它的最基本作用简要地叙述如下：

第一，演绎法对于论证中医理论认知具有重要的作用。

这就是中医理论公理系统的演绎法所起的作用。这种演绎法的特点是从中医基础理论命题推导出其他理论命题，对某一中医理论认知的命题作出演绎证明。例如，巢元方《诸病源候论》中对各种疾病病理的论述，就是以中医理论认知的脏腑学说为核心的。不仅内科诸病以五脏分证，又将其病因、病机、病候等归本于五脏；外科之痈疽、疮肿，亦以脏腑经络表里，分析病情的轻重缓急；妇科的月经、带下、妊娠、产后病等，亦以冲脉、任脉、心与小肠经来论述病情。即便是小儿科，亦强调病分先天后天，脏气脆弱，易虚易实等。说明脏腑经络气血虚弱，病邪就能乘虚侵袭，否则邪气不能为害。这正是《诸病源候论》阐发了《内经》中“正气存内，邪不可干”，“邪之所凑，其气必虚”的精神，并从这样一个中医基础理论命题，推导出各个理论命题与各科疾病的关联性，同时充分体现“辨证论治”的学术思想，提倡实事求是的科学态度，在其论述诸病源候的内容中，对中医理论认知的脏腑学说，从临床实践各科疾病病证诊疗思维角度作出了演绎证明，推导出不少新观点，有许多突出的成就。由此可见，这种方法可以使医家在中医理论认知（含各种医学假说）进行临床实践的检验之前，对中医理论认知（假说）做出某些评价，而且也可以促使中医理论认知具有逻辑的严密性，以便在临床实践诊疗思维时，进一步提高辨证论治的合理性和可靠性。

中医理论认知的脏腑学说与应用于临床实践诊疗思维六经辨证论治体系都是公理化的演绎体系，都是从公理演绎出一系列定理。可以毫不夸张地说，其他中医理论认知的医学学说与应用于临床实践诊疗思维辨证论治体系，也是依靠这种演绎法获得的。因此中医理论认知与临床实践诊疗思维科学活动，都具有高度的、带有中医特色优势的逻辑严密性。受到传统中医学上应用演绎法进行临床实践诊疗思维获得巨大成就的启发，后来医家们也试图在积累归纳总结自己亲身经历的临床实践经验事实中，运用演绎法从中医基础理论的基本定律、治则或原理中推导出其他的定律来。这在金元时期里表现最为明显。

值得注意的是，公理系统的演绎法在中医学这种经验科学的领域中，不像在数学领域表现得那样纯化。在数学上只要有一定量的数学公理做前提，就完全可以从公理出发，证明新的命题。但是中医学这种经验科学却只能在积累了相当丰富的中医理论认知与临床实践诊疗思维经验事实之后，才可能用中医理论认知的公理系统，对所有这些被掌握了的中医理论内容与临床实践诊疗思维经验加以综合整理，使之系统化。这种差别我们从中医理论认知与临床实践诊疗思维科学发展的历史中是不难看到的。此外，中医学作为一种经验科学公理系统中的逻辑演绎，只能对中医理论认知（含各种医学假说）作出相对证明，而绝非是对它们的证实或确证。

第二，演绎法对于解释或预见疾病发生、转化，发展、转归的事实具有重要的意义。这就是假说演绎法所起的作用。这种演绎法的特点是从中医基础理论命题，推导出临床实践诊疗思维病证变化的事实命题，或是解释已知病证的神色、脉象、证候等病变表现的事实，或是预见病证未知的病因、病机、病候及病变转归的事实。这种演绎法的基本步骤是以一个或多个普遍陈述，如定律、定理、公理、假说等作为中医理论前提，再加上某些初始条件（各种证候表现）的陈述，通过演绎法推导出一个描述病证特征的命题来。

比如，巢元方《诸病源候论·卷七·伤寒病诸候上》其内容渊源于《素问·热论》《伤寒论》《金匮要略》及《脉经》等经典医著，又利用《内经》中医理论体系中的“四时五脏阴阳”理论作为对伤寒病诸候演绎的前提，再加上对相应经脉和常见症状表现等单称陈述，就能指出对伤寒病定义病证的病因病理、传经两感、运动状况等几个主要问题，如何演绎推断出辨证论治伤寒病证任一病候的六经形证、病机转化、诊断预后，治疗大法等，乃至汗、吐、下诸法的注意事项这些最小的细节。在《诸病源候论·卷七·伤寒病诸候上》里，将诸如伤寒咽喉痛候、口疮候、斑疮候、谬语候以及心腹胀满候等归为一类，这是以常见的主要证候，从六经病证中集中在一起，综合分析论证。是什么原因造成这一类伤寒病诸候的变化呢？巢元方考虑到伤寒病的病因病理、传经两感，尤其是运动状况等问题，从“四时五脏阴阳”理论出发，结合引发伤寒病的初始条件，完全用演绎法推导出这类伤寒病诸候各自的证候表现发生变化的结论，这些病候与医家临床实践诊疗思维实际观察结果基本符合。如其在《伤寒咽喉痛候》篇中所言：“伤寒病，过经而不愈，脉反沉迟，手足厥逆者，此为下部脉不至，阴阳隔绝，邪客于足少阴之络，毒气上熏，故咽喉不利，或痛而生疮。”咽痛一症，是因邪客足少阴经，

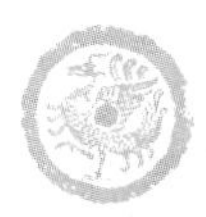

上乘咽喉所致，据《伤寒论》少阴病篇记载，其病因有属于客热内郁的，有属于风寒外束的，本候所述，又为虚阳上浮所致。病因、症状各有不同，临床实践诊疗思维应详察病机，随证施治。由于巢元方推导出的这个结论，陈述的是被医学们在临床实践实际观察到的经验事实，因此这就是对这一类伤寒病诸候主要证候发生变化的科学理论解释，当然，这个科学理论解释还具有中医自己临床实践诊疗思维的特点。但是巢元方并没有就此为满足，他运用同样的演绎法，粗略地论述了一些诸如伤寒登豆疮候、伤寒变成黄候、伤寒热毒利候、伤寒脓血痢候、脚气候、霍乱候及疟病等伤寒病诸候的病因、病机与证候特征，推导出这样一些烈性传染病和有急性发作过程的杂病，多是由于热毒气盛、表实里虚产生的缘故，此为与伤寒是连类而及。他在《伤寒登豆疮候》篇中，以及《伤寒登豆疮后灭瘢候》篇中，反复强调“伤寒热毒气盛，多发疱疮”“伤寒病发疮者，皆是热毒所为”。这里的登豆疮即后世所称的“天痘”，葛洪在《肘后方》中即有记载，此二候所述则更为深入而系统，不仅推导出“天痘”的病因、证候，有比较细致的描述，而且指出了病证轻重的鉴别要点。可见祖国医早在一千多年之前，就对这类烈性传染病有详细的观察记载，演绎出十分丰富的临床实践诊疗思维结论。

不仅如此，巢元方还在《诸病源候论·卷八·伤寒病诸候下·伤寒令不相染易候》中，推导出：“伤寒之病，但有人自触冒寒毒之气生病者，此则不染着他人。若因岁时不和，温凉不节，人感其乖戾之气而发病者，此则多相染易。故须预服药，及为方法以防之。”从本候之所论，可以看出，在我国隋代时期，对传染病病因的认识已有新的发展，所谓“乖戾之气”，是关于传染病病因的一种探索。在汉代的《伤寒杂病论》中，曾以“伤寒病”为概括性病名，专门讨论一些传染病或非传染性的发热性疾病，提出了“四气皆能为病，而以伤寒最为杀烈之气”的理论，以异常气候之“寒”邪为病因。而巢元方在当时所作出的“若因岁时不和，温凉不节，人感其乖戾之气而发病者，此则多相染易”这个预见，不仅在观察传染病病因上具有意义，而且对于中医理论认知的病因学也是一个严峻的检验。虽然这个病因理论从总体上说，仍然未能超出三因病因说的范畴，但是却加深了对一个又一个的疾病或证候的研究，在各种各样具体的疾病或证候的病因追寻、病理探索、证候症状分析等方面，逐个深入研究，取得了不少重要发现。而《诸病源候论》以从自然界的客观存在中去寻找病因作为指导思想，并且突破了以气候异常所形成的六淫来包罗外感病因的旧有学说，提出了“乖戾之气”的新观点。他推断伤寒、温病、时行病、热病、疫疠五类疾病之所以能够多相染易，是因为在自然界中另有“乖戾之气”存在，而气候之温凉失节可能是一个诱因。由此推论出这五类疾病病因均归属于“乖戾之气”的结论。虽然因时代条件的限制，致使实证手段缺乏，当时并不知道细菌、病毒这些致病微生物的存在，所以无法考虑到这些致病微生物对传染性疾病的影响。如果将“乖戾之气”与这些致病微生物引起传染病的传播作用相应，克服中医理论认知与临床实践诊疗思维辨证论治中，仍然存在着的传统推理猜测的软弱性，那么中医理论认知的预见与临床实践诊疗思维实际观察所得到结论之间的偏差将会缩小或减少。

《诸病源候论》对于传染病的认识已基本摆脱鬼神病因观的影响，也未完全为笼统的三因病因说所束缚，应该说巢氏“戾气”说这一可贵思想，在探讨传染病病因上已迈出了新步伐，达到了新的水平，也是表明假说演绎法在中医理论认知与临床实践诊疗思维中的作用的一个极好的例子。

第三，演绎法对于发现中医理论认知与临床实践诊疗思维所遇到的疑难问题具有重要的作用。

这就是所谓“证伪演绎法”所起的作用（注：所谓“证伪演绎法”这是一种误解。过去长期流行一种见解，认为利用否定后件假言推理式可以达到证伪一个理论，曾经有人想通过这个方法来全面否定中医理论认知与临床实践诊疗思维的科学合理性，但结果可想而知。其实，这是简单化的、不能成立的。详见下一节）。如上所述，应用假说演绎法，从某中医理论认知或医学假说（H）出发，加上陈设初始条件的命题（C），就可以演绎出病证事实命题（E）。然后，检查这个病证事实命题。如果它被临床实践诊疗思维观察实验所否定，那么，医家根据充分

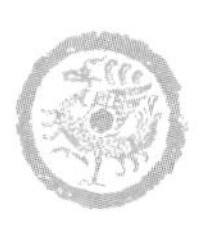

条件假言推理的规则：否定后件就要否定前件。即：

如果H而且C，那么E

非E

所以，非H或者非C

这就是说，根据推断的病证事实命题被否定，那么作为解释性的这组前提（医学假说与先行条件的陈述）也就无法成立了。由此也就提出了疑难问题：究竟这组解释性前提中哪些命题是谬误的？究竟如何解释与原有推断（E）相违的事实呢？例如，上文曾说过，按照汉代张仲景的《伤寒杂病论》所提出来的“四气皆能为病，而以伤寒最为杀列之气”的理论，是以“伤寒病”为概括性病名，专门讨论一些传染病或非传染性的发热性疾病，因此，具有发热证候的病证，亦以异常气候之“寒”邪为病因。然，我们在巢元方《诸病源候论·卷三·虚劳病诸候上》中可以看到，发热也是虚劳病人的常见症状，但这些虚劳病人的发热症状却另有原因。《虚劳客热候》篇说：“虚劳之人，血气微弱，阴阳俱虚，小劳则生热，热因劳而生，故以名客热也。”本候虚劳客热，责之“血气微弱，阴阳俱虚，小劳则生热”，先至为主，后至为客，在此作主客先后来理解。这里的“客热”即先有小劳，而后发热，热因劳动而发，所以称之为“客热”。这种客热，实质就是虚热。与后世所称劳伤发热（或简称劳热），有其相似之处。虚劳客热，是劳伤阳气外浮，这和《伤寒杂病论》演绎而得出的有发热证候的病证，以异常气候之“寒”邪为病因的结论迥然不同。因此，巢元方对“发热以异常气候之‘寒’邪为病因”说提出了质疑，他猜想发热本身还有其他原因，据此就演绎出了“热因劳而生”结论。接着，巢氏在九、虚劳寒热候中，又观察到：“劳伤则血气虚，使阴阳不和，互有盛弱故也。阳胜则热，阴盛则寒，阴阳相乘，故发寒热。”虚劳寒热，是阴阳互有盛衰所致，这个临床实践诊疗思维的观察恰好与具有发热证候病证演绎得出是由

"寒"邪入侵为病因的结论也并不一样。因此，巢元方认为虚劳病人的发热证候，用异常气候之"寒"邪为病因是很难解释的。于是，为了解答这个问题，他在《虚劳热候》篇中提出了自己的见解，认为："虚劳而热者，是阴气不足，阳气有余，故内外生于热，非邪气从外来乘也。"也就是说，虚劳病发热，是由于"阴气不足，阳气有余"所致。阴虚生内热，阳虚生外热，所以内外皆热。这种发热，并非外邪乘袭而来。由此可知，血气虚弱，阴阳不和，是虚劳病基本病机。《诸病源候论·卷三·虚劳病诸候上》具体地反映了虚劳病人的几种热型，汇而观之，就可以较全面地掌握虚劳寒热的大致病情。

由此可见，应用否定后件假言推理式的演绎，对于提出疑难问题是非常重要的。虽然应用这种演绎法还不能达到证伪一个理论，但是在临床实践诊疗思维中发现了问题，就能导致原有理论的修改或提出全新的解释性理论。

总之，作为中医理论认知与临床实践诊疗思维科学推理的演绎法，是医家们对疾病病证科学认识中的一种重要的方法。对任何一个中医辨证论治的结论来说，演绎推理都是一种从一般推向个别的必然推理。只要医家们遵循人体疾病发生、发展客观规律，实事求是地对待每一次临床实践诊疗思维，使得演绎推理的前提正确，推理的过程又合乎逻辑规则，那么运用演绎法就一定可以从真的前提得出真的结论。因此，应用演绎法可以给予许多中医理论命题相对的证明，可以解释和预见临床疾病事实，还可以从推断的被否定而对理由（解释性理论）提出质疑。所有这些都是中医理论认知与临床实践诊疗思维科学研究中非常基本的活动方式。特别是，演绎法在论证中医理论认知与检验中医理论认知中的作用，尤其显著。可以说，离开了演绎法，中医理论认知与临床实践诊疗思维科学研究，也就无法合理地、能动地进行。

二、证候、病机与病证证伪的复杂性

早先在对中医理论认知与临床实践技能诊疗思维实证研究中，曾有

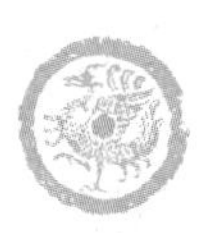

过这样一种比较流行观点，以为只要以假说（H）为前提，用演绎法逻辑地推出事实论断（E)。如果关于事实的推断不真，那么假说也就被否定了。上述的演绎证伪模式可图示如下：

如果 H　　则 E

　　　　　非 E

所以，非 H

但是，历史上对中医理论认知与临床实践技能诊疗思维科学研究史的无数事实证明，上述演绎证伪模式是过于简单了。在中医这样一门经验科学中，对中医理论认知与临床实践技能诊疗思维特色的否证，实际上要远比上述模式复杂得多的多。

二十世纪初，法国科学史家、科学哲学家皮埃尔·杜恒（或译作皮埃尔·迪昂）倡导整体观原则。他认为，一个假说永远不能独立于其他的假说而受检验，若要由一个假说作出预测，就必须同其他假说或理论组合起来。而且如果预测失败了，它只表明在这个组合中出了问题，却不指出问题何在，也不能告诉人们必须放弃或修改什么。他对理论证伪的分析，指出推断是根据一组前提得出的，这组前提包括定律和关于先行条件的陈述。因此作为推断的理由不仅是某个被检验的理论假说，而且还包含有背景知识。这样，如果由演绎法推出的结论与经验不符合而出现相反的事实（反例）时，就不一定是理论假说的过错，也许是背景知识的过错造成的。它的演绎模式为：

如果 H 而且 C，那么 E

　　　　　　　　非 E

所以，非 H 或者非 C

这就是说，一旦有反例出现，并不就是假说的证伪，也许假说不对，也许先行条件的陈述有误。在这里，并不存在理论被证伪的逻辑必然性。在中医理论认知与临床实践技能诊疗思维科学研究史上，由于先行条件的差错而造成中医理论认知暂时被怀疑、被攻讦、被否认是常有的事。比如，阴阳的对立原本就不是中医学本身的产物，而是世间万千事物的一般性质，是古代人们对于事物的普遍对立的哲学概括。中医学中的阴阳学说，正是中国古代哲学上的阴阳学说在医学领域中的应用。但在应用过程中，中医学本身对阴阳学说也作出了许多重要的发展。在中医理论认知看来，“夫四时阴阳者，万物之根本也”（《素问·四气调神大论》），阴阳不只是一个医学概念，而是保持事物对立关系的一个普遍性概念。“阴阳者，天地之道也，万物之纲纪，变化之父母，生杀之本始，神明之府也”（《素问·阴阳应象大论》）。因而它“数之可十，推之可百。数之可千，推之可万。万之大，不可胜数，然其要一也”（《素问·阴阳离合论》）。这个所谓的一，不过是说这千千万万事物都是一种阴阳的对立。

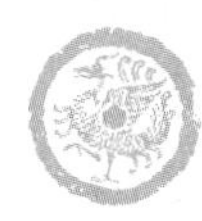

《内经》中系统地运用阴阳的形式对人体生理现象和病理现象进行了区分，表明某些现象虽同属于阴或同属于阳，但它们之间并不是完全一样的，至少存在着一个程度上的差别，而三阴三阳就是这种程度差别上具体的量的表现。《素问·天元纪大论》说：“阴阳之气各有多少，故曰三阴三阳也”。《内经》中，要对这种阴阳对立作一个大致的量的区别，是与中医学临床实践大量的背景知识密切相关的。因为哲学上的阴阳学说非常的概括和笼统，将人体生理现象和病理现象与它之间所建立的联系不尽一致，由于这一背景知识的不足，使中医学中医理论认知的阴阳学说在临床实践诊疗思维上与经验事实有时并不完全相符，当后来张仲景在其所著的《伤寒杂病论》中，根据中医自己的临床实践诊疗思维经验事实，依据中医理论认知的阴阳、经络与脏腑等学说，创造性地把外感疾病错综复杂的证候及其演变，加以总结，提出较为完整的六经辨证理论体系，还把《内经》以来的脏腑、经络和病因等学说，以及诊断、治疗等方面的知识有机地联系在一起。特别是其中提出来的中医诊断原理，“八纲”，即阴阳、表里、虚实、寒热等，这些更深刻的辨证论治形式后，中医学运用中医理论认知的阴阳学说，在中医临床实践诊疗思维的方式中，以阴阳对立、阴阳消长、阴阳依存、阴阳互根的说法，来表示人体生理、病理现象中的对立、联系、转化等等就变得十分明确清晰了。因而，在中医理论认知与临床实践技能诊疗思维科学研究史中，一旦补足了临床实践诊疗思维经验事实的背景知识或者是纠正了原有知识的谬误，根据中医理论认知的演绎推断，做出临床实践诊疗思维辨证论治结论的正确性也就会立即显现了。由此可见，证伪一个中医理论认知并无逻辑的必然性。

杜恒还提出，上述演绎模式也只是一种简化的形式，还有更为复杂的情况。他认为，要推断出某一现象通常还要涉及到若干个假说，即前提中的理论部分包含着几个假说。在这种情况下，即使是先行条件陈述无误，从推断的错误也只能否证那些假说的合取，而合取中的哪一个假说出了毛病，还需要进一步加以认真考察。在中医理论认知与临床实践技能诊疗思维科学研究中，对于不能纳入原有中医理论框架的反常经验事实的出现，医家们并不就是简单地抛弃原有的理论框架，而总是想方设法在维护原有中医理论框架的前提下，通过个别部分的调整和适当的修改，尽量“消化”这些反常的经验事实；也就是说，为了解决中医理论认知与临床实践诊疗思维经验事实相符合的问题，为了恢复中医理论认知与临床观察的一致，医家们可以随意地改变出现在前提中的任何一个中医理论认知的医学学说（假说），使得中医理论能够重新解释新的临床实践诊疗思维经验事实而免被反驳，同时为临床实践诊疗思维辨证论治推断出来，或者说提出与中医理论认知的医学学说彼此相适应的诊疗结论。

正是由于在临床实践诊疗思维时，通过不断产生和出现这种反常的经验事实，对某一中医理论认知的医学学说的反驳，又通过医家们为维护这一中医理论认知的核心而修改、充实辅助性假说，中医理论就不断地发展和完善起来。而经过修改、充实、完善的中医理论又一般地对原先曾经反驳它的经验事实总能做出一定程度的解释，这种修改、充实、完善的中医理论辅助性假说的措施，可以充分发挥中医理论认知的解题能力，促使中医理论认知的医学学说，在这些临床实践诊疗思维反常经验事实的冲击下不断完善。比如，体质病因虽说也是早在《黄帝内经》中就有所阐述，如它提出阴阳二十五人等假说，是从气血阴阳盛衰等这些中医理论基本概念对人的体质影响加以划分的。可是医家们在临床实践诊疗思维的过程中，发现某些疾病病证的发生却并非如此，临床上有一些过敏性疾病的病因就与传统中医理论认知的这个病因假说并不完全相符。于是巢元方在《诸病源候论》中提出了过敏性疾病与体质直接相关的差异性假说，作为对中医理论认知的体质病因说的辅助性假说，例如漆疮，是漆引起的接触性皮炎，在巢元方《诸病源候论·卷三十五·疮病诸候·漆疮候》中，就明确指出“漆有毒，人有禀性畏漆，但见漆便中其毒，喜面痒，然后胸、臂、腥、腨皆悉瘙痒，面为起肿……若火烧漆，其毒气则厉，着人急重。亦有性自耐者，终日烧煮，竟不为害也。”这里叙述漆中毒的轻重两种症候，很符合临床实际。特别应该指出的是，巢元方已经认识到漆疮的发生，与人的“禀性”有关。他认为漆疮发生与否，完全由于体质的差异，而可能出现不同的情况，有的是“但见漆便中其毒”，有的则是“性自耐者”。

《内经》中对体质病因的表述，是一种比较原始而笼统的论述，一般不涉及到具体的病种。而《诸病源候论》则不同，是从对各种具体疾病的研究中，认识到不同机体的体质特异性，如对晕车晕船的论述，《诸病源候论》就指出：“无问男子女人，乘车船则心闷乱，头痛吐逆，谓之注车、注船，特由质性自然，非关宿疾挟病也。”认为晕车晕船这些症状，不是疾病，而是由于体质不同所引起的，这同体质有关，并非由于挟有宿疾。这样中医理论认知的体质病因说，就能够以巢元方体质差异性假说去消除它的反例，其准确性也经得起时间与科学的检验。可见，中医理论认知是富有“韧性”的。只要根据临床实践诊疗思维时的客观观察，提出适应经验事实的新辅助性假说，其本身也是可以检验的，那么增加或更换辅助性假说是必要的、合理的。

长期中医临床实践诊疗思维经验事实的积累和检验证明，在整个中

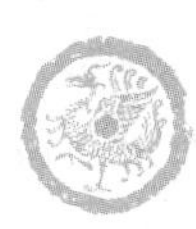

医理论体系中，任何一个中医医学学说的中医理论认知命题，都并不仅仅作为单个的理论形态而存在，而是作为范围更加广泛的某一理论体系的一个部分而存在，因此这一理论即使遇到了反常经验事实的反驳，也总是可以依靠整个中医理论体系的力量来消化这个反常的经验事实。正如美国哲学家、逻辑学家，分析哲学和新实用主义的主要代表，维拉德·范·奥尔曼·奎因（Willard. Van Ormam Quine，1908－2000）在《经验主义的两个教条》一文中所指出的那样，“任何陈述只要在系统中的其他地方进行大幅度的调整就能够作为真的保留下来”。因此，包括各种辅助性假说在内的中医理论体系的这种网络结构，对临床实践诊疗思维遇到的反常经验事实具有很强的消化能力。

由此可见，中医理论体系同任何科学理论类似，都是具有“韧性”的，当对一个依据中医理论认知的医学学说的检验，出现与预测相反的反常事实时，只要对这个理论体系的局部作出某些调整，它就可以坚持下去，不被证伪，等待下一次新的检验。

中医理论证伪的复杂性还远不止上述这些，困难还在于中医意象化临床实践技能诊疗思维经验证据带有的可谬性。

按照那些传统经验论的看法，总认为临床实践技能诊疗思维所做的实际观察是不会错的，经过一定精巧设计的临床实验验证也是不会错的。但从中医理论认知与临床实践技能诊疗思维科研角度看来，其实不然。首先，从古到今的中医理论认知与临床实践技能诊疗思维科学研究，无论是临床观察还是实验都离不开一定的观察手段和实验仪器，而观察手段和实验仪器是与每一特定时代的科学技术水平密切相关的，由于每一特定时代的科学技术水平都具有历史的局限性，因此临床观察的视角、视觉、视野和精准度，以及实验仪器的精密度、测量的精确度等，都会受到当时生产力的发展水平、它所能达到的工艺技术水平以及人们的理解认识水平所局限。而在古代，传统中医理论认知与临床实践技能诊疗思维受历史局限性的制约，根本就没有能够说明和检测病人疾病状况的实验仪器，也不可能用图像理化数字化指标来表示病人疾病状况发生、发展的变化过程及其客观规律。聪明能干智慧的中国古代医家是通过自己的感触器官来了解病情，用心意相通、取象比类、辩证思维来推断病变，用病势走向来验证疗效。这时中医的临床实践技能诊疗思维，是通过一步一步地总结归纳、分析综合，逐渐演绎推理出疾病病证的发生（病因）、发展（病机）、转化（证候）以及理法方药的规则来进行的。

如中医学重视切脉诊断，认为人体生理、病理现象能于体表触知者相关，演绎的结果应该是健康人与病人的脉搏都有类似的跳动现象，肯定可以通过不同之节律、强弱的差别表现出来。也就是说，如果医家在临床经验积累的基础上，注意观察、鉴别、记录不同脉象与各种病证的关系，那么切脉诊断对许多疾病的诊断，特别是心血管疾病之诊断，其科学性、可靠性是不容置疑的，尤其在古代就诊条件下这个技能就显得尤为重要。后汉张仲景集前贤之理论与经验，特别是总结自己数十年临床脉诊之体会，深刻提出“平脉辨证”“脉证并治”“观其脉证，知犯何逆，随证治之”的理论思想，将脉诊结论与临床证候紧密结合，经过严肃之分析综合，以确定治疗原则与方法。

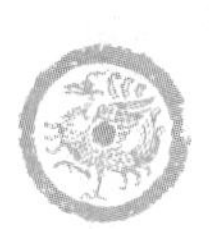

可是，依据脉诊进行临床实践诊疗思维并不那么简单易行，脉诊与中医其他学科一样，同样经过兼容并蓄的阶段，真知灼见与一般经验甚至掺有主观臆测之成分混为一体。以至于与巢元方同处于晋时的王叔和，就在其所著医书《脉经》中指出：“脉理精微，其体难辨。弦、紧、浮、芤，辗转相类。在心易了，指下难明。”意思是说：切脉诊断疾病这门学问的理论技术十分精细微巧，其脉象之形体很难辨别，不同脉象在其脉形体征与生理、病理变化过程中，也往往有辗转相类似的表现。因此，如果按照证伪演绎法的说法，医家诊脉时往往在思想上、理论上似乎很清楚，但确切宣示指下之感觉并加以鉴别，却是很困难的。所以他又举例说：“谓沉为伏，则方治水乖；以缓为迟，则危殆立至。况有数候俱见，异病同脉者乎。”指出：医家在切脉诊断疾病以确定治疗原则时强调：沉脉为“重按之乃得”，伏脉为“极重按之，着骨乃得”，二者很难鉴别清楚的。如果，将伏脉误诊为沉脉，那么治疗就会永远地错误下去；而缓脉为去时与来时均较缓慢，只是比迟脉稍快些，迟脉则去时与来时均极缓慢，这也是很不容易鉴别的，但若在临床实践诊疗思维上将缓脉诊断为迟脉，并以之为治疗原则予以处方用药，则会立即出现危险与不安。更何况有时诊脉中会出现数种脉象同时显现，或不同疾病而出现相同脉象呢！如果按照证伪演绎法的说法，这样来切脉诊断疾病以确定治疗原则，那就是错误的。

其实有这个认识才是错误的。因为当时切脉诊断疾病存在“其体难辨”“指下难明”的客观事实，恰恰是由于当时掌握和运用脉诊理论与技术的医家，以及记载与描述这一理论与技术的文献等所存在的问题、思想与水平，对正确发挥脉诊这一理论与技术的功能作用，又有着很大的差异所致。正如王叔和所指出的：“而遗文远旨，代寡能用；旧经秘述，奥而不售。逐令末学，昧于源本，互兹偏见，各逞己能。”意思是前代医学家留传下来的脉理技艺含义深远，后世医学家们很少能全部领会掌握运用，那些时代久远的旧经典与秘密记述的文献，更加深奥难懂而很少能传播于众。因此，致使后之学医之人，对其实质本源多不能明白理解，所以在医学界慢慢滋生出不同的见解与偏见，他们不求其真实而各逞其能，又使偏差形成谬误，贻害病患。对此，王叔和强调指出“致微疴成膏肓之变，滞固绝振起之望”，对因这种种原因造成的严重的后果，所叙述的感受，启发了他的思想感悟，要对前代与其当代名家在脉诊上的理论成就，以及切脉之技术等，进行了一番认真的整理研究，并自我宣示“百病根源，各以类例相从，声色证候，靡不赅备”。说明王氏所撰《脉经》对先贤之成就与所达到的水平，持着全面肯定的认识论思想，也体现出王氏重视疾病分类与联系实际，主张望、闻、问、切四诊之综合运用，不单以脉诊判断疾病之理、法、方、药与疗效预后。如此思想方法之表露，说明只有四诊合参，才使脉诊演绎出来的结论，能被临床实践观察到的经验事实所证实。所以，当时的临床实践诊疗思维的观察手段，不能准确确证疾病病证的病因、病机和证候，并不等于“切脉诊断疾病”的理论与技术被证伪。

由此可知，对某些中医理论与技术的检验在当时可能是很难的，或者做得很不严格、很不周全，出了差错，直到后来，经过更多的临床实践诊疗思维经验事实的观察，在更高的技术能力水平上进行检验，才能把差错纠正过来。在经过悠久岁月的中医科技史上，这是经常发生的事。因此，在今天科学技术条件下，还不能确证的某些中医理论认知和临床实践的经验事实，到明天发展了的科学技术不一定就不能确证这些事实。虽然王叔和受历史时代科学技术水平之局限性的制约，未能严格鉴别前代医家先贤脉理、脉诊技术孰属真正临床实践经验之概括，也未能指出孰属来自医者意也之思辨甚至臆测，孰是孰非，真假难辨。但他在包容思想指导下兼收并蓄，同时又在中医科学发展规律思想的指导下，强调了脉证互参，四诊综合运用的中医诊断学思想，却是很先进的，代表了中医诊断学理论与技术步入一个新的水平。

《脉经》一书之完成，为中医学脉诊，或中医诊断学之发展，奠定了学科的基础。王氏在整理研究中医学脉诊理论与技术中，对切脉诊断疾病之认识论思想，以及整理研究中医诊断学之方法论等，实际上在后世，源源不断地供应给中医理论认知和临床实践诊疗思维研究的需要，也为中医学脉诊，或中医诊断学之发展创造了更为有利的条件。当他在诊脉部位上，删繁就简，顺应中医学科学发展趋势，完成了由《内经》之三部九候诊脉法，改进为“独取寸口诊脉法”的转变，就十分容易地为历代医家所遵循，从而规范了中医学脉诊体系；当他为了脉诊科学发展，立志规范脉象名称，力求使中医切脉诊断疾病的脉学理论与技术，易于学习掌握与简单易用；王氏的指导思想虽然仍未摆脱中国传统思维之研究方法，仍沿袭援物类比、取象比类之治学思想，进行着十分繁杂、混乱的脉诊之整理研究，进行着规范化探索，其研究整理了前世医家们积累的 80 多种脉名脉象，最后确定以：浮、芤、洪、滑、数、促、弦、紧、沉、伏等 24 种，为统一规范的脉名脉象脉诊之确凿依据，但在求得混乱脉名之规范，将复杂重复的脉名予以整理，并以此删繁就简，这是中医脉学发展史上是一次承前启后的伟大创举。

然，王叔和在整理研究中医学切脉诊断这一学术问题上，对脉诊敢于明确地强调“脉理精微，其体难辨”，“在心易了，指下难明”。这在《脉经》一书开宗明义第一句话，就敢于承认自己对脉诊切脉的脉象“难辨”，承认自己诊疗知识不足，不能辨别一些脉象的诊法，这是一种

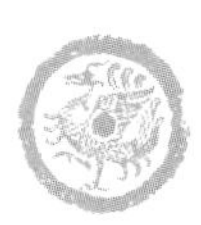

科学的态度，难能可贵。更为可贵的是王氏不仅承认自己“脉体难辨”对，缺少鉴别能力和技术，更以“知之为知之，不知为不知，是知也”的谦虚态度，进一步指出脉诊“在心易了，指下难明”。他以自己循行的证伪演绎法，对当时脉学理论与技术水平，做出了上述科学的评估，他这种的评估，深刻的将脉诊的继续发展寄望于未来的学者。这种既充分肯定脉学成就与价值，又指出脉学在中医临床实践诊疗思维诊治疾病中存在的问题，从而向后来学者明确指出脉学应当着重解决之关键问题所在，其意义是广泛、深刻的。这也说明了运用演绎法中医理论认知与临床实践诊疗思维治学态度是如何的严谨，以及对待中医理论认知与临床实践诊疗思维遗产实事求是“知之为知之，不知为不知，是知也”的科学态度。还生动地反映出中医理论认知与临床实践诊疗思维方法论研究，在认识论思想与方法论思想的一个重要的特点，给我们后人深刻的启发。

其次，在中医理论认知与临床实践诊疗思维科学研究中，观察与实验既离不开观察或实验的对象，也离不开观察者或实验者。中医切脉诊断疾病与判断疾病治疗效果、预后等，历来备受医学家的重视，也为病人所信赖。然我们从早期的史料中就已可以得知，不同的观测疾病的先医者们观察同一病患脉象，结果总会有差异。春秋战国时期著名医学家秦越人，敢于自荐确诊众医家以为已死之虢太子未死，且经他们师徒综合施救而治愈，依据的是脉诊，当然还有望、闻、问诊。显然其他医家认为虢太子已死，是他们的观察总是有错，从这里人们开始懂得，中医临床实践诊疗思维时的观察者或实验者都可能存在误差。虽然医家们都希望通过临床实践证明，自己在诊疗思维时尽可能地设法消除误差，不受任何观察者影响而获得真正“客观”的临床诊断结果，但往往会和前面那些医家一样，没有得到任何可靠的结论。所以，司马迁在撰写《扁鹊仓公列传》时，誉谓“至今天下言脉者，由扁鹊也”的结论。

其实，脉诊并不始于扁鹊，只是扁鹊“特以诊脉为名耳”。马王堆医书《脉法》中已有“以脉法明教下”，《足臂十一脉灸经》更出色地强调：“三阴之病乱，不过十日死。揗脉如三人参舂，不过三日死”“脉绝如食顷，不过三日死”。后人经考证认为“揗脉如三人参舂”，即现代医学所报告的“三联音律的奔马律”（何宗禹．马王堆医书考证译释问题探讨［J］．中华医史杂志，1981）杂音。记录这一脉象特点的古代医家，其智慧不但源自于临床实践诊疗思维对病人证候观察的细致入微，也源自他对病人心律脉搏的精心体察揣摩，知其节律脉态与三人参与用杵臼捣米谷之音响相仿，故以之而命名。这是一次在中医脉诊上的杰出贡献，因为该杂音的出现，反映病人心力衰竭，特别是左心衰竭的临床表现。西方医学界对此杂音是在 19 世纪时认识的，应该说晚了 2000 多年，足以证明 2000 多年前的中国的古代医家，作为在临床实践诊疗思维时的观察者或实验者，其切脉诊断疾病的技能是如何高明了。

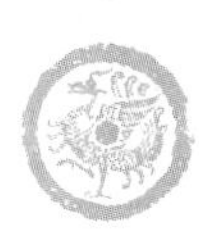

然而，我们还可以看到，《脉经》中对 24 种脉象之叙述，使脉诊确实简单规范了，但并未解决“在心了了，指下难明”的困难，甚至相关脉象鉴别之难依然如故，以至在简单规范时，使临床实践诊疗思维诊断危重病人很有科学依据的若干“怪脉”，置于 24 种脉象之外，或使之居于次要不为医家临床实践诊疗思维所重视的位置，使后来医家对这样一些脉象的观察或实验逐渐淡化而湮没无闻。例如：三人参舂脉、屋漏脉、雀啄脉、釜中汤沸脉等，有的漏记，有的虽记而不详，总之均置于 24 种脉之外，使之逐渐被忽视，作为临床实践诊疗思维时的观察者或实验者，这是一个很大的失误。其思想根源当是对这些重要的脉缺乏认识，不知其独特的脉象在临床实践诊疗思维中的至关重要性，当然也可能因为这些脉象在临床实践中少见的关系，诊疗思维时观察不多、实验不足所致。这表明，实际上，有些临床实践诊疗思维时的观察结果，只是作为观察者的医家本人不正确的幻觉或误会，如《脉经》中，对三部脉之屋漏脉、雀啄脉、釜中汤沸脉及三人参舂脉，未予以应有的阐发与重视，实在是一个不应有的重要的失误，这使其科学价值是缩小了不少。正因为中医理论认知与临床实践诊疗思维科学研究中，存在着经验证据的可谬性，对其临床验证实验结果必须持有慎重的态度。

中医理论证伪的复杂性还在于作为反驳一个中医理论学说的经验证据，它要依靠另一个中医理论学说来解释。这就是说，在中医理论认知与临床实践诊疗思维科学研究中，即使医家所观察到的某个临床经验事实是可靠的、无误的，它也不能直接地排斥某一中医理论学说，一个临床经验事实之所以能够作为排斥某一中医理论学说的证据，这是另一个中医理论给予解释的结果。下面我们用中医学发展史上有名的河间学派刘完素所创“火热论”与易水学派张元素所主“脏腑辨证”这两大学派的论争，来简明扼要地说明一下这个问题。

河间学派“火热论”T_1：病证病因病机的形成是由于火热的作用，即“六气皆从火化”“五志过极皆为热甚”；

易水学派“脏腑辨证”T_2：病证病因病机的形成是由于脏腑经络，虚实寒热，生死逆顺的作用。

T_1 所引用的临床实践经验事实依据 E_1 为：临床所见病证病机之“六气为病”大多为火热密切相关，其他病变，皆有可能从火热兼化或转化，以及“郁极乃发”；

T_2 所引用的临床实践经验事实依据 E_2 为：临床所见病证病机是由于“夫人有五脏六腑，虚实寒热，生死逆顺，皆见于形证脉气，若非诊察，无由识也。”（任应秋. 医学启源：点校叙言［M］. 北京：人民卫生出版社，1978：1）

河间学派利用临床实践经验事实依据 E_1 为 T_1 辩护而与 T_2 相异：是依赖对《素问》病机理论 T_1' 的诠释及对运气学说的阐述，作为他们的解释性理论的，刘完素分析并发展了《素问·至真至大论》的病机 19 条，指出《素问》病机 19 条中，有 15 条属于火热为病，且根据本人的临床经验更将之发挥演绎，进而提出了自己火热论的新观点，其中最著名的两个观点，即以“六气皆从火化”病机论认为，除热为君火之气，火为相火之气外，其余四气皆可能从火热兼化或转化；还提出“五志过极皆为热甚”以说明情志与火热的关系，由于五志过度疲劳，使五志过极，是阴阳失调而阳郁化热。

易水学派利用临床实践经验事实依据 E_2 为 T_2 辩护而与 T_1 相别：依赖对《中脏经》文中分辨虚实寒热，生死逆顺脉证诸法之理论 T_2'，作为他们的解释性理论的，张元素根据《内经》的基本理论结合当时盛行的运气学说，参考《中脏经》及刘完素《素问玄机原病式》的理论，配以本人的处方用药经验，并吸收《小儿药证直诀》的处方，汇成一个以脏腑经络为纲，以“不及”“太过”“虚”“实”“寒”“热”“气”病等为细目的辨证论治体系，分别论述各脏腑疾病的主要症状、脉象、治法、用药，并以生死逆顺判断病情的发展变化及预后。

刘完素与张元素都生活在12世纪，生活、医疗实践在同一时期；并且几乎在同一地区，都是河北人；治疗大体上相同的病，理论依据又大多不出《内经》、张仲景《伤寒论》等医著，然而，他们对疾病的看法与采取的治疗方法却相当不同。那么这种不同见解是如何形成的？在中医理论认知与临床实践技能诊疗思维中，又有什么启示呢！

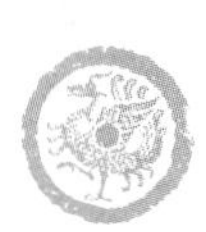

从以上河间学派刘完素所创“火热论”，与易水学派张元素所主“脏腑辨证”这两大学派理论的简单的分析中，我们可以看到，理论 T_1 要依赖 T_1'……；理论 T_2 要依赖 T_2'……它们构成了不同系列不同层次不同层面的理论之间的论争。如果再加入关于 E_1 与 E_2 各种先行条件的分析，中医理论证伪的证据问题就变得更为复杂了。自金、元时期开始，医家们从各自的医疗实践中对中医学的理论问题，注重独立思考，进行新的阐释，作出新的探索，并阐发了各自的不同认识，将发挥经典的中医理论与阐述本人的学术见解融为一体，改前代转摘录医方为自创一家新方，创立了各具特色的理论学说，形成了不同的学术流派。此种医风延续一直到明代之后，开拓了中医学理论发展的新局面。在当时宽松、自由活跃的社会意识形态下，为医家各抒己见、相互争鸣提供了良好的学术氛围，使这种既有继承，又有独创的学风，让金、元医学的争鸣和创新，另辟新径，能够经历200余年的持续发展，兴盛不衰。可以说，金元医家医学思想争鸣在中国医学发展史上是十分重要的。金元医家的思维方法、学术思想及其争鸣，对后世中医基础理论与临床实践诊疗思维的发展都有着极为深远的影响。

从传统的证伪演绎法的观点来看，认为中医理论认知与临床实践技能诊疗思维，是“事实胜于雄辩”，只要有确凿的临床医疗经验事实就可以否证某个中医理论学说，但是临床实践技能诊疗思维实际上作为否证的经验证据是要依赖中医理论的。以前面所言河间学派刘完素所创“火热论”，与易水学派张元素所主“脏腑辨证”这两大学派理论之例来说吧，看起来好像是临床经验事实 E_1 拒斥理论 T_2，实际上是理论 T_1 与 T_2 之间的竞争，而 T_1 与 T_2 之间的竞争又是来自更高层次的理论 T_1' 与 T_2' 之间的竞争，如此等等。这样，在中医理论认知与临床实践技能诊疗思维中，一个反常临床经验事实 E_1 对理论 T_2 的拒斥，就成为多元中医基础理论之间的竞争模型。因而，中医理论认知与临床实践技能诊疗思维的证伪就不再是简单地取决于临床经验事实如何的问题，而是涉及到对临床经验事实如何解释的问题，涉及到不同的解释性理论究竟谁是谁非的问题了。

由此可见，中医理论认知与临床实践技能诊疗思维的证伪是一个极其复杂的过程。任何一次性的所谓“证伪”都是无效的、不能成立的。这首先是由于关于临床经验事实的推断，并不单纯地只以某个中医理论认知的学说为前提推导出的，而是根据一组前提推导出的。否定推断并不能证伪某个中医理论认知，先行条件也有可能是错误的，其他背景知识也可能是不够齐备的，而在中医理论认知与临床实践技能诊疗思维时，最有可能的就是由于医家临床的观察和诊断依据不够全面、不够客观所出现的误差。其次，中医理论认知与临床实践技能诊疗思维都是有“韧性”的，它们可以通过增加或修改辅助性假说来辩解，乃至消除反常的临床经验事实，使中医理论免于被证伪。再次，临床经验是可谬的，很多病证变化会出现假象，误导临床实践诊疗思维的正确判断。又由于生产和科学技术条件的历史局限性，以及医家本人学术、悟性、意识、能力、技能、经验、学派见解等因素的影响，其各自临床实践诊疗思维观察和实验的误差，并不是当时就能纠正的。最后，医家临床经验事实并不直接拒斥某个中医理论认知，它们之所以能够成为反驳某个中医理论认知的学说的经验证据，这是由于另一个中医理论认知的学说给予解释的结果。因而，中医理论认知与临床实践技能诊疗思维的证伪问题，也会涉及不同中医理论认知之间的竞争与选择的问题，这样就不能轻易、片面、武断地作出否定的结论。

三、证候、病机与病证证伪的历史发展

由上节分析可知，证伪某个中医理论认知是很复杂的，任何医家、任何个别的临床实践活动都不足以否证一个中医理论认知。任何一次性的证伪都是无效的、不能成立的。因而，对中医理论的证伪，哪怕是对其中中医理论认知的某个医学学说所进行证伪，都必然是一个长期的、艰辛的、恒久的历史的过程。

实际上，中医理论体系与其他任何一个既成的理论体系相似，在它们历史发展的过程中，都拥有一系列的理论命题，即使是不可触动的硬核，也很少只是由单一陈述组成，而是由若干个理论陈述所组成的理论陈述的系列，个别的经验事实正因为是个别，因此一般很难对理论陈述系列中的每一个理论命题都加以否证。个别的经验事实至多只能否证一个或少数几个理论陈述。只有当一门学科科学史的发展已经积累了足够多的反常事实，来拒斥这一理论系统，而且出现了更富有成果的理论系统与之竞争时，这个理论体系被证伪的倾向性才会逐渐增加起来。

我们在这里所说的任何医家个别的临床经验事实，都不可能否证整个中医理论体系，这是从绝对证伪、一次性证伪这个意义上来说的。但是从相对意义上来说，医家临床实践诊疗思维中反常经验事实的出现，迫使他对此要用中医理论认知作出一定的反应，它或多或少地也会起到拒斥中医理论认知的作用，因此，可以相对地把这种拒斥作用看作是对中医理论认知的“弱证伪”。正因为这个缘故，临床诊疗思维中反常经验事实的积累，很有可能将会导致理论的危机，但也可以这样想，它也有可能会导致中医理论认知新知的产生、发展和补充、修改与完善。

既然我们认为对像中医理论体系这样的科学理论不存在一次性的绝对证伪，而只有表示一定程度拒斥作用的相对的“弱证伪度”或称为“可证伪度”，由此我们引入“可证伪度”的概念，以可证伪度的高低来表示拒斥作用的强弱。那么，如何评估可证伪度呢?

像中医理论体系这样的科学理论是客观现实的近似反映，它具有一

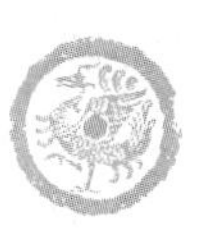

定的逼真性，因而可以被确证。但又不完全符合客观现实，因而存在着反例，需要进一步修改发展，使之更符合于客观现实。新旧理论的更替就是以逼真度高的理论来代替逼真度低的理论的过程。

依照静态的理想分析，判定一个理论的逼真度依赖于理论确证度的评估或对理论证伪度的评估。确证度和证伪度是互补的：一个理论的确证度愈大，其证伪度愈小；一个理论的确证度愈小，其证伪度愈大；反之亦然。

然而，依照动态的实际分析，事情就远不是那么简单了。由于中医理论是有“韧性”的，它能够通过自身的调整而“消化”反常事例。如中医理论认知的病因病机学说，是中医临床实践诊疗思维诊治疾病的基础。在秦汉时代，《内经》中医基础理论在唯物生命观的思想指导下，就开始否定鬼神致病的迷信观念，在人与自然协调和形神统一观念的基础上，认识到外在自然气候的反常变化和人体内在情志活动的过度刺激，以及某些人自身不良生活习性，饮食不节、劳倦过度、不良嗜好（如服散）等，是导致疾病发生的两大重要因素。由于这两类致病因素内外来源不同，因而将其分为阴阳两类。病邪有从内、从外的不同，因而也将疾病归纳为外感病和内伤病两大类，此即《素问·调经论》中所说：“夫邪之生也，或生于阴，或生于阳，其生于阳者，得之风雨寒暑；其生于阴者，得之饮食居处，阴阳喜怒。”

《内经》的这种对病因的阴阳分类，是我国中医最早的病因分类法，也是后世“三因论”分类法的基础。《素问·阴阳应象大论》说：“天有四时五行，以生长收藏，以生寒暑燥湿风；人有五脏化五气，以生喜怒悲忧恐”，这是正常的人体内外生态环境。但从对病因的阴阳分类法中，可以显现出，由自然界风寒暑湿燥火主时六气淫胜所致的外感病，是四时气候反常变化所形成的；而人体内在情志活动，会在五脏产生不同的反映，然“七情太过，反伤五脏”，那些突然、强烈或长期持久的过度刺激，以及饮食劳伤等异常变化，则是内伤病变的致病因素。这表明古代医家在观察疾病产生的原因，探寻致病因素时，总是发现人体五脏阴阳通于自然界四时阴阳，人体内的五脏功能活动也要保持协调平衡，才能维持人体正常的生理活动。如果自然气候反常，或是情志太过持久异常地刺激，破坏了人与自然的和谐统一，扰乱了体内五脏之气的协同相应，都可以导致疾病的发生。《素问·阴阳应象大论》又说“喜怒伤气，寒暑伤形”，这里的“喜怒”，概括了人体各种情志活动；“寒暑”，概括了自然界的六淫邪气。由此可见，中医的病因学说，是在“四时五脏阴阳”理论基础上，从人与自然和谐统一，机体本身协同统一的观点上来认识致病因素的。尽管“四时五脏阴阳”理论认为，自然界四时之气与人体五脏系统之气是“收受”和“通应”的，所以“喜怒伤气，寒暑伤形”的发病，是分别伤害了五脏，正如《素问·生气通天论》所说：“四时之气，更伤五脏。”可是，医家们在临床诊疗思维中观察疾病病变的证候以“审证求因”时，却经常会发现一些反常经验事实，与用这个中医理论认知的病因学说，所得出来的结论不完全相符，不是“有名无实”就是“异乎寻常”，“出其不意”“似是而非”现象也很严重。

“审证求因”的这种“失常”引起了医学家们的普遍关注，甚至有人根据证伪演绎法，怀疑中医理论认知病因的三因学说是否可靠，可是也有些医家却认为当时中医学的背景知识不够，在这些致病因素之外还有未知致病因素对医家辨识病证病因进行干扰，如果真能找这样的致病因素倒反过来会成为“四时五脏阴阳”理论的一个确证。而在巢元方《诸病源候论》中就以从自然界的客观存在中去寻找病因作为指导思想，并且突破了以气候异常所形成的六淫来包罗外感病因的旧有学说，提出了“乖戾之气”的新观点。认为伤寒、温病、时行病、热病、疫疠等几类疾病之所以能够多相染易，是因为在自然界中另有“乖戾之气”存在，而气候之温凉失节可能只是一个诱因。并在此书中，提到了“时行病发黄”，但将有很多属传染病，可引起黄疸症状的疾病，却不归入时行病，而是另列一篇《黄病诸候》，很有可能已经认识到了“黄疸”一病的传染性、流行性。巢氏的《诸病源候论》还对诸如尸注、鬼疰、射工水毒、沙虱、麻风及癣、疥等，均认为属因“虫”引起之病，也对这些病的传染途径作了合乎逻辑的推论。他还通过长期临床观察和细心研究，确切地论述了这些“虫”病的发病地区、季节、条件以及早期染病表现，正确描述了它们

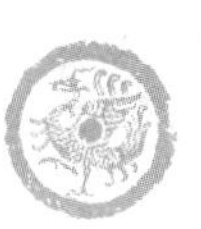

各自的病因、发病过程、特异的症状表现，以及预防发病的方法。此外，在“诸癞候”“久癣病”“䘌疮”“疥候”“阴疮候”等证中，也都提出有“虫”之说，此等疾患现代医学证实多由真菌或病毒、支原体等其他病原体引起，但由于历史条件的限制，当时医家还不可能知道引发此等疾病的“虫”是什么，但值得注意的是，他们对中医理论认知与临床实践诊疗思维中，出现的这些“虫”病反常经验事实，如此细心的观察，逼真的描写，作出的科学论断，都证明了他们观察研究之深入。由此更可想见巢元方对诸多疾病“虫”说之论断，绝不是偶然的。由此可知，反常经验事实有时看起来似乎是对中医理论的某种否证，但是一旦中医理论作出某种调整之后，它就恰好是个对这个中医理论的确证病例。

因而人们虽然可以从确证事例去评估理论的确证度，但是不可以从反常事例去评估理论的证伪度。现代的英国学术理论家、哲学家·卡尔·波普尔（Karl Popper）认为证伪是一次性的、绝对的，而且任何理论最终都只能是被证伪。这个看法是何等的片面，根本不切合实际。尤其是对于中医基础理论这种多学说相应的多元结构，且整体融洽的理论体系来说，它自圆其说的能力、论辩合理性和推论的可信度都是显而易见的，在临床实践诊疗思维辨证论治时，也是屡试不爽的。其实，对中医理论认知与临床实践技能诊疗思维而言，一次性证伪往往是根本无效的，不能成立的。而且，中医理论认知证伪度的评估，也是不能独立地依据临床实践诊疗思维时反常病例来进行的。评估中医理论认知的证伪度必须依靠证伪度与确证度互补的原理，依据中医理论认知的确证度来评估中医理论认知的证伪度。除此以外，没有别的办法。

问题的困难是在于中医理论认知的确证是个历史的过程。人们对确证度的评估并不是绝对的，而且是具有时间指标的相对确证度。这种相对的确证度是历史的、变更的。比如巢元方的《诸病源候论》从自然界的客观存在中，提出了传染病病因是“乖戾之气”的新观点。虽然这个新的起步，由于实证手段的缺乏，存在着传统中医推理猜测的软弱性，并未能形成学派，也未能得到强有力的继承而使之发展，以至于在其后的漫长岁月里，基本上又被笼统的三因学说所吞没。但它使中医病因学说的相对确证度得以提高，而其可证伪度却降低了，这说明了当时的医家，在探讨传染病病因上迈出的新步伐，达到的新水平。大约一千年后，明代医家、传染病学家吴又可，在探索传染病病因时，继承了巢氏的“戾气”说，并在其致病的特异性等方面作出了创造性发展，进一步使中医病因学说的相对确证度得以提高，然而因时代条件的限制，也只是昙花一现地被溶解于传统病因的三因学说中未能发展。他也只能说明，使中医病因学说的可证伪度得以例证，实属不易。那么，后人们在对诸如此类的历史经验事实的观察中，根据这种相对的确证度就只能对中医理论认知的可证伪度作出评估。因为证伪度是和绝对判定的确证度互补，而并不是和相对判定的确证度互补。与相对确证度互补的并不是证伪度，而是可能的证伪度。也就是说，如果一个中医理论认知的医学学说的相对确证度愈小，那么它的可能证伪度就愈大；如果一个中医理论认知的医学学说的相对确证度愈大，那么它的可能证伪度就愈小。

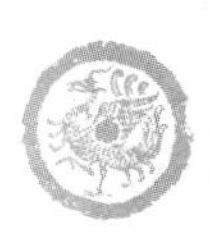

把上述的解决评估中医理论认知证伪问题的方法用于临床实际，我们将具体地分别列出如下的情形：

当一个中医理论认知的医学学说未取得或只取得微小的确证度时，它的可证伪度就较大，即被证伪的可能性较大。因而，还不能接纳它进入中医科学知识的大厦而占有一席位。但是，这并不意识着它已被证伪或证伪度极大。更不是判定它永远不得进入中医科学知识的大厦。比如，吃药可以治病，人们自然会想到，这是药物把自己的功能传给了人体。人服用了强大的食物，就会变得强壮有力。这种思想不能说毫无根据，它是把一种前提作了不适当的推广，以脏补脏在今天仍被认为是一种有效的食物疗法。吃药既然可以却病延年，难道就不能进一步使人长生不老吗？这使人们为寻找不死药，又把注意力转向了矿物，因为金石的寿命比那些动植物显然要长久的多。其实用矿物作药，在我国中医历史悠久。《山海经》中就记载了三条。《史记·扁鹊仓公列传》中也记载：“齐王侍医遂病，自炼五石服之。”并引扁鹊的话说：“阴石以治阴病，阳石以治阳病。”而中国古代炼丹术理论则认为，服食矿物药可以延长人的寿命，其理论根据见于魏伯阳《周易参同契》:：“巨胜尚延年，还丹可入口。金性不败朽，故为万物宝。术士服食之，寿命得长久。”这就是说，人们企图通过服食，把金的“不败朽”的性质转移到自己身上。以至于《抱朴子·仙药》就断言说：“服金者寿如金，服玉者寿如玉”。金性不败朽，玉则令人色泽不变。在这里，我们似乎还不能武断地说古人全是荒诞。临床实践证明，服食少量砒霜，可以使人肤色红润，服食珍珠可以使人驻颜却老等等。但毫无疑问，这里用的是一种极不完备的类推法，它的正确性首先要依赖于分类的准确性。显然，炼金成为炼丹的重要内容，主要不是为了追求财富，而是为了长生。但所谓“丹”，最主要的还是丹砂，即硫化汞。而它的化学性质则更加使人赞叹。中医著作《神农本草经》记载着：“水银……杀金、银、铜、锡毒，熔化还复为丹。”水银的这种作用可以说是神奇的，人们能想到把金玉的性质加在自己身上，也很自然会想到把水银能变化而不败朽的性质加在自己身上。而且，水银能杀金，一定比金具有更强的威力，特别是丹砂还是升华的产物，吃了它，不仅能长生而且能变化、能飞升、能成仙、能返老还童。这一来，人们服用水银、丹砂等等，要摄取的就是它们的这种性质。《神农本草经》把丹砂列为上品之首。它写道：

丹砂……久服通神明，不老。

水银……久服神仙不死。

是万物可变的观念促进了炼丹术的产生。炼丹的实践又进一步加强了这个观念，并且作出了许多有化学意义的发现。如《神农本草经》载有：

丹砂……能化为汞；

空青……能化铜铁铅锡作金；

曾青……能化作铜；

石胆……能化铁为铜、为银；

朴硝……能化七十二种石；

……

这些记载虽然明显是受了炼丹术的影响，但大部分是正确的。如果说古代人们在生产实践中，凭直接观察可以认为生物是成长变化的，又在生产实践中以冶炼证明了石头可以变成金属，那么炼丹术则进一步证明，一切物质都是可以变化的，包括黄金在内，这为万物可变的思想提供了坚实的基础。

必须指出，炼丹术是在追求人类长生成仙的虚幻目的下产生的。炼丹术士们相信，物质本身并不重要，但它的特性却是重要的，因为改变金属的特性，就可以把金属改变成为能使人长生不老的灵丹妙药，水银具有一种能变化、能飞升、能成仙、能返老还童的惊奇的灵性，黄金具有一个不怕火炼的理想的灵魂，凡是想长生不老的人们都力求朝着得道成仙的方向修炼自己成正果，因此炼丹术士们认为，在这条道路上以这些金石之物助他们一臂之力，应该是很容易的事。但是数以千年的时光过去了，包括无数伟人、哲人、圣人在内谁也没有逃脱自然规律，无论人们吃什么？怎么吃？促健康长寿可以，但保长生不老不能，实践反驳了炼丹术。可是中国“万物皆可变”观念下所实践的炼丹术，抑或是炼金术，蕴涵的一个理论陈述——“元素可以在一定条件下相互转化”这个思想，伴随着矿物类中药的应用，一直在中医理论认知与临床实践技能诊疗思维中，等待着新科技时代的到来。

在今天，通过了各种各样实实在在的化学反应实验过程，越来越多微量元素在人体内对人类健康、疾病与寿命的相关性，得到了越来越清晰地认识。而适当地补充体内短缺的微量元素，就有可能既改变人体内部生命活力物质的结构，又可能改变人体内部生命活力物质的功能，减少疾患对人体的损害，促进人体平和安康。因此，矿物类中药的研究、开发，就有可能在高新前沿科技的推动下，得到具有创新意义的升华。这样矿物中药元素可变的基本思想，也就可以进入到中医科学理论的大厦而取得席位。

千百年来，在中医理论认知指导下，中医药资源在临床实践技能诊疗思维中的应用实际和疗效事实表明，当一个中医理论认知的医学学说取得相当的确证度之后，它就不具有较大的可证伪度。因而，它总有一

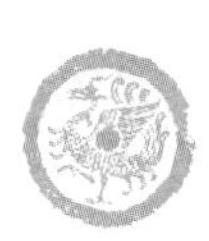

部分内容或以这种形式或以那种形式继续被接纳在中医科学知识的大厦之内，再也不能把它完全拒斥于中医科学知识的大厦之外。如果要打个比喻的话，确证度就好比是入场券，一个理论体系想要进入科学知识的大厦，并占据一定的位置，就必须首先经过“资格审查”，只有当它的预见得到确证，并在质和量上都得到一定的确证度之后，它才获得了进入科学知识大厦的入场券，而它在科学知识大厦中所占据的位置，则视其所获得确证度的大小而定。一个理论如果达不到“资格审查”所必须的最低的确证度，那么它理所当然地不能被接纳进入科学知识大厦，因为它还是一个可证伪度很大的理论。

然而，一个理论体系一旦被接纳进入科学知识大厦，一个理论中被确证过的内容，就不会被赶出科学知识大厦，只能在科学知识大厦内部，把它归并到一个逼真性更大的理论体系中去。就以在后世饱受诟病，或斥之为荒谬，或贬其为无用，或视若为常识，中医理论认知的阴阳五行学说为例。先来看看中医理论认知的阴阳学说，它是我国古代自发的辩证法思想。在春秋战国时代，这种学说开始被某些唯物主义思想家引进到医学领域，成为中医理论认知与临床实践技能诊疗思维的理论基础。长期的历史验证与中医临床经验事实证明：“理论思维或哲学思想，是任何一个科学工作者不可离开的东西。”正如恩格斯在《自然辩证法》所说：“不管自然科学家采取什么样的态度，他们还是受哲学的支配。问题在于，他们是愿意受某种坏的时髦哲学的支配，还是愿意受一种建立在通晓思维的历史和成就的基础上的理论思维的支配。”《内经》中广泛地运用了阴阳学说来说明医学及与医学有关的各种问题，使阴阳学说历史地成为中医理论认知与临床实践技能诊疗思维不可或缺的“理论思维或哲学思想”。

阴阳学说能够进入中医科学知识大厦，并占据一定的位置，就是从以下几个方面经过了“资格审查”，使它的预见得到确证，并在质和量上都得到一定的确证度，之后才获得了进入中医科学知识大厦的入场券。其一为，一阴一阳之谓道。这句出自《易经·系辞传》的话，是对阴阳学说的概括。毛主席曾经指出：“这是古代的两点论。”《内经》亦有这种观点，如《素问·阴阳应象大论》说：“阴阳者，天地之道也，万物之纲纪，变化之父母，生杀之本始，神明之府也。”又说：“天地者，万物之上下也；阴阳者，血气之男女也；左右者，阴阳之道路也；水火者，阴阳之征兆也；阴阳者，万物之能始也。”将这些概括起来，称之为“道”。“道”，通常理解为规律或道理。这种理论用在医学领域中，则是用来说明生理、病理、诊断、治疗等方面的问题。如生理方面的脏和腑、气和形、表和里；病理方面的寒和热、虚和实；诊断方面所谓“先别阴阳”；治疗方面所谓“调阴阳”等。其二为，阴阳复有阴阳。其精神实质乃是说阴阳具有可分性，任何一个总过程中都在着阴阳相互对立的两个方面，而自然事物及人体生理病理等方面的问题也是如此。其三为，阴阳的互为消长。阴阳的两个方面由于其相反的作用，双方并不是静止不变的，而是不稳定的。从《内经》论述的病机中，则可以看出由于阴阳两个方面互为胜负造成的不平衡问题，如《素问·阴阳应象大论》说：“阴胜则阳病，阳胜则阴病，阳胜则热，阴胜则寒。”《素问·疟论》在论述寒热交作的问题时，则指是由于“阴阳上下交争，虚实更作，阴阳相移”造成的。从以上这两段经文可以看出，《内经》已认识到阴阳两个方面由于其属性和作用的不同，存在着相互斗争。而这种斗争推动着事物的变化，这是正常的状态。如果这种斗争超出了正常范围，不平衡超越了一定的限度，就会发生反常的状态，在人体上发生的就是病理现象。正如气候在正常年景，是由于气温差异、雨露阳光等各种因素引起气候规律的变化，若这种变化超过一定的限度时，就会发生自然灾害。这充分证实了《内经》的论点是完全正确的。其四为，阴平阳秘与阴阳离决。

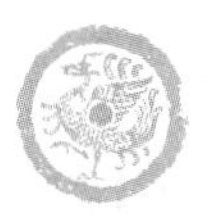

《内经》中除了看到阴阳双方互为消长所引起的各种变化外，也看到了阴阳双方有相对平衡的一面。如果这种相对平衡的关系被破坏到无法恢复原来状态时，就会造成“阴阳离决”，也就意识着一个事物的最后灭亡。对人体来说同样如此，所以《素问·生气通天论》说：“凡阴阳之要，阳密乃固。两者不和，若春无秋，若冬无夏。因而和之，是谓圣度。故阳强不能密，阴气乃绝；阴平阳秘，精神乃治；阴阳离决，精气乃绝。”讲的就是这个意思，若能保持阴阳的平衡协调，就是正常状态；若这种阴阳的协调平衡遭到破坏，出现“阴阳离决”时，人就要气绝身亡。《素问·调经论》也说：“夫阴与阳，皆有俞会，阳注于阴，阴满之外，阴阳匀平，以充其形，九候若一，命曰平人。”这就更明确地提出，人体阴阳必须保持匀平，才是正常无病的状态。否则，如阴阳互为胜负的一面超出了一定的限度，阴阳的平衡协调就无论恢复，这就会造成一个事物或是一个人生命的消亡或终结。其五为，阴阳的互根和转化。阴阳两个方面虽处于对立之中，但又是互为其用的。因其互为其用，又称之为“互根”。《素问·生气通天论》说：“阴者，藏精而起亟也，阳者，卫外而为固也。”《素问·阴阳应象大论》则说：“阴在内，阳之守也；阳在外，阴之使也。”这两条经文就说明阴阳双方各以其对立的一方为用。然阴阳双方不仅相互为用，而且也相互转化。《内经》中继承了先秦以前的辩证法思想，从多方面阐述了阴阳相互转化的问题。如在《素问·阴阳应象大论》中说：“阳为气，阴为味，味归形，形归气，气归精，精归化……化生精，气生形。”就是指的阴阳双方正常状态的转化关系。《素问·阴阳应象大论》中又说：“重阴必阳，重阳必阴，”“寒极生热，热极生寒，”“重寒则热，重热则寒。”此则是从阴阳寒热的病理表现论述人体内阴阳的相互转化。

基于上述思想，《内经》的中医理论认知在养生和治疗方面，特别强调人体生活状况要适应自然界的气候变化，并注意利用和创造有利条件，促使与人体生命相关的阴阳双方向好的方面转化，避免向坏的方面转化，以期达到人体健康和治疗疾病，使病患康复的目的。其六为，与人体相关事物的生化转变。

综上所述可以看出，《内经》中已充分认识到自然事物与人体生命都不是静止的、不动的、停滞的，而是运动的、发展的、变化的。不仅看到了它们在数量方面的变化，而且看到了它们在质量方面的变化。《素问·天元纪大论》中说：“故物生谓之化，物极谓之变，阴阳不测谓之神，神用无方谓之圣。”其基本精神是说，物质与人的发生是由于化，化到极点就会变，阴阳的变化不可预期叫作神，但能掌握和运用这一规律的叫作“圣”。在《素问·六微旨大论》认为“化”与“变”，包括了事物的量变和质变，渐变和突变。而事物的成败，是由于变化的结果，变化的原因在于运动。至于运动的形式，经文中则说：“出入废则神机化灭，升降息则气立孤危，故非出入，则无以生长壮老已；非升降，则无以生长化收藏。是以升降出入，无器不有……故无不出入，无不升降。”指出“升降出入”是物质的运动形式，如果这种运动形式停止了，则事物也就不存在了。事物的这种变化具有普遍的意义，所以说是“无器不有”。人的生命形态同样如此。从上述中医理论认知的阴阳学说的一些主要观点来看，无疑它是符合辩证法思想的。《内经》中论述的这些观点，主要的并不是外在的影响，而是从医疗实践中得出符合客观实际的结论。

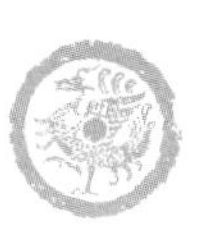

同时在中医长期临床实践诊疗思维辨证论治中，医家们又以自己各自亲身经历的医疗实践，充实着和改造着阴阳学说，使其更加合理、完整和全面，并使它的内容以各种各样的形式，在质和量上都得到一定的确证度，这使它经受了临床经验事实的高度确证，最终经过了“资格审查”。就这样，得到了确证的阴阳学说，才获得了进入中医科学知识大厦的入场券，并在中医科学知识大厦中占据一个相当重要的位置。再来说一说中医理论认知的五行学说。五行学说，作为中国古代一个哲学范畴，其基本内容是以五时、五方为基础，其有序性周期演变，及由此而导引出之相胜与不胜理论，反映了客观物质世界自身具有的规律性，有其一定的科学性和应用性。中医学即是从五行学说的这个基本点出发，看待与人体生命健康与疾病相关要素的各种联系与演化规律。

《黄帝内经》一书，不仅有众多篇文章论及五行学说，而且形成一个理论框架，体现于生理、病理、病因、病机、诊法、治则等各个方面，为中医理论体系中之重要学说。中医理论认知的五行学说涉及的问题颇多，至少有这样一些：五行从概念之内涵而论，它是反映客观世界，在特定条件下一种有序性、周期性运动变化及其规律的学说，尤以藏象等学说密切相关。此乃中医理论认知的五行学说之义，为其一也。经文中多有并列提及四时五行处，如《素问》之《阴阳应象大论》云：“天有四时五行，以生长收藏，以生寒暑燥湿风。”《素问·三部九候论》有云：“上应天光，星辰历纪，下副四时五行”，《素问·藏气法时》亦云：“合人形，以法四时五行而治”。《素问·离合真邪论》也云：“因不知合之四时五行，因加相胜，释邪攻正，绝人长命。”《素问·著至教论》又有云：“何以别阴阳，应四时，合之五行。”详析诸文，可知《内经》中，对一年四季（含长夏为五季）这五个气候节段气候与物候变化的实际情况，与五行之木、火、土、金、水相应，故而形成了一个四时（含长夏）五行的气象变化有序与周期变化的理论，并以此为基础，进而论述自然界与人体，在这自然生态环境中所引起的相应变化规律。五行与四时的关系，十分密切，为其二也。《内经》中有多篇经文内容，均以五方为纲，以五时、五行为目，类例人体五脏及自然界各种物象之相关、相应者，如五畜、五谷、五星、五色、五音、五味等为主要内容的六合会通体系。从而使天地间相关之事，有类例可循，有纲目可举。详“六合”者，东西南北上下也；“会通”者，会合变通也。即《素问·阴阳应象大论》所谓“四时阴阳，尽有纲纪，外内之应，皆有表里”之义。足可以反映客观事物之间相互关联的实际情况，为其三也。

《内经》中确有论五时演变之间关系的经文，如《素问》之“四气调神大论”与“脉要精微论”等内容，均可视为五时应五行相生理论的客观物质基础。而《六节藏象论》及《五运行大论》的内容，进一步说明了五行相胜（胜，克制也）的道理，衍生出后世五行相克之说。从这些可以看出，五行时之相生相胜，其每一时行，与其他时行，均有生我、我生与胜我、我胜的关系。说明五行时在其运动过程中，相互之间既有正常的、有序的规律性，又有反常的、变化的复杂性，这颇富辩证的思想，为其四也。经文中直指五行之阴阳属性者，惟《素问》运气诸篇之《天元纪大论》所云：“天有阴阳，地亦有阴阳，木火土金水。地之阴阳也，生长化收藏。”此文本指五运所主，亦主五时，应生长化收藏，故按五时之阴阳属性，亦即五行之阴阳属性。按五行学说，既与五时、五脏相应，经文中言五时、五脏阴阳属性处颇多。说明五行阴阳属性，均与其所应之物象同，为其五也。干支者，为天干十数与地支十二数也。

干支是周期的循环，同时又用来作记号。在《素问》《灵枢》两书中，亦有天干、地支内容在经文中出现，其中大多用于纪日或纪时。特别在十干与五时相应方面，尤为明显。因而，就自然形成了一个会通模式，即东方春甲乙木，南方夏丙丁火，中央长戊己土，西方秋庚辛金，北方冬壬癸水。就其基本思想论，主要反映一年四季，由于阴阳消长而引致的气象与物候及人体的周期性变化。正如《灵枢·顺气一日分为四时》所云："春生，夏长，秋收，冬藏，是气之常也，人亦应之。"似此等内容，均在说明人体内外与阴阳五行消长密切相关的周期性变化，为其六也。从上述诸文，足可以看出，五行学说，在《素问》与《灵枢》中，已涉及中医理论认知的诸多方面，在"人与天地相参，与四时相副"的思想指导下，论述五方、五时阴阳消长的周期性常与反常的演变规律及其对人体的影响。因而，中医理论认知的五行学说所及，于人体脏腑、经脉、病因、病机、运气、诊法、治则、养生等诸多方面，基本符合临床实践客观事实。对这一点必须予以充分的肯定。这是经过了中医理论认知与临床实践技能诊疗思维"资格审查"，得到了确证的五行学说，最终获得了进入中医科学知识大厦的入场券，并在中医科学知识大厦中占据一个相当重要的位置的根本依据。当然，也并不排除五行学说中有些内容，至今还很难作出令人信服且合理的解释，但它并不至于影响对五行学说的继承与发扬，回顾历史我们清楚地看到，一旦五行学说被接纳进入中医科学知识大厦，五行相生相胜理论中被确证过的内容，并不会被赶出中医科学知识大厦，只能在中医科学知识大厦内部，把它归并到一个逼真性、可适性更大的理论体系中去。这就是"四时五脏阴阳"理论，它体现出生命生存的对立统一观、生命生长的运动变化观和人与自然的统一整体观。

这些观点贯穿在《内经》理论体系的各个方面，成为中医理论体系的核心内容。也可以这样说，阴阳、五行学说在中医理论认知与临床实践技能诊疗思维中的运用，促进了中医方法学的建立，以统一整体的观点，联系与调控的法则来探索生命的奥秘，分析和解释人体生理活动和病理变化的规律，以及人与自然的关系，建构中医学理论框架，形成了

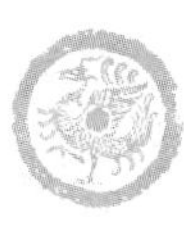

中医理论认知与临床实践诊疗思维辩证逻辑的科学思维方法，建成中医理论认知指导下临床实践技能诊疗思维辨证论治疾病的基本思路和显著特色，为中医科学知识大厦的建设与发展打下了基础。

还需要指出，在对立理论的竞争过程中，常常会出现这样一种情况，当其中的某个理论取得特有的确证事实时，那么它就相应地对别的理论给予一定程度的拒斥，反之亦然。比如说，在中医学理论发展过程中的几次革新，都是医学思想的转变，其实质是治疗观念的转变，即治则的转变；而医学实践发展的重要一方面是治疗手段的发展，表现为治法的丰富多样。当张仲景在《伤寒论》中创立了对外感热病证候六经分证方法的独特确证时，它脱却了五行而奠定了辨证论治的理论基础，这就给予“五行学说”一定程度的拒斥，表明“五行学说”的可证伪度增大了。又如，金、元四家争鸣和明、清温病学派的崛起，四家各执一词，打破了一脉相传的旧有格局。金代医家刘河间的主火论是温病学派的先声，他重用寒凉药治疗热病初起，至明、清温病学派的创立，热病初起首用辛凉，都获得了中医理论认知与临床实践诊疗思维经验事实的独特确证时，这就与《伤寒论》太阳病重用辛温、宋初《太平惠民和剂局方》用辛温香燥截然对立，给这两种治法一定程度的拒斥，表明这两种治法的可证伪度增大了。

总之，作为科学理论的中医理论体系是具有复杂结构的系统，是对人类生命生存、生活、生长，即生老病死现实图景的近似的逼真的描述，它既不是完全真也不是完全假，而且它自身又是在不断发展的。因此，不管是过去，还是在今天，抑或是未来的人们，判定作为科学理论的中医理论认知与临床实践技能诊疗思维的真理性，也必然会是历史发展的过程。所谓一次性证伪是无效的、不能成立的。必须把证伪度看作是确证度的反面，依据证伪度与确证度互补的原理，从中医理论的相对确证度去评估中医理论的可证伪度。把静态分析与动态分析结合统一起来，从中医临床实践诊疗思维的历史发展和中医理论认知竞争的历史发展中，求真务实地去探讨有利于中医药传统继承和创新发展证伪的合理性标准问题。

第四章 《诸病源候论》中医诊疗思维中归纳和演绎的辩证关系

从本文以上论述似乎可以得出这样一个印象，中医理论认知与临床实践诊疗思维中运用归纳和演绎的实质表明，它们既是两个对立的方面，又是辩证统一的。尽管看上去，认识两者的差别与对立是比较容易的，在现在普通逻辑中就是如此。然，将归纳和演绎作为中医理论认知与临床实践诊疗思维中所运用的一种辩证逻辑的科学思维方法，认识两者的辩证统一，就不是那么容易了。总起来看，中医理论认知与临床实践诊疗思维形成和发展的过程中，在诊疗疾病推理的理论和科学方法论上，始终存在着两种互相排斥的倾向：一种强调演绎的决定作用，古代医家还不可能精确、全面、完整地观察自然界物象与人体疾病病证表象和进行科学试验，这给清晰明确地认识和诊疗疾病带来了困惑，于是，先是有人将意象、悟性、直觉思维作为中医理论认知与临床实践诊疗思维的主要形式和方法，后又有人试图把中医理论认知与临床实践诊疗思维，像数学一样被当作科学的范围，认为中医学也可以而且必须以精准的数据指标体系，作为临床诊断的金标准和病情好坏疗效验证的依据，不必太在意经验和归纳，从而否定经验和归纳的作用；另一种

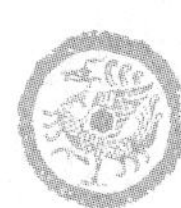

是强调经验和归纳的决定作用，认为中医学原本就是一门经验的自然科学，而中医理论认知与临床实践诊疗思维是以大量的临床经验事实为根据，又经过医家们周密的分析研究，把这些临床经验事实材料加以整理和归入一定的疾病类别排列。因此，把中医学这个“经验的自然科学”当作科学的典范，认为中医学这个“经验的自然科学”不需要演绎，从而否定中医理论认知与临床实践诊疗思维中，演绎和整个理论思维的作用。他们各走向了一个极端：把片面当作了全面，使中医理论认知与临床实践诊疗思维对疾病的认识、理解和医治，都远离了科学真理。我们常常可以在临床实践中看到，有些医家的诊断与治疗法则，只有对病症归纳和演绎的相互排斥、对立，而没有看到它们的一致、统一，这在认识疾病发生、变化、发展真理的道路上不自觉地设置了障碍，导致辨证论治的失当，甚至会因此造成误诊或错治。由此可知，当中医基础理论的研究已经进展到可以向前迈出决定性的一步，即中医理论认知与临床实践诊疗思维，可以过渡到系统地说明人体客观疾病，在各种自然、社会相关因素的影响下形成与发展的时候，人们才有可能真正了解到中医理论认知与临床实践诊疗思维中，各种个别病证与一般疾病间的辨证关系，才有可能科学地解决中医理论认知与临床实践诊疗思维中归纳和演绎的相互关系。为了便于读者们的理解和认识，我们在下面一节中，还是以《诸病源候论》中的内容为引，探讨一下中医理论认知与临床实践诊疗思维中，归纳和演绎相互之间关系的问题。

第一节　注病会不会“易”

——演绎依赖于归纳

人们从巢元方《诸病源候论》症状分析中可以看到一个明显的特点，就是此时开始在临床实践诊疗思维中，将脏腑功能与病因病位及病机表现联系起来进行探索，使中医学基础理论与临床实践诊疗思维走上相互融合的道路。特别是它使依靠演绎，但却看不见、摸不着的中医理论认知的病机学说，再通过归纳，以相对固定的因症搭配关系从临床证候的形式中表现出来，并可以直接用以指导确定具体的预防和治疗法则。传统中医理论认知的病机学说着重于演绎思辨的过程，不论六淫、七情的致病作用，还是五脏六腑的病机变化，大多是以在临床实践诊疗思维中，可观察到的疾病现象和症状为依据，再进行类推。比如，传染的概念是伴随着人们对病因的认识从鬼神作祟，开始走向寻找物质性的病因出现的，如“乖戾之气”“虫”等。而在《诸病源候论》一书中，关于传染的认识最为集中地体现在对“注”病的论述中。所谓“注”，即指致病的因子潜伏在人体之内的意思。事实上，“注”不是独立的疾病，而是一个病理名词。凡病情延迟日久，反复发作的，即可称为“注”病。此正是在《诸病源候论·卷二十四·注病诸候·诸注候》中所说：“凡注之言住也，谓邪气居住人身内，故名为注。此由阴阳失守，经络空虚，风寒暑湿劳倦之所致也。”虽然在其后注病诸候的论述中，绝大多数都有“死后注易旁人”这个观点，这个“易”即是传染之义。但注病究竟会不会易，仍有一些疑问。书中讲的某些注候，如风注候、寒注候等，都没有提“死后注易旁人”这个观点。显然，巢氏认为注病诸候之间还是有些差别，而他的叙述，也都合乎逻辑规则。一面说，“注之言住也，言其连滞停住也”，此即《诸病源候论·卷二十四·注病诸候·风注候》等所言；另一面却又有言，“注者注也，言其病连滞停住，死又注易旁人也。”如自《诸病源候论·卷二十四·注病诸候·鬼注候》及以下各条，论述“注候”就都有“死后注易旁人”的表述。

这个观点很值得分析研究，因为如《风注候》篇，是以传统中医病因三因学说的六淫之风邪，大自然之风具有善行数变特点，演绎推理出风注候这样以风邪为病的病机也会具有同样的特征，表现为疼痛游走不定，病情变化多端。然，注病所述的证候，范围非常广泛，内容亦较庞杂，但也有一些共同的特点。自《诸病源候论·卷二十四·注病诸候·鬼注候》及以下各条，论述“注候”时又有了“死后注易旁人”的表述，却清楚地表明，“大体与诸注皆同”，是为此时的医家在前代医家对注病病机认知的基础上，又对其作了许多更深层次而又更贴近临床实践

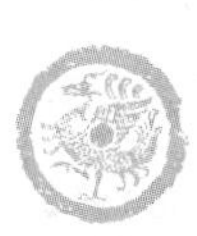

客观现实的思考。而对两者之间的异同，在这一卷中也做了进一步的演绎推理。如《诸病源候论·卷二十四·注病诸候·生注候》中说："注者注也，言其病连滞停住，死又注易旁人也。人有阴阳不调和，血气虚弱，与患注人同共居处，或看侍扶接，而注气流移，染易得注，与病者相似，故名生注。"本候说明注病具有传染性，而且是接触传染。其他注病各候论述注病传染，都是言"死又注易旁人"，是死后传染，本条则强调生前传染，而且有"阴阳不调和，血气虚弱"的内因，前面诸注候所述九种述中亦有生注，其病因病机证候是否与此相通，就不得而知了，所以这一论述是值得注意的。

不止于此，巢元方在《诸病源候论·卷四十七·小儿杂病诸候三》对注病的传染性也做了更深入的演绎推理。不但在《诸病源候论·卷四十七·小儿杂病诸候三·注候》中，专门对它的病因病机提出，"人无问大小，若血气虚弱，则阴阳失守，风邪鬼气，因而客之，留在肌肉之间，连滞腑脏之内。或皮肤掣动，游易无常，或心腹刺痛，或体热皮肿，沉滞至死，死又注易旁人，故为注也"。又说："而为鬼气所伤，故病也。"这里说的"风邪鬼气"，应该是各有所指，"风邪"就是六淫之首；而"鬼气"却是带有传染性致病因子，而能"死又注易旁人"注病病因病机的真正病邪。关于传染病致病因子的认识，巢元方在接下来的《尸注候》篇中提出了"尸虫"的概念，他认为："人无问大小，腹内皆有尸虫。"并一再强调尸虫能在"死又注易旁人"。尸虫之说对认识人体在健康情况下有致病微生物存在或潜伏提出了论据。更重要的是，他提出了注病致病因子是物质的有生命的"尸虫"，这就使传染病的病因接近了细菌的发现。

必须指出的，巢元方在论述尸虫致病时，还提出了"尸虫为性忌恶，多接引外邪，共为患害"，似乎尸虫是有思想、有人格的东西，这就使尸虫之说蒙上一层神秘的雾纱，让人无从言表、无言以对。这既是受时代的局限，巢氏当时也无法确认尸虫在人体中发病的病理改变过程而使然，但也充分说明医家们对病机认识之深化，遇到注病究竟会不会易这样的命题，单凭演绎推理，用演绎三段式从理论上对疾病病证的病因病机加以证明，有很多时候会是不着边际、不可思议、不知所措，抑或是无可奈何的。它或许能够一语中的，却也可能语焉不详、错漏百出。

前面已经谈到，演绎推理并不都是空洞无物的，尤其是在中医理论认知与临床实践技能诊疗思维中，医家们完全可以运用演绎法得到新的诊疗知识，也完全可以运用演绎法辨证论治过去在临床实践中没有遇到过的病证。然而，历史上的一些学者指责演绎推理并不是完全没有理由的，因为即便是在中医理论认知与临床实践技能诊疗思维中，也有些医家确实是以空洞的演绎为医学思想特征的。他们自认为自己是熟读医书的饱学之士，在医疗实践中从经典医著中只言片语或僵化了的权威言论出发去发议论、出诊断、定治则，诊疗结论，在诊疗形式上遵守演绎的规则，要弄着教条主义、烦琐主义的推理。例如：

推理 1：一切疾病的病因都已经包含在传统中医理论认知的六淫、七情以及伤于内外之邪气的三因学说之中，“乖戾之气”说不在传统的三因学说之中，因此，“乖戾之气”说不可能是疾病的病因。

推理 2：人可以长生不老，因为服食丹砂，不仅能长生，而且能变化、能飞升、能成仙、能返老还童，因此，服食丹砂之人就会长生不老。

推理 3：天上有长生不老的神仙，只有积德行善之人才能得道升仙，因此，不积德行善之人就不能长生不老。

这些推理都没有违反三段论式的规则，但它们都是空洞的、荒谬的、反科学的演绎。尽管某些医学家们“合理地”利用着演绎规则去争论：“人能不能长生不老”“久服丹砂、水银之人是否可以通神明，得道成仙”“妇人无子者，其缘由是坟墓不祀，还是年命相克”之类的高深而玄奥的问题，但是却无益于中医理论认知与临床实践技能诊疗思维知识的进步。这些推理之所以是空洞的，因为它们所依据的前提是脱离临床实践的、不依赖于临床医疗经验事实和客观资料归纳的。

从前文的分析中，我们已经知道，在中医理论认知与临床实践诊疗思维中，演绎通常是由一般中医理论认知到临床实践个别病证诊疗思维的思维方法和推理过程，它意味着在中医临床实践辨证论治的诊疗思维时，要以中医基础理论确定的诊疗原则为指导；而医家在通过望、闻、

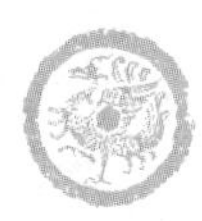

问、切这四诊合参对病人病证证候进行的归纳，是由个别的证候到一般中医理论认知的思维方法和推理过程，它同样意味着中医临床实践辨证论治的诊疗思维，最常用的辨证方法，是以利用前人临床经验为前提，并以记载中医基础理论的文献内容为参考所进行的“法式检押”，即模式识别。从这里就可以看出来，演绎是要依赖于归纳的。

首先，中医理论认知与临床实践诊疗思维，演绎前提的确立离不开归纳。无论是作为疾病发生发展普遍性命题或病证原理、诊疗法则和药效功用的大前提，还是对病证性质、转化或转归个别性判断或陈述的小前提，都要经过临床观察、诊疗实验才能得到，才有诊疗判断基础。上面讲的三个推理站不住脚，就是由于它们的前提：“一切疾病的病因都已经包含在传统中医理论认知的六淫、七情以及伤于内外之邪气的三因学说之中”“服食丹砂，不仅能长生，而且能变化、能飞升、能成仙、能返老还童”“天上有长生不老的神仙”之类既非观察事实，又不是以实验为根据的理论总结。在中医理论认知与临床实践技能诊疗思维中，演绎推理中只要有一个前提是空洞的、脱离临床实践客观实际的，就不可能在辨证论治时，对疾病病证的起因、证候、病因、病机、预后等，推导出具有科学意义的诊疗结论。

演绎是一般到个别、普遍到特殊的过程。那么，在一般中医理论认知与个别临床实践诊疗思维、普遍疾病与特殊病证之间有什么关系呢?

从宏观角度看，在客观世界里，一般与个别、普遍与特殊是同时存在的。既不是先有个别、先有特殊，然后才有一般和普遍，也不是先有一般、先有普遍，然后才有个别和特殊。正像医家不能说先有病因、病机然后中医理论认知与临床实践诊疗思维中才有疾病病证，也不能说先有疾病病证才有病因一样，任何临床实践诊疗思维中的客观疾病事实既是个别又是一般。

在客观世界里，一般与个别、普遍与特殊是同时存在、不分先后的，但它们并不是同时并存的两个分离的东西。不是说在个别之外另有一个一般，在特殊之外另有某个普遍，一般就存在于个别之中，普遍就“寓居”于特殊之内。比如说，患者有脉浮缓、自汗、头痛、项强痛而恶寒者，与《伤寒论》的太阳中风证相一致者，就循仲景之规矩，辨为太阳中风证，用桂枝汤治疗。显然在这里，患者是个别的，其证候的属性是特殊的，而他病证与《伤寒论》中太阳中风证的一般证候却是一致的，这就可以辨识为普遍意义上的太阳中风证，对这类病证才可以普遍采用桂枝汤来治疗。古代称这种方法为“效”，如《墨辨·小取》所说：“效者，为之法也，所效者，所以为之法也。故中效则是也，不中效则非也。”《灵枢·逆顺肥瘦》则认为：“圣人之为道者，上合于天，下合于地，中合于人事，必有明法，以起度数，法式检押，乃后可传焉。”也就是说，这种辨证方法叫“法式检押”，当代称为模式识别。而这种诊疗思维的方式方法，正好可以说明一般中医理论认知与个别临床实践诊疗思维、普遍疾病与特殊病证之间的辨证关系。

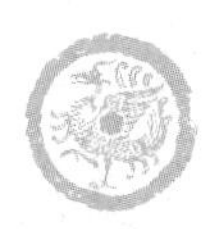

然而，在中医理论认知与临床实践认识病证具体的诊疗思维中，与此情况往往就不一样了。因为同一患者不同的病证发展转化阶段，或不同患者同一病变的病证表象，总是会有各种各样、千差万别的区别，尤其是证候表现也会有阴错阳差、寒热虚实的差别。这就提醒医家，在中医理论认知与临床实践诊疗思维病证的过程中，在对疾病病因、病机、病变证候辨证论治时，一般与个别、普遍与特殊不可能同时地、不分先后地被发现、被揭示和被理解。医家们对与疾病病证相关事物的认识，总要经历一个从个别到一般、从特殊到普遍的发展过程（归纳的过程）。毛泽东同志在他《矛盾论》一书中曾经这样说过：“就人类认识运动的秩序说来，总是由认识个别的和特殊的事物，逐步地扩大到认识一般的事物。人们总是首先认识了许多不同事物的特殊的本质，然后有可能更进一步地进行概括工作，认识诸种事物的共同的本质。”（毛泽东选集：第1卷［M］. 北京：人民卫生出版社，1991）这段话的内容同样适用于中医理论认知与临床实践诊疗思维辨证论治中，认识疾病病证表象一般与个别、普遍与特殊相互之间的辨证关系。

正因为这样，中医的医家们在认识人体疾病及与人体密切相关的各种事物的科学研究中，总要先博览群书，汲取前人诊疗疾病的经验和知识，同时积极主动参与临床实践医疗活动，做认真充分的临床疾病事实实际观察和临床疗效观测实验工作，进行调查研究，积累自己的临床经验和资料，而绝不会脱离诊疗实际地只从书本出发，也不能在尚未了解疾病具体情况之前，就提出什么普遍的诊疗原则和病变转化转归结论。传统中医思想理论上尚有的教条主义，从起源看，就是指一些所谓尊经重道医学家们，把传统中医经典医著中的某些条文当作金科玉律，作为议论病证的出发点，临床实践诊疗思维时根本不考虑疾病实际情况。我们现在所说的教条主义本质上仍是这个意思，只是外延更扩大一些，凡是只把中医理论、书本当教义，一切从定义、公式、法则出发，而不是首先研究疾病实际情况的，都视为教条主义。由于中医科学研究离开了临床观察和疗效验证就会寸步难行，由于中医医家历来就有重视临床观察和疗效验证的传统，中医理论认知与临床实践技能诊疗思维探索中的教条主义倾向，相对来说并不是特别严重。但是，这绝不是说在中医基础理论研究中可以忽略或低估教条主义的危害。

在中医历史上，有那么一些朝代、有那么几位医家就曾把中医理论认知中，长期“休眠”的运气学说奉为圭臬，使之盛极一时。如宋代初期的《太平圣惠方》等书尚无运气内容，但民间医家庞安时、郝允等已开始使用运气学说来述说临床实践诊疗思维。宋代刘温舒的《素问入式运气论奥》是现在可见第一部专门阐述运气学说的专著。他认为天地间的气运“最为补泻之要”，于是在“吏役劳尘之暇”“笔萃斯文”，对玄秘莫测的运气“解惑分图。括上古运气之秘文，撮斯书阴阳之精论”。《素问入式运气论奥》一书根据《素问》七篇大论中阐述的运气学说，分为各个专题诠释，配以附图，重点介绍在医学中的应用。彼时，许多有影响的医家，如寇宗奭、陈言等也把运气内容写入自己著作之中，《三因方》还将主岁主运的方药列出来，供医家套用。当时甚至有“不读五运六气，检遍方书何济”的谚语。宋徽宗期间运气学说更是盛行至顶点，政府曾发布“运历”。而御制医学著作《圣济总录》《圣济经》更以首要显著篇幅大量刊登运气学说内容、观点。这其中，《圣济总录》开篇即列入60年运气图，包括主运、客运、司天、在泉、客主加临的变化规律。《圣济经》更辟专篇论述运气。医学教育也把运气大义列入考试范围。《太医局诸科程文》中，每卷均有一道运气题。由于官方的介入，也促进了医家们对运气学说的注重和运气学说在民间的传播流行。一时间，运气学说被看作是颠扑不破的至理名言，从运气学说的某些内容为据，只是凭借医家的主观感觉和经验判定，总结自己的临床经验而上升为理论。这种包括运用演绎法单链锁式的层层推理而来的远期气象和流行病预报，一方面夸大了演绎推理的作用，另一方面又把复杂的与疾病发生发展相关的事物诸如气候和发病、病机、证候等看得过于简单了，乃至要把人体疾病的发生都纳入到运气学说的60年大周期的理论框架之中，认为气运变化是“五运相袭”“周而复始”“如环无端”等，这是形而上学机械循环的认识论。事实上，疾病现象的发生和变化是受多因素所决定的，不是什么线性函数关系，远非一个或几个公式所能概括。而运气理论中并不完善的气一元论思想，把人的思想感情、伦理等精神心理现象，也视为升降出入的气和天地之气加以类比应象，结果是给唯心主义留下可乘之机。

例如在宋代，由于程朱理学的影响，就出现了一些医家以机械不变的态度对待运气理论，《三因方》《圣济总录》等书大力提倡“司岁备物”，造成了某些医家不论病情和医理，不具体分析病情，机械地套用运气格局处方投药的风气。甚至有如马宗素、程德斋、熊宗立等人发展为宿命论运气学说，断言天符岁会可以决死生。以至登峰造极，使运气学说步入唯心主义的歧途。显然，在现代，中医理论认知与临床实践技能诊疗思维中，尤其是在辨证论治时，医家们也不能把哪一位国医名家（即或他是“现代张仲景”）的话绝对化，也不要只以某些权威著作的言论作为立论的根据。

其次，在运用中医理论认知与临床实践技能诊疗思维进行辨证论治时，演绎的规则也离不开归纳。在这本书的第三节第一部分第三段落里，我们曾简要地介绍了医家在临床实践中，运用中医理论认知对病证与病机进行诊疗思维时，经常会遇到的一些演绎法的演绎规则。那么，医家又怎么能断定这些规则在临床实践诊疗思维任何情况下都必然是正确的呢？例如说，我们根据什么提出和相信下面这样一条规则：三段式中有

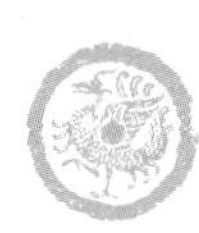

一个前提是否定的，其结论也是否定的。这种演绎规则是不能用演绎来证明的，正像数学公理不能从数学上来证明一样，有谁能用数学的方法来证明 $a+b=b+a$ 或 $a\times b=b\times a$ 呢？

而在巢元方的《诸病源候论》中，就有许多论述的形式就非常类似于用这条规则。例如，《诸病源候论·卷七·伤寒病诸候上·伤寒候》相当于伤寒病的总论。其论述的内容渊源于《素问·热论》和《伤寒论》，对伤寒的定义、病因、六经形证、传经变化、诊断预后、治疗大法，以及汗、吐、下的注意事项等方面，都做了重点讨论，实为本卷所述伤寒病诸候凡三十三论的启导。其中有些条文就运用了与上面这个演绎法演绎规则类似的论述，如，其所论之脉象：“伤寒热病，脉盛燥不得汗者，此阳之极，十死不治。未得汗，脉燥急，得汗生，不得汗难瘥。头痛脉反涩，此为逆，不治；脉浮而大易治，细微为难治。”又所论之治则：“太阳病，发热而恶寒，热多而寒少，脉微弱，则无阳，不可发其汗；脉浮，可发其汗。发热自汗出而不恶寒，关上脉细数，不可吐。若诸四逆病厥者，不可吐，虚家亦然。”据此所论之治法：“太阴之为病，腹满而吐，食不下，自利益甚，时腹自痛，若下之，必胸下结硬。脉浮，可发其汗。阳明病，心下牢满，不可下，下之遂利，杀人，不可不审，不可脱尔，祸福正在于此。”类似这样的论述在本候中还有很多，比如这一段所论的治法规则：“发汗若吐下者，若亡血，无津液者，而阴阳自和必愈。夫下后发汗，其人小便不利，此亡津液，勿治，其小便利，必自愈。”又讲：“阳已虚，尺中弱者，不可发其汗也。咽干者，不可发其汗也。”显然，从这样的论述里，就可以看到上面这个演绎法演绎规则的影子。而全书中以这种方式论述各种各样病证的诸候，比比皆是，举不胜举。当然，如果我们用演绎来证明，这些应用这种演绎规则的论述，也是十分困难，甚至说是不可能的。

那么，是不是说诸如三段式中“三段式前提否定，结论必否定”这样的演绎规则，以及诸如“$a+b=b+a$”之类的数学公理是先验的、无从证明的呢？显然不是，演绎规则和数学公理的普遍必然性是客观世界的普遍必然性的反映，人们经过各自亲身经历与不断传承亿万次的实践认识了这种普遍必然性，并且又经过人类世代传承亿万次的实践证明了并且不断证明着这种普遍必然性。正如列宁所指出的，逻辑的格式是在人们的重复实践中产生和巩固下来的，他说：“人的实践活动必须亿万次地使人的意识去重复不同的逻辑的格，以便这些格能够获得公理的意义。”（《列宁全集》第 38 卷，第 203 页）而中医理论认知的医学学说，正是在经历了历代医家亲身经历与不断传承亿万次的临床实践经验积累与学术传承更新，才认识到了客观人体疾病发生发展变化本体的这种普遍必然性，包括病变的形成、病因的推断、病机的推理、证候的具象以及病证的确定等等。在这个过程中，历代医家对前代医家运用中医理论认知进行临床实践诊疗思维的经验，与自己对运用中医理论认知进行临床实践诊疗思维的亲身经历不断地对比、整理、总结与归纳，这才使中医理论认知的医学学说，逐渐形成为临床实践诊疗思维时辨证论治的演绎规则和诊疗公理。

再者，演绎推理的结论的检验同样是离不开归纳的。虽然从逻辑上说，只要中医理论认知与临床实践诊疗思维时，演绎的前提是正确的，对演绎规则的应用是合理的，那辨证论治就一定会导出正确的诊疗结论。然而，这样演绎出来的诊疗结论，仍然需要经受临床观察和疗效验证，以及病人康复后身体真实状况（如机能性、安全性、后遗症等）的追踪观测，并且在这种反复检测中不断充实和丰富。这种检测不仅是要判明由演绎法导出的诊疗结论是否正确和它的正确程度，而且还要判明在中医临床实践诊疗思维辨证论治时，演绎前提是否正确和是否恰当地、合理地、准确地运用了演绎规则。

中医临床实践诊疗思维辨证论治，演绎前提的成立和所演绎出来诊疗结论的验证，离不开中医临床实践实验观测、病势观察、病症证候归纳，这对于处理中医理论认知中医学方法论和临床实践诊疗思维的关系来说是非常重要的。从原则上说，在中医理论认知与临床实践技能诊疗思维科学研究中，从任何普遍性的命题出发，去进行与人类健康和疾病相关的演绎推论都是允许的。例如，医家们既可以从“五脏皆可致咳，肾是五脏之一”，推出“肾病有咳的证候”的结论；也可以从“一切物

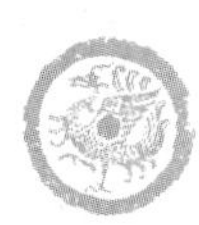

质形态皆可分为阴阳两个方面，人体生理的脏与腑、气与形和病理的寒与热、虚与实等是物质的形态”，推出“在中医理论认知与临床实践技能诊疗思维中，有关人体生理、病理乃至诊断、治疗等诸方面的问题亦可分为阴阳”的结论。

实际上，阴阳学说是我国古代自发的辩证法思想。《内经》中广泛地运用阴阳学说来说明医学及与医学有关的各种问题，除了上面所说的从人体而论，如内里五脏六腑，外面四肢百骸；人体生理的脏与腑、气与形和病理的寒与热、虚与实；还包括诊断方面所谓“先别阴阳”，治疗方面所谓“调阴阳”等，首先并不都是作为医学的临床经验事实被发现，而是作为古代中医哲学预见（推论）提出来的。但是，原则上可以从中医理论认知的任何有关人体疾病普遍性命题，推出关于对临床实践诊疗思维特殊的或个别的疾病病证的诊疗结论，终究还只是对疾病现象逻辑的论证而实际的证明。《内经》中持有中医理论认知阴阳学说的观点，如《素问·阴阳应象大论》说：“阴阳者，天地之道也，万物之纲纪，变化之父母，生杀之本始，神明之府也。”又说：“天地者，万物之上下也；阴阳者，血气之男女也；左右者，阴阳之道路也；水火者，阴阳之征兆也；阴阳者，万物之能始也。”《素问·四气调神大论》说：“夫四时阴阳者，万物之根本也。”又说：“故阴阳四时者，万物之终始也，死生之本也。”等等一些认为自然界的万事万物，包括人体自身方方面面，无不具有阴阳相互对立的两个方面的哲学命题，首先需要大量的事实的作为依据，从阴阳学说这一命题可以启示医家们去思考在中医临床实践诊疗思维中，有关人体健康生理与疾病病理，以及诊断、治疗等各个方面的问题，亦可分为阴阳。

然而，中医理论认知与临床实践技能诊疗思维中，认为人体健康生理与疾病病理，以及诊断、治疗等各个方面的问题，均可分为阴阳相互对立两个方面，却不是由万事万物都具有阴阳相互对立两个方面的理论来证明的，这种证明需要有大量的、长期的、客观的临床实践病证的观察事实为依据。根本否定由哲学命题为前提的演绎，将阴阳学说视之为落后的封建迷信；或者以为可以从哲学命题演绎出临床实践技能诊疗思维中具体的、科学的诊疗结论，都不是正确的中医理论认知与临床实践技能诊疗思维科学研究方法。

第二节　注病源候的提出

——归纳以演绎为引导

前文曾经讲过，在中医理论认知与临床实践技能诊疗思维中，传染的概念是伴随着人们对病因的认识从鬼神作祟，开始走向寻找物质性的病因而出现的，如“乖戾之气”“虫”等即是。而传染病若是由一种物质性的病因在人群中播散造成的，就要有一定的条件。我们看到，在巢元方《诸病源候论》一书中，关于传染的认识最为集中地体现他在《诸病源候论·卷二十四·注病诸候》所论述注病诸候时，对“注”病的思考中。“注”本不是独立的疾病，而是一个中医病理名词。中医临床实践诊疗思维认为：凡病情久延、反复发作，且能注易旁人的，即可称为“注病”。本篇论述的注病诸候内容有这样几类：① 从病因命名的，有风注、气注、寒注、寒热注、冷注、食注、劳注等；② 有属于急症的，如鬼注、蛊注、毒注、恶注等；③ 有属常见之病而发展变化成为注病的，如温注、水注、湿痹注、饮注等；④ 也有属传染性疾病，如生注、死注、殃注等。还有五注、转注、三十六注、九十九注等，则都是一些相传的名称，并没有具体注病诸候的形证表述。仅以《诸病源候论·卷二十四·注病诸候·诸注候》为例，本候作为论述注病诸候的总论，首先表述了注病诸候病因、病机的整体特征：“凡注之言住也，谓邪气居住人身内，故名为注。此由阴阳失守，经络空虚，风寒暑湿饮食劳倦之所致也。其伤寒不时发汗，或发汗不得真汗，三阳传入诸阴，入于五脏，不时除瘥留滞；或食宿冷热不调，邪气流注；或乍感生死之气，或卒犯鬼物之精，皆能成此病。其变状多端，乃至三十六种，九十九种，而方不皆显其名也。”接着在本候中又论述了九注的临床症状、病情变化及其预后。其后本卷尚有风注、寒注、气注、生注、食注、水注等专条论

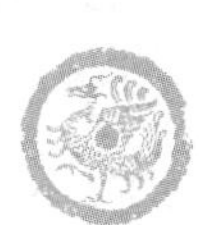

述，进一步阐述了注病各个诸候的证候特征。

由此可知，本卷所述的注病诸候的证候，范围非常广泛，内容亦较庞杂，其中有些内容与他卷有关病候重复，如风注中的癫风、绝风、狂风，与卷二风病诸候中的风癫、风狂候同，蚝风与诸癫候同。有些内容易于理解，临床亦有所见；有些内容不易理解。这些问题表示出，按一般中医学方法论看，这一卷有关注病诸候证候的论述本身并没有什么出奇之处，无非是对注病诸候证候简单的枚举、整理、归纳和比较。令人感兴趣的是，人们通常想不到的这个注病是如何传染的问题，巢元方却会想到如果注病能够发生传染，它会是由一种物质性的病因在人群中播散，并在有一定的条件的情况下发生的。那么，《诸病源候论》对注病源候的思考，一开始是怎样被提出来的呢?

可想而知，巢元方是在他自己亲自经历的临床实践诊疗思维辨证论治中，看到了注病能够发生传染，需要有一定的条件，也就是说，它还需要有一个病源，比如活着的，或死了的病人。由这一个病源来散布某个传染病致病的因子。《诸病源候论》对注病源候这样的传染病思考本身是一种归纳研讨，这一研讨一定不会是也不可能是巢元方盲目地进行的。

原来，在巢元方从事注病源候这样一种临床实践观察和思考之前，就已经有了一种起引领作用的中医理论认知——中医学由正邪相争的病因论发展而来的病机学说。这个中医理论认知的病因病机学说认为：人体健康和疾病都是生命过程，体现于正邪相争的平衡状态，人之抗病力为正气，致病之气称为邪气，正气能胜邪气或二者处于平衡状态为健康，否则为疾病，以邪气为病因。《内经》将邪气分为六淫之气、七情乖戾与伤于内外之气三类。由此看来，各种各样的疾病发生发展都与这些邪气病因有关，但并非人受邪气后一定要患病。《内经》说："正气存内，邪不可干"（《素问·遗篇·刺法论》），而"邪之所凑，其气必虚"，在《素问·通评虚实论》中又说："邪气盛则实，精气夺则虚。"即以邪气强弱与正气虚实的相互作用来分析发病与否。这表明，中医理论认知疾病的发生发展是错综复杂的，但不外乎致病因素作用于人体和人体内外抗病能力这两方面相互作用的结果。《内经》将这两方面概括为“正”和“邪”，所以才认为疾病能否发生，取决于正邪两方的斗争。这就是《内经》“正邪相搏”的发病学观点。《灵枢·百病始生》说：“风雨寒热，不得虚，邪不能独伤人，卒然逢疾风暴雨而不病者，盖无虚，故邪不能独伤人。此必因虚邪之风，与其身形，两虚相得，乃客其形。”这两虚，即指虚邪贼风和正气之虚。所以正气虚是疾病发生的决定因素，而邪气只是发生疾病的重要条件。故而《素问·遗篇·刺法论》才说：“正气存内，邪不可干”。

上述这种“正邪相搏”的发病学观点，就反映出《内经》在疾病发生问题上，中医理论认知内因是根据，外因是条件，外因通过内因而起作用的辩证法思想。既然这样，就会得到一系列的推论：疾病的发生发展在于正邪相争的胜负，气乱即是证，医家判断病变源候、诊疗疾病，就要十分重视审察病机的作用，如《素问·至真要大论》所说：“审察病机，无失气宜。”在《素问·生气通天论》中还说：“春伤于风，邪气留连。”表明邪气可以滞留在人体内，这就为推论注病源候提供了理论依据。而在《灵枢·贼风》中也有这样一段对话：“曰：今夫子之所言者，皆病人之所自知也。其毋所遇邪气，又毋怵惕之所志，卒然而病者，其故何也？唯有因鬼神之事乎？曰：此亦有故，邪留而未发，因而志有所恶，及有所慕，血气内乱，两气相搏。其所从来者微，视之不见，听而不闻，故似鬼神。”这段对话告诉我们的意思是，风寒暑湿一类的邪气袭人，病人自己事前大多都能感觉到。

而有些猝然病患者，病前似乎并未遇到邪气，也没有惊恐之类的过度情志刺激，那是什么原因呢？《内经》中医理论认知指出，即使这种看来很奇怪的临床现象，也绝非鬼神作祟，而是由于早先有邪气侵入人体，不过当时因各种因素的制约而没有发病，只是潜伏积留下来，后来，遇到一定适宜的条件，病才突现、暴发。当初，邪气袭人时来势或微或其人正气尚足，人未觉察，病证一旦出现，发病急，病变发展促，好似鬼神而实则是气。《内经》结论是，任何疾病都有物质根源，都可以用气来说明。正是根据这样一些论述，巢元方才把这个推论用于注病源候

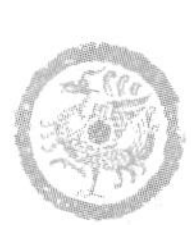

的提出——人体传染病的流行，是由于肉眼看不到一些物质性致病因子的传播而出现的，如“乖戾之气”所致。以此提出了注病诸候都会有一个病源，如那些活着的，或死了的病人，并且由这一个病源来散布某个传染病致病的因子的结论。这虽然没有明确指出细菌和病毒等微生物病原体，但在没有组化设备染色显像，没有显微镜观测显形条件下的病因推论，诚为可贵。其所运用的由普遍性的中医理论认知的病因病机学说，到这个中医临床实践技能诊疗思维中的思维方法，就是演绎的推理。

可见，归纳研究是依赖于演绎的。当然，中医理论认知——中医学正邪相争的病因论及其发展而来的病机学说，也不是凭空产生的，它又是以历代医家长期临床实践世代相承的诊疗观察资料为基础得来的。千百年来，人们在中医临床实践诊疗思维中，一直在观察着可以用来解释导致人体疾病发生与发展转化的原因和机变，因而特别关心那些时隐时现、反复无常的致病因素，以及在致病因素作用下，人体脏腑、经络、精气血津液等结构功能活动异常变化具象的整体反映。在中医理论认知唯物生命观的指导下，医家们力图否定鬼神致病的巫医迷信观念，在人与自然协调和形神统一的基础上，医家发现并认识到，外在自然气候的反常变化和机体内在情志活动的刺激，以及饮食不节、劳倦过度，是导致疾病发生的两大重要因素，又由于这两类致病因素来源不同，而将其分为阴阳两类。如《素问·调经论》说：“夫邪之生也，或生于阴，或生于阳。其生于阳者，得之风雨寒暑；其生于阴者，得之饮食居处，阴阳喜怒。”这里风雨寒暑概指六淫而言，邪从外入，故属阳邪；阴阳指劳伤，喜怒则指七情，由于七情变动，食饮起居失常，病由内生，所以属阴邪。正因为病邪有从内而生、从外而入的不同，因而将疾病归纳为外感病和内伤病两大类。由四时气候反常所形成的致病因素“六淫”之邪，各有其不同的阴阳属性，四时主气的性质又各异，因而其致病特点及其临床表现也各不相同。而中医理论还认知，那些突然、强烈或长期的情志刺激，也会成为致病的内因，并且根据不同情志伤害不同的脏腑，提出了“七情太过，反伤五脏”的推论。临床实践诊疗思维就根据客观实际观察到的致病的特点及其症状表现来辨别病因，这就形成了“审证求因”的理论原则，架构成了《内经》中医理论认知的病因学说，成为中医临床实践诊疗思维辨证论治的主要依据。

在中医临床实践诊疗思维这种客观实际观察中，医家们在诊疗疾病广泛的范围内，也搜集了关于致病因素与病变机理的大量临床资料和经验事实，并一致认为，由于人体五脏阴阳“收受”和“通应”自然界四时阴阳，人体内的五脏功能活动也要相互生克制化，只有保持二者之间的协调平衡，才能维持正常的人体生理活动。如果自然界气候反常，或是人自己情志太过持久地刺激，破坏了人与自然的和谐统一，扰乱了体内五脏之气的有序协调，都可以导致疾病的发生。所以四时气候的异常变化，情志的过度刺激，在某种情况下，就能成为致病因素。正如《素问·阴阳应象大论》所说：“天有四时五行，以生长收藏，以生寒暑燥湿风；人有五脏化五气，以生喜怒悲忧恐。”又说：“喜怒伤气，寒暑伤形。”这里的“喜怒”，概括了人体各种情志活动；“寒暑”，概括了自然界的六淫邪气。所以“喜怒伤气，寒暑伤形。”的发病，是分别伤害了五脏，所以说“七情太过，反伤五脏”，与《素问·生气通天论》所说的“四时之气，更伤五脏”，都表示出“四时五脏阴阳”理论，贯穿在整个中医理论认知的病因学说中，成为病因学说的理论基础。尔后，又分析研究了关于疾病发生、发展与转化的机制，形成了中医理论认知的病机学说，并将这个病机学说视为临床实践诊疗思维辨证论治的基础。

病机学说是古代医家在临床实践诊疗思维过程中，通过长期的临床观察与体验，在对脏腑、经络，精神情志、气血津液等认识基础上，运用阴阳五行理论进攻整理、分析和归纳后，总结出来的。所以，其中也贯穿着“四时五脏阴阳”理论的系统论思想，强调疾病的发生发展，是在致病因素作用下，人体五脏六腑各系统、各层次结构功能活动异常变化的整体反应。这就把自然界阴阳消长盛衰的变化，对疾病的发生、发展和转归的影响整个地联系在一起，并且把错综复杂的疾病发生机理，统归于五脏系统的功能失调；同时还认为在疾病发生、发展过程中，由于五脏六腑各系统之间，各系统层次结构之间，是相互作用、相互影响、相互制约的，因而导致了疾病的复杂变化和不同转归，也说明五脏病变，

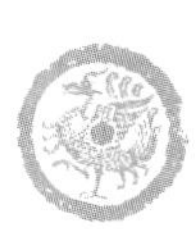

可以相互传变，并有一定规律可循。由以上陈述可知，巢元方在《诸病源候论》中推论出，注病能够发生传染，需要有一定的条件的论断，显而易见是以这个理论为依据。

中医理论认知的病因病机学说的形成有它的临床实践基础。就巢元方在《诸病源候论》中推论“注”病的思考来说，所谓“注”，即指致病因子如菌毒等潜伏居住在人体之内的意思，它又是以中医理论认知的病因病机学说为前提的。由病因病机学说这个中医理论认知，到巢元方在《诸病源候论》中推论出注病能够发生传染，需要有一定的条件的论断，是演绎引导归纳的例证，是由一般到个别的例证。正如毛泽东同志所说：“当着人们已经认识了这种共同的本质以后，就以这种共同的认识为指导，继续地向着尚未研究过的或者尚未深入地研究过的各种具体的事物进行研究，找出其特殊的本质。”（《毛泽东选集》第1卷，1951年，第285页）而从巢元方在《诸病源候论》中推论出，注病能够发生传染，需要有一定的条件的论断的提出来讲，可以说，没有中医理论认知的病因病机学说就没有这一推论。

演绎对归纳的作用主要表现为中医理论认知的推断为临床实践诊疗思维观察实际验证提供目的和方向。在中医理论认知与临床实践技能诊疗思维中，对疾病源候科学的客观实际观察和诊疗验证总是有目的的，按某种预定的诊察模式、治疗法则、施治方案去进行的，此即有中医特色优势的辨证论治。在对疾病源候科学的客观实际观察和诊疗验证中，医家们不可能在没有任何想法的情况下，就直眉瞪眼去看，就随话答话去说，就随心所欲动手去做，因为如果那样，他就不可能从病人证候的四诊归纳研究中，去进行疾病源候也就是病证本质的概括，也不可能真实可靠地记录下来客观实际观察和诊疗验证的结果，甚至于连客观实际观察和诊疗验证本身也无法进行下去。在隋代，如果没有《内经》里中医理论认知的病因病机学说的提出，巢元方的病因证候学专著《诸病源候论》，就不会在前人临床实践诊疗思维经验体会的基础上，为各种各样疾病，其中也包括对注病这类传染病的病因进行如此综合的全面总结。在巢元方《诸病源候论》中推论出，注病能够发生传染，需要有一定的条件的论断时，如果他没有某种预定的设想和联想，而只是包罗万象、事无巨细，毫无遗漏地、完全忠实地记录与一切注病相关的客观因素和现象，那么他就不仅要记下对病人四诊望、闻、问、切时，病患病证各种证候何时和如何发生，还要记下四诊操作中的病人体貌、状况、温度、时间段、周围环境，以及当时的气温、风力、风向、阴晴，甚至于还可以记下病人染病时居留身处的地方状貌、卫生状态、窗外室内是否有噪声、他曾接触过的所有的人和物等等。实际上，医家们在对疾病源候科学的客观实际观察和诊疗验证中，其所面对的各种因素和每一因素的量级与权重是无限多的，医家们对千变万化、纷繁复杂的病情，总要去伪存真、去粗取精，删去或略去那些与诊疗的病患对象无本质关联的细节，集中关注那些与诊疗目的密切相关的现象。在这里，在此时，没有中医理论认知的指导（至少是中医理论认知的医学学说，如病因病机学说、标本学说等的引导），医学家们就不可能对疾病病证有所区别和进行选择，也不可能对治则治法、处方用药有所比较筛选和确定。而这就说明，通过医家临床实践诊疗思维四诊合参后所进行的辨证论治，也一定会是理法方药的辩证统一。

值得关注的还有，注病在古代医学文献中早有记述，从《内经》的某些篇章中就可以看到它的呈现。《素问·气交变大论》中有曰："岁火太过，炎暑流行金肺受邪。民病疟，少气咳喘，血溢血泄注下。"就已提出"注下"，并与传染病相联系，只是此"注"似为动词，并非居留之意。在《素问·六元正纪大论》中也有诸如："痈疽注下""注下赤白""饮发注下""注下温疟""血溢流注""瞀郁注下"这样一些有关传染病的专论。《素问·遗篇·刺法论》则更明确地探讨了疫病："黄帝曰：余闻五疫之至，皆相染易，无问大小，病状相似"，这可以说是古代医学文献中，对传染病直截了当最早的讨论，道出了注病的传染性和症状的相似性。约成书于汉魏时期的《神农本草经》，则有一些关于治疗注病药物的记载，其中在论述蘼芜、龙骨、鬼臼、巴豆、蚯蚓、蜈蚣等药物时，多次出现过"注鬼""鬼注""鬼毒蛊注""百毒虫注"的字眼。《脉经·辨三部九候脉证》中还记有注病之脉，称之为"脉紧而长

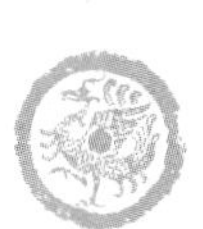

过寸口者，注病”，“滑者，鬼疰”。而在古代医学文献中，较早记载这类与注病相似疾病的是晋代葛洪撰写、梁代陶弘景整理增补的《肘后备急方》。在该书《卷一·治尸注鬼注方第七》中有言：“尸注鬼注病者，葛云：即是五尸之中尸注又挟诸鬼邪为害也。其病变动，乃有三十六种至九十九种，大略使人寒热、淋沥，恍恍默默，不知其所苦而无处不恶，累年积月，渐就顿滞，以至于死。死后复传之旁人，乃至灭门。觉知此候者，便宜急治之。”此言明确地指出注病可在患者“死后复传之旁人”的传染病性质，以及该病传染后播散“乃至灭门”的严重危害性。此外，在同书《治卒中五尸方第六》中，葛洪还另辟专条论述尸鬼接引为害致病及治疗方法。虽然他讲“尸注又挟诸鬼邪为害”，又论述尸鬼接引为害致病，这种鬼神致病的说法在今人看来似乎有些荒谬，但这些却可以代表魏晋时期对这类注病病因已有的一般认识，为后人留下了他们对注病这类传染病病因的思考，也弥足珍贵。

然，由巢元方主持修撰的我国最早的病因证候学专著《诸病源候论》集古代医家临床实践诊疗思维注病之大成，在前人的基础上对这类注病的病因进行了全面的整理归纳与综合总结，撰述了《诸病源候论·卷二十四·注病诸候》。他认真研究了前代医家在临床实践对注病诊疗思维中积累的资料，逐一地分析了自己在临床实践诊疗思维辨证论治注病时所能见到的各个注病诸候，并对它们做了比较、分类、概括、整理……似乎巢元方提出注病能够发生传染，需要有一定的条件的论断乃是归纳的结果。然而情况并不是这样。确实，巢元方在研究注病诸候时做了大量归纳性质的工作，问题是在他提出注病诸候能够发生传染，需要有一定的条件的论述之前，是否就没有任何指导性想法，他的头脑中对注病的诊疗思维是否只是一张“白板”呢？问题不是这样简单。如果他没有任何想法，也没有中医基础理论知识储备作为临床实践诊疗思维的支撑，只是客观地、全面地反映与注病诸候相关各种因素的一切方面，那么，巢元方就得下同样的功夫去逐一考查每一种注病诸候的染病时间、染病方式、染病地点、染病季节，染病时的温度、染病时的风力、染病时的阴晴雨雪，不同患者的舌象、脉象、神色、语言、气息、饮食、睡眠、行止、居处和各种证候性质等，甚至还要去研究各种因素在发病前和发病中的异同，每种因素每个病证的出现频次、轻重、强弱、持续状态……，等等。这样的话，巢元方就会什么病也看不成了。

实际上，巢元方并没有对注病诸候的一切方面都去做归纳研究，而主要是抓住了各种注病诸候物质性的病因和促其发生需要有一定的条件来探索其普遍的关系，从而提出了注病能够发生传染，并且需要有一定的条件的论断和思考。那么，为什么巢元方会想到要研究注病诸候物质性的病因和促其发生需要有一定的条件呢？他的这种想法是从哪里来的呢？这种想法不可能是从天上掉下来的或巢元方头脑里固有的，也不是从归纳研究本身提供的，而是他在临床实践诊疗思维对注病进行研究之前就有某种一般性概念的指导。正如他在《诸病源候论·卷二十四·注病诸候·诸注候》中所说："凡注之言住也，谓邪气居住人身内，故名为注。此由阴阳失守，经络空虚，风寒暑湿劳倦之所致也。其伤寒不时发汗，或发汗不得真汗，三阳传入诸阴，入于五脏，不时除瘥，留滞；食宿冷热不调，邪气流注；或乍感生死之气，或卒犯鬼物之精，皆能成此病。其变化多端，乃至三十六种，九十九种，而方不皆显其名也。"这里的内容，摆明了就与中医理论认知的多种医学学说有关。随后，书中在本卷中罗列了风注、鬼注、五注、转注、注、死注、邪注、气注、寒注、寒热注、冷注、蛊注、毒注、恶注、注忤、遁注、走注、温注、丧注、哭注、殃注、食注、水注、骨注、血注、湿痹注、劳注、微注、泄注、石注、产注、土注、饮食注等33种注病的病因症状，虽不足36种，但几近之。更何况巢氏只是以大类分之，如分得更细，数目当会更多。如其中之"五注"，顾名思义，即包括5种症状病因表现不一之注病；"风注"，《诸病源候论》在本卷中又再分之为温风、汗风、柔风、水风、大风、绝风、颠风、狂风、寄风、纠风、蚝风、罩风等12种，并认为这些"风注"的病证各异，但病因却完全为一，即其："又云，人死三年之外，魂神因作风尘，著人成病，则名风注。"如此看来，他不但试图从注病的病因症候学上，对注病能够发生传染，需要有一定的条件加以分析，又由于注病的纷繁复杂，"其变化多端，乃至三十六种，

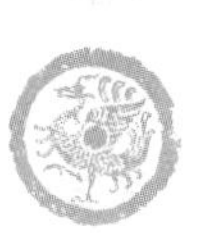

九十九种，而方不皆显其名也”，仍不能全面地归纳、总结，故只能择其要者叙九注，三十三候。其所思考这类疾病病因繁复，变化多端，于此可见一斑。

从这些论述看，在巢元方思考注病传染性的时候，他发现总不能避开两个问题：注病诸候物质性的病因和促其发生需要有一定的条件，也就是说有两种观念：注病病源和与症候产生相关的条件。因此自然而然就产生了这样的思考：在注病的病源和相关的症候之间一定存在着某种联系，注病的病源既然最后又接二连三地使下一个患者产生相同症候的病变，那么就应该找出其物质性的病因和它发生时所需要的一定条件之间的关系。不论是要寻找某一种由注病的病源，比如活着的或已经故去的病人，来散布的传染病致病的因子也好，或是患者发病必然会有的一个接受传播的机会也好，在当时，除了通过中医理论认知和临床实践技能诊疗思维研究以外，再没有别的方法。于是他就开始搜集、整理、临床观察，分析、归纳、综合、疗效验证，对注病的病源和相关的症候进行了思考。首先将那些病情久延，反复发作的病变归于一类，确认其为“凡注之言住也，谓邪气居住人身内，故名为注”，统称为注病诸候。记下它们的病因与证候发生的基本特征，又认识到，注病中包括某些传染病，这是无疑的。“注者住也，言其病连滞停住，死又注易旁人也”。这一点是许多注病诸候病源与证候发生的根本所在。比较明显的如生注、死注、殃注等。“人有染疫疠之气致死，其余殃不息，流注子孙亲族，得病证状与死者相似，故名为殃注。”其中所言“人有染疫疠之气致死”，说明白就是死于传染性疾病。亲属与病人密切接触较多，易致传染蔓延，若不注意隔离预防，危害即会发生，这也是祖国预防医学的早期资料。然，也有些注病可能是家族遗传所然。“人有病注死者，人至其家，染病与死者相似，遂至于死，复易旁人，故谓之死注。”密切接触生前患有注病的死者，就有可能染上与他同样的疾病。而“人有阴阳不调和，血气虚弱，与患注人同共居处，或看侍扶接，而注气流移，染易得注，与病者相似，故名生注。”在本卷中，其他各候论述注病传染，都是言“死又注易旁人也”，是死后传染，本条则强调死前生时传染。

本候说明注病具有传染性，而且是接触传染。但首先是染病之“人有阴阳不调和，血气虚弱”的内因。这一论述是很值得留意的。

根据巢元方对这三个传染性注病源候的论述，我们就可以看出，他已认识到注病的传染是有一种物质性的致病因子在人群中播散，这种传染播散还需要有一定的条件。首先，就是需要有一个病源，比如活着的，或死了的病人，由这一病源来散布传染病致病的因子。而他对传染的各种思考，也表明所谓“注”，即指致病菌毒等物质潜伏在人体之内的意思。其次，他对传染病的思考，是注病的传染，还需要有一个能接触到病源，接受传播的机会。这些机会就包括：与活着的，或死了的病人直接的接触；或接触了含有致病物质的“风”，即某些邪气；或是食用了被致病物质所污染的饮食；或是家族遗传；甚或是由于发生性关系，而使“阴阳相感动，其毒度著于人，如换易之也”。更令人注目的，还有在《诸病源候论·卷四十七·小儿杂病诸候三·尸注候》中，巢元方对传染病物质性致病因子的认识与思考。在“尸注候”中他提出了一个“尸虫”的概念，认为：“人无问大小，腹内皆有尸虫。”并一再强调“尸虫”能够在“死又注易旁人”。这个“尸虫”之说呈现了巢元方对传染，以及对认识人体在日常健康无疾病状态下体内有致病菌毒存在着或潜伏着，提出了论据。尽管他在论述尸虫致病时，也提出“尸虫为性忌恶，多接引外邪，共为患害”这一主张，似乎尸虫是有思想、有人格的生物体，这就使“尸虫”之说蒙上一层神秘的色彩。这是在时代的局限下，受技术手段的缺欠，巢氏当时无法看见，更无法确认所谓尸虫在人体内潜伏及发病的病理改变过程与病症形态各异而使然，不足以为怪。重要的是，他提出的传染病是有一种物质性的有生命的致病因子“尸虫”，这就使传染病物质性的病因接近了细菌、毒素等致病微生物的发现。

还需要特别予以指出的是，中国古代医家在中医理论认知与临床实践诊疗思维中，对疾病病源与证候的认识与思考，是根据前人与自己在临床实践中诊疗观察经验事实的积累，并与自己所理解和掌握的相关的中医理论认知医学学说相结合，而后再进行归纳分类的。因此，我们可

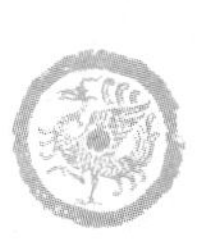

以进一步看到，巢元方在对《诸病源候论》注病诸候病源与证候的认识与思考中，也论述了部分不是传染病的注病，而这些注病的病源与证候，却与现代医学认识到的某些地方病、流行病（如某种元素缺乏或过多造成的水土病及寄生虫病等）、精神病或其他疾病的症状相似。如巢元方《诸病源候论·卷二十四·注病诸候·哭注候》中："……人有因哭泣悲伤，情性感动，脏腑致虚，凶邪之气因入腹内，使人四肢沉重。其后若自哭或闻哭声，怅然不能自禁持，悲感不已，故谓之哭注。"又如，《诸病源候论·卷二十四·注病诸候·土注候》以中医理论认知的阴阳五行学说为立论依据，讲土注候是："……人有居住穿凿地土，不择便利，触犯禁害，土气与人血气相感，便致疾病。其状，土气流注皮肤，连入腑脏，骨节沉重，遍身虚肿，其肿自破，故谓之土注。"其间有些讲法，如"六甲之辰，并有禁忌"，或可符属于迷信臆测，但也可以看出，巢元方对注病诸候病源与证候的认识与思考后的归纳研究，也是以某种中医理论认知的医学行学说思维为引导的，这与他论述各类诸病源候以中医"四时五脏阴阳"理论为引导是一脉相承的，区别在于指导巢元方在《诸病源候论》中论述各类诸病源候的主要是整个中医理论认知的病因病机学说，而指导巢元方推论出，注病能够发生传染，需要有一定的条件论断的，却不仅仅是以这个理论认知为依据，还是哲理。并在对注病诸候病源与证候的认识与思考后的归纳研究中，还以演绎作为了引导。

在中医理论认知与临床实践诊疗思维中，进行临床实践经验事实归纳研究都不能脱离开中医理论认知医学学说的演绎，任何临床疾病病证事实观察和疗效验证，也都需要有某种符合经验事实，客观、合理、逻辑的思路，明确疾病源候研究的任务，选择好诸多相关因素考察的对象和条件。尤其是临床实践诊疗思维辨证论治中演绎推理得出的诊断结论、治疗设想和疗效预见，对归纳病因、病机甚至病证来说，就好像大海航行中的灯塔，它照亮了临床证候观察确证的航向，避开惊涛骇浪下的暗礁险滩。也好似黑夜中闪亮的星光，指明了诊疗思维时辨证论治前进的方向。这就是说，在中医理论认知与临床实践诊疗思维科学研究中，把临床实践诊疗思维的经验事实归纳研究绝对化，轻视中医理论认知科学合理思维的指导作用，这不是中医科学研究的正确态度和方法，而是一种基于陈旧观念、相对保守的经验主义倾向。让我们来了解一下革命导师恩格斯是怎样评论这种经验主义倾向的，以示警醒。恩格斯曾多次批评过自然科学研究中的经验主义者。他指出，经验主义者贬低理性，蔑视思维，实际上他们离开了理论思维就不能前进一步，而且还会成为最肤浅的哲学和宗教神秘主义的俘虏。恩格斯也曾这样说："无论对一切理论思维多么轻视，可是没有理论思维，就会连两件自然的事实也联系不起来，或者连二者之间的联系都无法了解。在这里，唯一的问题是思维得正确或不正确，而轻视理论显然是自然主义的、因而是不正确思维的最确实的道路"（《马克思恩格斯选集》第3卷，第482页）

在中医理论认知与临床实践诊疗思维现实中，不受任何规范思维的影响而进行疾病病证的纯病变证候事实观察和纯粹的诊疗验证是不存在的。经验主义表面上否定中医理论，实际上却往往盲目地相信"坏的理论"。而从这一点来看，巢元方《诸病源候论》中对某些注病诸候的论述，将其病证的源候归之于毫无意义的鬼魅之气，就是因为缺乏正确的中医理论思维而轻信了鬼神致病的观念。如《诸病源候论·卷二十四·注病诸候·鬼注候》中所言："……人有先天他病，忽被鬼排击，当时或心腹刺痛，或闷绝倒地，如中恶之类，其得差后，余气不歇，停住积久，有时发动，连滞停住，乃至于死。死后注易旁人，故谓之鬼注。"很显然，在这段论述中，那句"忽被鬼排击"，就是缺乏正确的中医理论思维而对急症病因的迷信说法。再比如《诸病源候论·卷二十四·注病诸候·邪注候》中所言："……凡云邪者，不正之气也。谓人之脏腑血气为正气，其风寒暑湿，魅魃魍魉，皆谓之邪。邪注者，由人体虚弱，为邪气所伤，贯注经络，留滞腑脏，令人神志不定，或悲或恐，故谓之邪注。"这段论述，明明白白是运用了中医理论认知的正邪相争发病观，来进行某个注病证候的陈述，但其中却夹杂了"魅魃魍魉"这些古代传说中的鬼怪，作为致病的邪气。这让人读后一头雾水，不知其所云为何，又怎样根据这样的病因进行诊治呢？可见，在实际运用中医理论认知进行临床实践诊疗思维时，医家应用中医理论认知的思维必须正确、客观、

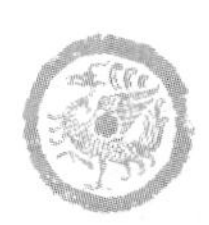

合理，否则就无法取得辨证论治后的确切疗效。

值得指出的是，古代医家虽然认为注病是卒中鬼魅之气而致病，但是又分出一大类疾病，统称为“中恶病”，其中包括“中恶”“诸尸”也就是《诸病源候论·卷二十三·中恶病诸候》中所论述的那些急症。在古代医家眼里，与注病一样，这类疾病大都与卒中鬼魅诸尸之毒气有关。在古代医学文献中多见的，是古人将其与注病大致的区分：中恶多为急性发作之病，病人或愈或亡，病程一般不长；注病则多为慢性延迟的疾病，虽有卒急感染或急性发作的症状，但一般情况下病期较长。通常情况之下，古代医家会据此，以病期长短、是否愈而复发及是否转相注易、感染传播散布他人来区分“中恶”“诸尸”与“注病”的。而这两类疾患之间又有些相当紧密的关联，《诸病源候论·卷二十三·中恶病诸候》中，就记载了“中恶”“中恶死”“卒死”“卒杵死”等疾病，如治之不当或愈后复发则变成注病。如《卒杵候》篇云：“卒杵者，亦名客杵，谓邪客之气，卒犯杵人精神也。此是鬼厉之毒气，中恶之类。人有魂魄衰弱者，则为鬼气所犯杵，喜于道间门外得之。其状，心腹绞痛胀满，气冲心胸，或即闷绝，不复识人。肉色变异，腑脏虚弱者，不即治乃至于死。然其毒气有轻重，轻者微治而瘥，重者侵克腑脏，虽当时救疗，余气停滞，久后犹发，乃变成注。”在这段论述中，象“鬼厉之毒气”“为鬼气所犯杵”，就很难以中医理论认知的思维来理解。同样的词语在《诸病源候论·卷二十三·中恶病诸候》中比比皆是，这其中如《中恶候》篇所讲：“中恶者，是人精神衰弱，为鬼神之气卒中之也。”《中恶死候》篇所讲：“中鬼邪之气，卒然心腹绞痛闷绝……若余势停滞，发作则变成注。”《卒杵死候》篇所讲：“犯卒杵客邪鬼气卒急伤人，入于腑脏，使阴阳离决……若腑脏虚弱者，即死。亦有虽瘥而毒气不尽，时发则心腹刺痛，连滞变成注。”《鬼击候》篇所讲：“鬼击者，谓鬼厉之气击著于人也。……一名为鬼排，言鬼排触于人也。人有气血虚弱，精魂衰微，忽与鬼神遇相触突，致为其所排击。轻者困而获免，重者多死。”《卒死候》篇所讲：“卒死者，由三虚而遇贼风所为也。……然亦有挟鬼神之气而卒死者，皆有顷邪退乃活也。凡中恶及卒忤，卒然气绝，其后得苏。若其邪气不尽者……而成宿疹，皆变成注。”从这几个中恶病诸候的论述中可以看出：中恶、卒忤和鬼击三候，发病、主证及预后相类同，其病情多有气血虚弱与心腹绞痛闷绝等证候体征。这类急症，轻者还能幸免于难，病发严重的，多致死亡。而那些个毒邪之气不尽的，往往连滞转变为注病。因此，基本上可看作是同一类的急症。尽管这些论述中间，对中恶病证候的描述，意象生动，归纳简明扼要、言简意赅，一目了然。但却将其病因病机归之于鬼神、鬼邪、鬼厉、鬼魅邪毒之气等侵害，不免让人觉得当时之医家对这类疾病未有实质性的认识，终会因不明真实病因而疗效不佳。由此可知，如果缺少正确、客观、合理的中医理论思维，那么，中医科学医术达不到的地方，很有可能就是神学巫医的领地。

在中医理论认知与临床实践技能诊疗思维科学研究中，正确的中医理论指导会使临床实践技能诊疗思维对病变事实的观察，沿着正确的思路向正确的方向前进。同时，医家们用中医理论认知思考疾病现象与本质越深刻，就越能使临床实践技能诊疗思维对病变事实的观察与诊断结果和疗效验证有更大的广度和深度，使医家对病证所进行的辨证论治达到更相近的精度。从这一层面看，中医理论思维对于医家临床实践技能诊疗思维的观察验证可以而且应当起到探照灯、望远镜甚至是显微镜的作用。然而，以某种中医理论认知的医学学说为前提，并通过一定形式逻辑演绎作出的临床病因、病机或病证推论，终究只是归纳研究的一种思路，而不是临床实践技能诊疗思维四诊合参实际观测病变的结果，终究只是指引诊疗思路的灯光，而尚未航行到排忧解难、治病救人的彼岸。而且，这种推论常常是模糊的、不准确的、不得要领的，有些甚至可能是错误的、荒谬的。因此，又需要在临床实践技能诊疗思维辨证论治实际观测中，不断地充实原来的推断，使之趋利避害，益发具体化、精准化。如果发现原来设想、正在进行的实际观察、临证检查、疗效验证等并不完全符合临床病证事实，就要适可而止、改弦易辙，想方设法去修正、补充、完善甚或放弃这种预想、初见，以使医家辨证论治的过程及结论既实事求是，又趋利避害，确实可靠。如果一个医家死守着初始诊

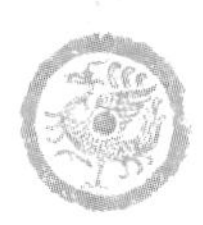

疗思维的想法不放，在辨证论治诊疗思维时，没有因是而异、圆机活法，反而自以为是、冥顽不化，一意孤行，甚至削足适履，硬是把新的临床实践技能诊疗思维对病变事实的观察事实，纳入到原有中医理论认知的框架中去，就会使中医理论认知指导下辨证论治的演绎结论，从先见之明转变成为对证候归纳有害的先入之见，就像人们已经发现航标灯指向错了，仍然要按它所指的航向航行那样，医家也会在临床实践技能诊疗思维辨证求因、辨证论治时，对摆在面前的病变事实与证候现象辨别不清，甚至辨析失当，从而造成误诊、错治，给患者带来不应有的伤害。

最具中医特色的临床实践技能辨证论治要求医家们，在对疾病病证进行诊疗思维时，既要有中医理论认知来指引对临床病变事实作客观实际的观测，又要避免主观片面有害的先入为主，这当然是一个矛盾。越是对病证的诊疗中医理论认知与临床实践技能诊疗思维创造性强的科学研究，这个矛盾就越是尖锐。在对临床实践诊疗思维中证候归纳研究之前没有任何中医理论认知的医学学说做前导，甚至连对病证病因病机模糊的猜测和假定也没有，就不可能有适合临床病变事实客观实际的观测。在临床实践诊疗思维实际的观测中，如果完全由原有的中医理论认知的基本概念所约束，或诊疗思维实际观测的结果如果完全不超出原有的中医理论认知基本概念，就有可能只是创造性较小的归纳研究。正是在发现新的、与原有的中医理论认知基本概念不相容的临床病变事实时，才意味着有对病证认识、诊断及治疗效果验证新的创造，而这种发现在开始时往往又是在原有的中医理论认知的医学学说指引下进行的。显而易见，上述这种矛盾必然会在中医理论认知与临床实践技能诊疗思维科学研究中不断产生，又要在中医理论认知与临床实践技能诊疗思维科学研究中不断予以解决。

譬如说，我们在《诸病源候论·卷二十三》中可以看到，除了“中恶病诸候”外，本篇还有“尸病诸候”的内容，论述了各种尸病诸候的症状。在相当于尸病总论的《诸尸候》篇中，就指出“其发作之状，或沉沉默默，不的知所苦，而无处不恶；或腹痛胀急；或磥块踊起；或挛引腰脊；或精神杂错”，其病为发作性，发时其证候“变状多端，但大体略同，而有小异”。这些证候显然来自医家本人临床实践诊疗思维，对尸病证候变化客观事实实际的观测。又因为尸病发病情况时有差异，所以尸病诸候病证又有许多名称，如，发无由渐，忽然而至，称为“飞尸”；瘥后复发，停遁不消，称为“遁尸”；症状发作过后，病情犹沉痼脏腑，称为“沉尸”；四肢循环经络淫跃去来，遇风则发，称为“风尸”；尸病致死，并有传染性，称为“尸注”。以上诸证，飞尸、遁尸、沉尸、风尸、尸注，总称“五尸”，是分述尸病发作的常见诸证。飞、遁、沉、风、注，是论述尸病发作的特点，而主证则是共同的，“其状，心腹刺痛，气息喘急胀满，上冲心胸是也”，尤为主证之要。而这个结论就是中医理论认知的医学学说指引下进行的归纳研究。除这“五尸”之外，尚有尸病隐伏五脏，未发之时一如平人，发作起来则主证毕现，称为“伏尸”，这与“遁尸”“沉尸”极其类似，都是论述尸病有发作性，而病根却停遁沉痼隐伏，不能消散，则病症发作无时；又有尸病遇冷触发，称为“冷尸”；冬月感寒发作，称为“寒尸”；尸病至丧处则发，称为“丧尸”；尸病闻尸气则发，称为“尸气”等。这“伏尸”“冷尸”“寒尸”“丧尸”“尸气”等，则是巢元方通过对“五尸病”的归纳研究，再把尸病中有显著病因特征的病证证候加以演绎，对五尸病的推广论述。

不仅如此，虽然《诸尸候》篇中指出了，尸病“变状多端，但大体略同，而有小异”的证候特点。然，在尸病诸候中，还是有一些病证有各自的特异证候，与“五尸病”多有不同。如《阴尸一候》篇所述之的阴尸症候，“初著之状，起于皮肤内，卒有物状，似虾蟆，经宿与身内尸虫相搏，如杯大，动摇掣痛，不可堪忍。此多因天雨得之，过数日不治即死”，这个论述与前五尸所述就显然有所不同，是尸病中之特异者，病情是有些特殊，而且急剧恶化。而其所言“过数日不治即死”，证候的归纳与预后的演绎也喻示着此候是十分险恶的。再从另一方面看看本卷中的尸病诸候，其《尸注候》篇明言：“尸注病者，则是五尸内之尸注，而挟外鬼邪之气，流注身体，令人寒热淋沥……每节气改变，辄致大恶，积月累年，渐就顿滞。以至于死，死后复易旁人，乃至灭门。以

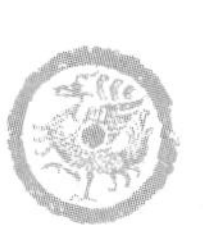

其尸病注易旁人，故为尸注。”这个尸注候在归纳出了尸病主证之外，又通过演绎推论出以下几点：一是“挟外鬼邪之气，流注身体，令人寒热淋沥”；二是“每节气改变，辄致大恶”；三是“死后复易旁人，乃至灭门”，尤其是“尸病注易旁人”，既为尸注候的特点，又表明此病证皆从病死者尸体传染而来，“积月累年，渐就顿滞。以至于死，死后复易旁人，乃至灭门”。这与注病诸候极相近似，可进一步认识古代注病中，包括有某些慢性传染病或急性感染而转慢性的传染病。这类注病又往往都是些传染性极强而又预后不佳，死亡率极高的疾病。在中医诊疗技能水平尚不发达的古代，人们甚或医家将其视之为灭门之痛的畏疫，是极自然的。

一种疾病在没有完全被认识、被消灭之前，或尚未有诊疗技能和药物充分把握病变转归完全治愈之前，人们是不会停止对它的探索研究的。我们看到，相当于尸病总论的《诸尸候》篇中，对尸病病因，强调先有内因，再加外邪，内外相应而发病，这显然是在原有的中医理论认知的医学学说指引下进行的。但它又提到：“人身内自有三尸诸虫，与人俱生，而此虫忌恶，能与鬼灵相通，常接引外邪，为人患害。”对这个“三尸诸虫”，在其后的“冷尸候”“寒尸候”“丧尸候”“尸气候”中，也都有尸虫与外邪接引而发病的陈述，这种发现同样是在原有的中医理论认知的医学学说，也就是正邪相争的发病观指引下进行的。但无论如何，巢元方在注病、尸病，包括在生注候、尸注候等论述中，提出了“尸虫”之说的概念，这是古代医家对疾病能够传染深化的思考，将传染的发生归因物质性的致病因子，是对认识人体在健康情况下有致病菌存在或潜伏，乃至传播提出了论据。这为医家们在临床实践诊疗思维中，对某些真实病因不详的疾病，寻找物质性致病因子的归纳研究之前，提供了中医理论认知的医学学说的前导，也对这类传染病病证病因病机有了模糊的猜测和假定。正是在中医理论认知指引下，医家对注病、尸病等临床病变事实证候表现，作了客观实际的观测，才形成了对与“虫”说相关疾病病证病机认识之深化。

医家对疾病能够在病人与平人之间相互传染的思考，完全由原有的中医理论认知的基本概念所约束，而对其诊疗思维实际观测的结果也完全没有超出原有的中医理论认知基本概念，这样对这些传染病（当然也包括一些非传染性的地方病、精神病等）就无法从其变状多端的病情中，辨别出可以诊断病因病机的证状。更无法确知它们真正的病源、病因，及病机，这样就只能创造出较小的归纳研究结果。并且在迷信思想的束缚下，只好将它们归之于某些污秽之物、之气、之祟的作用，还将三尸诸虫与外鬼邪气、鬼灵之气、鬼魅之气等相结合，推论为某些传染病发作的根本病源。由此看来，古代医家在临床实践技能诊疗思维中，所归纳研究注病及中恶、尸病，是一类当时未知病因便通过演绎推论误认为是鬼魅邪毒之气转相侵注，可以传播的疾病。而"虫"说这种发现，虽然在开始时是在某些原有的中医理论认知的医学学说，如内外因相关的病因学说、正邪相搏的发病观等指引下进行的，但在临床实践技能诊疗思维中，终因不明真实病因，疗效不佳，因而终未能通过深入思考探索研究，使之成为认识导致传染病发生及传播的科学真理。

应当说，从古以来，并不是每一个中医医家都敢于和善于解决这种矛盾。从古以来，历朝历代都有许许多多医家从中医最基本的理论认知出发去做临床疾病证候的实际观测和疗效验证，结果却发现了形形色色与中医基础理论基本概念并不相容的病变事实、千变万化、千奇百怪病机转化以及真伪莫辨的病变转归和确信无疑的疗效。然而，他们中的许多人在临床实践诊疗思维时，首先仍然是会想用中医理论认知医学学说的最基本概念，去解释临床疾病证候的实际观测和疗效验证中出现的新现象、新问题，以化解新矛盾。而只有少数杰出的中医医家学者（如隋唐时期的巢元方、孙思邈、王焘等人）做到了批判地对待中医理论认知与临床实践技能诊疗思维中原有的基本出发点，甚至于抛弃了他们所认为的在中医理论认知中不适用的东西，并且在中医临床实践诊疗思维辨证论治时，以自己主张的新的中医理论概念，去预言和设计了新的临床疾病证候的实际观测和疗效验证。

按现在医家的认知，隋代巢元方的《诸病源候论》可以说是中医学对逐个疾病与逐个症状展开具体而细致入微的病因病机观察论证的开端。

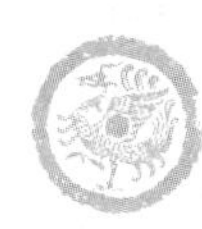

由于医家们在日常临床实践诊疗思维中，要解决的疾病问题恰恰是一个又一个，鲜活生动不同的病证；而医家在临床实践诊疗思维时能够实际观察到的也是一个一个个性鲜明，具体的病证，所以这种从中医理论认知对疾病证候笼统的归纳，向临床实践技能诊疗思维具体病证病因病机演绎的转化，无疑是中医学认识论与方法论的进步。因为受到当时年代限制，医学研究手段和设备条件的制约，隋唐时期医学家们在临床实践诊疗思维中，所能观察、感受、体会、心悟到的只是一系列临床实践上的疾病表现，与环绕在病人周围的各种自然、社会与人文生态环境。为了总结临床诊疗经验、寻求有效治法和提高确实疗效的需要，医家们感觉到了通过病变证候的归纳，把握住演绎出来的病因病机的迫切性。因而他们必须使用科学逻辑思维方法来进行疾病研究，即根据临床实践上望、闻、问、切等各种技能手段，进行调查研究四诊合参所搜集到患者主体的疾病素材，结合观察、询问病人的自然、社会与人文生态环境等其他客体所得到的多种信息资料，加以分门别类的归纳，进行整理、分析与综合，并从中找出某些规律，再通过演绎推理、推论、推断，做出对具体病证病因病机的推测。

总的说来，我们从巢元方《诸病源候论》对疾病病源与证候分析综合中，可以看到他所运用的归纳和演绎相统一的科学思维方法有一个明显的特点，就是开始在临床实践诊疗思维路径上，将疾病病证发生时脏腑功能与病因、病位及病机、病候表现联系起来进行探索，这正是为解决我们在前面所说的，在对疾病病证进行诊疗思维时，既要有中医理论认知来指引对临床病变事实作客观实际的观测，又要避免主观片面有害的先入为主这一矛盾，向着正确的方向和路径迈出的一步。因为只有这样，才能使中医基础理论与临床学科走上相互融合的道路，也就是使中医理论认知与临床实践诊疗思维达到辩证的相互统一。由于《诸病源候论》对病源证候与病证的分析综合，在归纳与演绎相互间辩证统一的基础上做得相当细致，著名的唐代医家，如孙思邈、王焘等人都对其十分欣赏，以至于在他们的著作中，常引用一些《诸病源候论》论述的理论代替他们本人的见解和分析。而且直至宋代也仍沿袭此风，更有甚者，在明、清某些医著中也仍有见此遗风，影响不可谓不深远。巢元方的努力和成就还告诉我们，在中医理论认知指导与临床实践诊疗思维之间客观实际观测参差错落之间所产生的矛盾，往往是时代的必然产物，也往往是由医家们对不同疾病的认识水平不同，对同一疾病的认识角度不同；不同医家对同一疾病或不同疾病认识与研究的方法也不同造成的。旧的矛盾解决了，或隐匿了，新的矛盾又会产生、又会出现，又会困扰医家们。而旧的矛盾也有可能在新的历史时期、新的历史条件下，改头换面后重新显现。正因如此，中医理论认知与临床实践技能诊疗思维科学研究的基础，只能是切实提高具有中医特色优势的诊疗思维能力，在辨证论治中实事求是，努力抓住疾病发生发展变化中比较本质的东西，这才是中医基础理论与临床实践技能诊疗思维传承与创新最根本的必由之道。

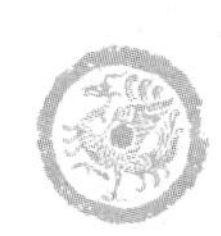

第三节 传染病病因的六淫与乖戾之气

——归纳和演绎的辩证统一

巢元方《诸病源候论》在中医病因学方面，能突破前人的见解，提出新的学术论点，把当时的病因学提高到一个新的水平，在其诊疗思维上有逻辑思维方面的基础，即唯物的认识论的基本内核和辩证的科学思维方法的合理内核。这其中就涵容着运用归纳和演绎辩证统一的逻辑思维方法。

如流行性传染病，在隋代之前，绝大部分都概括于伤寒、温病和时行病中，其致病原因被认为是由于自然环境气候异常的变化所形成的六淫，人触冒之而发病，并以此来包罗外感热病的病因。然而，巢元方《诸病源候论》并列提出了伤寒、温病、时行病、热病、疫疠五类疾病范畴，各自独立成篇分别论述其病因和不同证候。他以从自然界的客观存在中去寻找病因作为指导思想，并且突破了以气候异常所形成的六淫来包罗外感病因的旧有学说，提出了“乖戾之气”的新观点。他发现这五类疾病范畴中某些病证诸候，尽管都是处在六淫病因的致病条件下，但它们之中有些不传染，有些却多相染易。基于这样的临床事实，巢元方才在《诸病源候论》中，提出单纯触冒寒毒之气发病，则不传染；如"感其乖戾之气而发病"，则多相染易。认为伤寒、温病、时行病、热病、疫疠五类疾病之所以能够多相染易，是因为在自然界中另有"乖戾之气"存在，而气候之温凉失节可能只是一个诱因。以现代医学看来，所谓"乖戾之气"，很接近于对病原体的认识。由此得出了将这五类疾病之中多相染易病证诸候的病因，均归属于"乖戾之气"的结论。

这个结论很自然地可以看作是归纳的产物，即：

伤寒、温病、时行病、热病、疫疠等疾病中某些病证诸候能够多相染易；

伤寒、温病、时行病、热病、疫疠等疾病中，都有由于"感其乖戾之气而发病"能够多相染易疾病的病证诸候；

因此，只有那些"感其乖戾之气而发病"的病证诸候才能够多相染易。

然而，人们又可以说"感其乖戾之气而发病"的病证诸候才能够多相染易的结论，不完全是归纳的产物，因为在巢元方《诸病源候论》中提出了"乖戾之气"新观点的论述，只是确认了"感其乖戾之气而发病"的病证诸候才能够多相染易，至于归纳过程的中项——含有"感其乖戾之气而发病"能够多相染易这些疾病病证诸候的这几类疾病，则不只是巢元方自己临床实践诊疗思维的观察结果，而是在这种归纳以前就已存在的一般性医学知识了，古代的人们在隋代之前就知道能够多相染易疾病的病证诸候包括在伤寒、温病和时行病等外感热病之中。按照古代人们对流行性传染病认识的过程，又可以把"感其乖戾之气而发病"与能够多相染易关系的发现表述为以下的形式：

能够多相染易疾病的病证诸候包括伤寒、温病、时行病、热病、疫疠等疾病，这是一般性的知识；

这些疾病中能够多相染易疾病的病证诸候都是由于"感其乖戾之气而发病"，这是个别性的判断；

因此，只有那些"感其乖戾之气而发病"的病证诸候才能够多相染易。

这样一来，能够多相染易疾病的病证诸候都是由于“感其乖戾之气而发病”的结论又似乎是演绎（从一般到个别）的产物。从上面这个简单的例子也可以看出，归纳和演绎，从逻辑结构上是互相渗透的。应当说，只有那些“感其乖戾之气而发病”的病证诸候才能够多相染易的结论，在开始时基本上乃是由归纳得来的，但这个归纳中也包含着演绎的成分——归纳的中项是过去已知的一般性知识，至于演绎中包括着归纳的成分，更是易于理解的了。

归纳和演绎，本来就是两个互相补充的知识方法，也是两个互相结合的认识过程。在中医理论认知与临床实践技能诊疗思维科学研究中，可以有主要进行归纳研究的认识阶段，也可以有主要进行演绎推论的认识阶段，但却不能只用归纳而摒弃演绎，或光靠演绎而排除归纳。正如恩格斯所说的那样：“归纳和演绎，正如分析和综合一样，是必然相互联系着的。不应当牺牲一个而把另一个捧到天上去，应当把每一个都用到该用的地方，而要做到这一点，就只有注意它们的相互联系、它们的相互补充。”

归纳和演绎的相互联系、相互补充，表现为演绎依赖于归纳，归纳又以演绎为引导，归纳和演绎互相渗透，这是我们在前面的探索中已经讨论过的。我们还可以看出，归纳和演绎的相互联系、相互补充，是在中医理论认知与临床实践技能诊疗思维科学研究的发展进程中实现的，也可以说是在医家对患者疾病辨证论治的诊疗思维过程进行的。或者说，这是归纳和演绎在中医理论认知与临床实践技能诊疗思维科学发展进程中的辩证统一。

任何一门科学都有其发展阶段，理论体系的形成是一门科学成熟的标志，这个理论体系不仅要解释过去，而且还要预言未来，这里就有归纳和演绎的辩证统一。中医科学当然也不例外。从巫医神术中走出来的中医学也曾经历过一个相当漫长的历史时期。中医诊疗思维的进步发展与中医学思想的进步发展，一直到《黄帝内经》成书，中医理论认知体系得以形成，以及中医临床实践诊疗思维特色优势辨证论治体系的确立

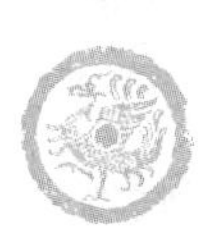

和运用等，也都是在归纳和演绎辩证统一之中，同步、相向前行的。我们知道，每一门科学都有自己特定的研究对象，然而，只有研究对象并不能确认一门学科的存在。作为一门科学，首先必须对具体的、个别的对象进行研究，形成概念，发现规律，回答“是什么”和“怎么样”的问题；在这个基础上，还要提出假说、原理，形成知识体系，解释规律，进而说明“为什么”和“能不能”的问题。就拿中医这门科学来说，目前学者大多认知，确立中医理论认知体系的形成，是在医著《黄帝内经》一书。但整个中医学作为一门科学的形式，却经历过极其漫长的岁月。中医学的具体研究对象是人类疾病及与之相关的各种要素，从与观察人的生老病死现象开始，在中国原始人的思维中，就逐步形成了原始生死观、疾病观与鬼神巫医思想；随之而来的原始医学思想的萌芽，包括了人对自身生理的认知、对人体疾病病理的认知、疾病防治思想与技术的积累等，就给医家们在中医理论认知与临床实践技能诊疗思维中，形成中医理论认知的基本概念，发现疾病发生、发展及其转化、转归的基本规律，并开始在中医理论认知与临床实践实际开展技能与诊疗思维中，回答各种各样疾病究竟是什么？和对通过掌握与运用病变基本规律后，对病人诊疗思维后据此施以技能的结果，究竟会怎么样？这样的问题。《黄帝内经》一书就是在这样一个基础上，通过搜集整理总结前人在诊疗疾病时的经验事实与思考，提出来了有关疾病现象假说、诊疗原理等，并将它们归纳汇总升华，这才形成了中医知识体系，即中医理论认知的各种医学学说，以此解释与人体生老病死相关联的规律，进而说明人为什么生病？这些病为什么有各自独特的病因、病机、证候？不同患者的病能不能被治愈等一系列与疾病现象相关的问题。由此可以看出，中医理论认知与临床实践技能诊疗思维科学研究，实际上是经历了发现和提出疾病病变规律的阶段，以及解释和预言的阶段。这样两个阶段合起来就应当是医家将中医理论认知与临床实践技能诊疗思维结合起来，对患者的疾病进行辨证论治的过程。

虽然我们会看到，在这两个阶段里都是既有归纳又有演绎的。但是，在前一阶段主要表现出来的却是归纳，因为医家发现和提出各种各样病证的表现及其病变规律，总是在对临床实践中大量个别病患对象进行诊疗实际观察的基础上完成的，总体上是从个别到一般的认识过程。在后一阶段主要表现出来的则是演绎，因为这时医家要把通过四诊合参搜集来对这个病证各个零散的知识，特别是病人所表现出来的不同证候与一般性中医理论认知的原理、法则等联系起来，形成对病证病因、病机辨证的解释以及提出关于对病变治则治法、处方用药的设想，也就是论治的预言——预期的疗效。当医家这种从中医理论认知这个最基本的概念出发，去说明不同病证各个规律的思考总结积累到一定的程度，他的认识、经验、思考、理解和解释，都深入了、丰富了、升华了，就会逐步地建立起具有逻辑结构的中医理论体系，这总体上是从中医理论认知的一般到临床实践技能诊疗思维个别的过程。而作为中医理论认知科学的理论，不仅要从那些中医学最基本的概念和原理去说明和解释不同患者、各种病证病变发生发展具体现象和特殊规律，还要由中医基础理论去推断对病人病证病因、病机、证候、治则治法、处方用药以及疗效的未知，以指导医家临床实践对病患的诊疗思维及理法方药的准确、恰当、合情合理的运用，这更是一个从一般到个别的过程了。

例如，在中医理论体系的发展过程中，开始主要是由临床实践对人体生老病死生命周期的观察和对疾病伤痛诊疗实际疗效经验事实的效验为基础，才形成了如以气为本的人体观、天人合一的系统观、正邪相争的病因观以及应时顺气的养生治疗观等中医医学观，这样一些中医理论认知的启始。进而又以这些对人体健康和疾病的总体看法，包括健康和疾病的概念、生命的本质、养生和治疗的出发点及价值等，架构了中医学的基础理论，在这个很长的历史过程中归纳是主要的（但演绎也是不可或缺的）。在《黄帝内经》以各种医学学说构建了中医理论体系之后，又从阴阳五行学说、五运六气学说、人与天地相参说、藏象学说、经络学说、病因病机学说等这些初步理论，并经过临床实践诊疗思维与疗效验证的筛选提炼，终于导出了一个理、法、方、药一体贯通的辨证论治体系，从临床实践对具体病证诊疗思维病因、病机、证候的基本关系上，说明了疾病病证产生、发展和转化的运动态势与规律，也说明了人体生

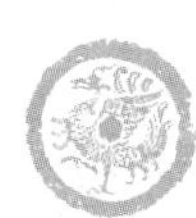

命生老病死的运行，并且预言了人体健康和疾病的存在形式及其发展变化过程和规律，在这一时期，演绎则表现为主要的看法。然，归纳同样是必不可少的。

在中医理论认知与临床实践技能诊疗思维科学研究中，由以归纳为主（同时有演绎）到以演绎为主（同时有归纳）的方法的过渡，是不断重复、反复进行的。正如毛泽东同志在《矛盾论》一书中所说："这是两个认识的过程，一个是由特殊到一般，一个是由一般到特殊。人类的认识总是这样循环往复地进行的，而每一次的循环（只要是严格地按照科学的方法）都可能使人类的认识提高一步，使人类的认识不断地深化。"（《毛泽东选集》第1卷，第285页）我们以为，这段话非常适用于理解中医理论认知与临床实践技能诊疗思维中归纳和演绎的关系，这段话中提到的"只要是严格地按照科学的方法"，就包括着正确地运用归纳法和演绎法。

中医理论认知与临床实践的诊疗思维，并非是一因对一果的线性逻辑方式，乃是辩证逻辑的思维方式。但在临床实践实际运用中，历史上的许多前代医学家们，由于他们处于中医理论认知与临床实践技能诊疗思维科学发展的不同阶段，或在不同时代、不同地域中从事医学活动，以及医学家们又有其各自学术上对中医理论认知有不同的传承、不同的视野、不同的解释，在临床实践诊疗思维时，也会有不同的着眼点和侧重点，等等。他们之间所强调的中医理论认知与临床实践技能诊疗思维方法也会有所区别，甚至迥然不同。在每一个医家从事医疗工作，开始中医理论认知与临床实践技能诊疗思维科学发展的经验积累的阶段，中医学者们往往更注重和强调归纳；从事临床实践诊疗思维实际病变观测和治病致康复的临床医家们（如诊疗疾病、疗伤止痛的临床医家），往往也会更注重和强调归纳。而在中医理论认知与临床实践技能诊疗思维科学发展的理论建树阶段，或经过一个长时期临床实践诊疗思维思考，有所创见，开始从事中医理论认知研讨的医家学者们（如某些立志著书立说的中医理论学者），则往往更注重和强调演绎。

然而，尽管历朝历代的医家们，对在中医理论认知与临床实践技能诊疗思维科学研究中运用归纳和演绎的方式、方法乃至估价都有所不同，但他们通常都是既重视使用归纳法，也重视使用演绎法的，都反对把归纳和演绎截然对立起来。巢元方就是这样一位善于运用辩证逻辑思维归纳和演绎方式方法的中医学者。他所撰著的《诸病源候论》，对病理的论述，是以中医理论认知的脏腑学说为核心的。而他论述的方法本身却既有归纳法，也使用了演绎法。如《诸病源候论·卷一·风病诸候上·中风候》，其五脏中风的症状，与《太素》《素问》的五脏风，以及《金匮要略》五脏风寒积聚篇的五脏中风均不相同，而与《中藏经》风中有五生死论所述大同小异。然书中论述中风证候时，使中风以五脏分证，则是使用了归纳法的。同时，这里五脏中风的内容，与后世所言中风（卒中）之属于脑血管意外者，亦不相同，可以看出这可能是将多种疾病的危重证候，经过运用归纳法，而归本于五脏而加以论述的。

然，在本候对五脏中风病因、病机的阐发和病情危重，不良预后的预言中，也是运用了演绎法的。“中风者，风气中于人也。风是四时之气，分布八方，主长养万物。从其乡来者，人中少死病。不从其乡来者，人中多死病。其为病者，藏于皮肤之间，内不得通，外不得泄，其入经脉，行于五脏者，各随脏腑而生病焉。”这段论述就显示了巢元方在中医理论认知的指导下，运用演绎法，在临床实践诊疗思维中，对中风病的病因病机的认识。同理，本候中的“死病”“不可复治”“数日而死”等语，这是在当时的历史条件下提出来的；它们与本候中以所言脉象：“诊其脉，虚弱者，亦风也；缓大者，亦风也；浮虚者，亦风也；滑散者，亦风也。”预言中风病之病因、病机，也都是运用演绎法得出来的推论。显然，《诸病源候论》在论证各种疾病病因、病机、证候时，是将归纳法和演绎法综合起来加以运用的。

再来看一下《诸病源候论》卷四十五至卷五十，共六卷小儿病诸候，其主要内容有：① 婴幼儿的保育法及常见诸证，如养小儿、变蒸候、温壮、壮热、惊痫等，其中提出“小儿脏腑之气软弱，易虚易实”的观点；② 小儿时感疾病，如伤寒病、时气病、温病及其兼证、变证；并及黄病、疟病、寒热往来候等；还有一部分是属于小儿的急性病，如

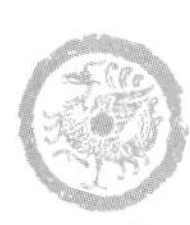

中客杵、中恶候等；③ 内科常见病，如胃肠道方面的霍乱、吐利、吐哯、呃逆、下利、大便不通及脱肛；呼吸病变的咳逆、病气、喉痹；泌尿系病变的肿满、小便不通、生血、淋病、阴肿，此外尚有中风诸候，这些成人病患，小儿大多应有尽有；④ 小儿发育障碍疾病，如解颅、羸瘦、数岁不能行、四五岁不能语、鹤节、头发黄、惛塞候等；⑤ 疳积痞癥，其中如伤饱、食不知饱、哺露、大腹丁奚、无辜候等都是疳积病，是儿科四大病证之一；⑥ 寄生虫病，重点论述三虫，即蛔虫、蛲虫、寸白虫，并明确指出其传染途径；⑦ 五官病，如聤耳、雀目、齆鼻、齿痛、鹅口燕口等；⑧ 皮肤病，外科病，如丹毒、隐疹、疥癣、浸淫疮及痈疽疮疖等。从这些论述看，小儿病诸候的内容是如此的广泛，基本上包括儿科的常见病候，虽主要是运用归纳法来加以分门别类，但在各种小儿病诸候病因、病机与证候的论述中，又是使用了演绎法的。如《诸病源候论·卷四十五·小儿杂病诸候一》中，从《温壮候》篇与《壮热候》篇，这两候所述的病因看，“小儿温壮者，由腑脏不调，内有伏热，或挟宿寒”，而“小儿壮热者，是小儿血气盛，五脏生热，熏发于外，故令身体壮热”。这样的论述显然运用了演绎法，并以演绎法推出壮热候“大体与温壮相似而有小异”的结论。何者相似，归纳出来的证候特征是：“其挟伏热者，大便黄而臭；挟宿寒者，粪白而有酸气。”据此又推出病机：“此二者，腑脏不调，冷热之气，俱乘肠胃。”都属于阳明实证。但二者又有小异：“蕴积染渐而发，温温然热不甚盛，是温壮也；其壮热者，是血气盛，熏发于外，其发无渐，壮热甚，以此为异。”

《诸病源候论》书中根据两候病因、病机与证候的特征，又推断了温壮候药物治疗时应注意的投药方法，也预言了壮热候病势的转化。正是在归纳法和演绎法交替使用的过程中，医家们就可以清楚地了解到温壮候与壮热候有哪些异同，从而在诊疗思维时把握住小儿病证是温壮或是壮热的本质特征，以得出辨证论治的正确结论。据此我们从这些论述中也可以知道，在《诸病源候论》卷四十五至卷五十，这些小儿病诸候内容中，亦强调病分先天后天，脏气脆弱，易虚易实等。说明脏腑经络气血虚弱，病邪就能乘虚侵袭，否则邪气不能为害，这是在阐发了《内经》中医理论认知中“正气存内，邪不可干”“邪之所凑，其气必虚”的精神。同时充分地体现了临床实践技能诊疗思维中“辨证论治”的学术思想，提倡实事求是的科学态度。他论述的方法本身就既有归纳法，也使用了演绎法，并且辩证地把二者统一在一起，使严格地按照科学的方法成为提高中医临床实践诊疗思维能力的根本途径。

当然，还可以看到，这种把归纳法和演绎法辩证统一地予以应用，在《诸病源候论》并不少见。正是所谓“只要是严格地按照科学的方法”，使得巢元方正确地将这两种辩证思维方法不断重复、反复进行，他才在病源证候学上把中医病因、病机、病理、证候这几方面的认识都提高一步，使医家在中医理论认知与临床实践技能诊疗思维中，对病证的认识能够得到进一步深化。

为了帮助读者理解上述内容，让我们在这里听听现代科学家在科学发展中，是怎样认识归纳法和演绎法的。著名的科学家爱因斯坦在谈到伟大的科学先驱伽利略时，曾经这样写道：“常听人说，伽利略之所以成为近代科学之父，是由于他以经验的、实验的方法来代替思辨的、演绎的方法。但我认为，这种理解是经不起严格审查的。任何一种经验方法都有其思辨概念和思辨体系；而且任何一种思辨思维，它的概念经过比较仔细地考察之后，都会显露出它们所由产生的经验材料。把经验的态度同演绎的态度截然对立起来，那是错误的，而且也不代表伽利略的思想。”（爱因斯坦文集：第1卷［M］. 北京：商务印书馆，1976. 后文中相关引文均出自此版本）这段话基本上也反映了爱因斯坦本人的方法论。

爱因斯坦对归纳和演绎的态度是值得我们注意的，有人说，他是根本反对归纳法的。我们认为不是。诚然，爱因斯坦的确是更高地评价想象和思辨的，他讲过概念是思维的自由创造，概念、理论不能从感觉经验中归纳得到话，但是，爱因斯坦绝不是否定经验对理论有重要意义，他所说的“不能归纳得到”乃是指不能通过纯逻辑的程序从经验中推导出理论概念，概念是以经验为基础又要过想象而创造出来的东西。这里仍然指明了经验和经验方法的必要。爱因斯坦也曾多次指出，理论概念

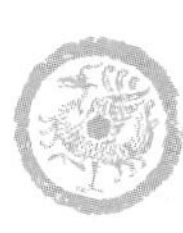

是不能离开经验而独立的，“一切关于实在的知识，都是从经验开始，又终结于经验。”（《爱因斯坦文集》第313页）“理论的正确性是由理论的结论同人的经验的符合程度来判断的。”（《爱因斯坦文集》第329页）

至于讲到不能通过纯逻辑的程序从经验必然地导出理论概念，即所说的“不能归纳得到”，我们也是赞同的。然，基于中医理论认知与临床实践技能诊疗思维科学发展的历史事实和客观实际，我们并不认为在中医理论认知与临床实践技能诊疗思维中，归纳乃是一种必然性的推理，在上面的内容中我们也指出了它的或然性。因为，反观中医理论认知与临床实践技能诊疗思维科学发展的过程，我们就可以看到，无论是中医诊断学理论，包括“诊法”与“诊道”这两个方面，还是中医治疗学思想的形成，尤其是辨证论治的技能与诊疗思维，其基础都是临床实践，都来自于医家们临证经验事实。同时，我们还认为，想象、猜测、悟性、灵感、直觉等，“意”象的创造性思维，在中医基础理论基本概念（假说、医学学说）以及临床实践技能诊疗思维方法的形成过程中，也有重要的、无法替代的作用。马克思主义的认识论在谈到归纳的局限性时，已经肯定了猜想的必要，并且认为，人们从了解个别的、特殊的东西“跃进”到一般的、普遍的东西，是需要幻想的（《列宁全集》第38卷）。

让我们从中医学诊疗思维的方法论基础，来看中医理论认知与临床实践技能诊疗思维中，归纳和演绎之间的辩证关系。中医诊断学理论，是由“诊法”与“诊道”这两方面构成。“诊法”一词，见于《素问·脉要精微论》等篇中。既包括色脉诊、闻诊、问诊、尺肤诊、经络诊、弹踝诊法等，也指诊、审、察、候、阅、视、切、循、扪、按等一套认识病证的操作方法。之外，对人体健康状态和某一特定生理阶段（如婴幼儿、少儿、青壮年、中青年、中老年、晚年等）及生理过程（如妊娠期、青春期、更年期、病残后康复期等）的判断也可以归之于诊法的范畴，其中的脉诊，操作简便，作用独特，是祖国医学的重大发明之一。这些诊法，显然与医家们临床实践诊疗思维的观察搜集归纳经验事实密不可分。可以这样认为，在中医理论认知形成后，医家们总结归纳了临床经验，在方法论的指导下，形成了独具中医特色优势的诊断学。

《内经》既奠定中医诊断方法的基础，又具有中医临床实践诊疗思维的代表性。中医综合应用、不可分割的诊断方法“望、闻、问、切——这四诊”，也是在《内经》里就已经很系统了。如《素问·脉要精微论》说：“切脉动静而视精明，察五色，观五脏有余不足，六腑强弱，形之盛衰，以此参伍，决死生之分。”所谓“参伍”，就是指几种诊法之间的配合。正因为各种诊法的推理，大多是或然性的，所以必须把它们的信息配合好，才能进行较全面的诊察。正如《素问·五藏生成》强调所说：“脉之大、小、滑、涩、浮、沉，可以指别；五脏之象，可以类推；五脏相音，可以意识；五色微诊，可以目察；能合脉色，可以万全。”这里尽管把望诊、问诊、切诊都提到了，但最后的结论，这是在于“能合脉色”。一个“合”字，充分表现出古人对在中医临床实践诊疗思维运用“诊法”归纳临床证候时，只是得到了或然性诊断结论的认识，只有将各种所能观察收集到的证候归纳在一起，才能全面准确地反映出病证的真实本质。他们深刻认识到，诊断始于临床实践诊疗思维对病变事实的客观观察。包括“审察于物”“立形定气”“详察间甚”等；而在操作上，应该“必察其上下，适其脉候，观其志意与病能”，要“明于日月，微于毫厘”，宏观与微观相结合，“诊可十全”，才能“观其外应，以知内脏”。从这些个认识就可以知道，中医临床实践诊疗思维，对病证的诊断依据，是运用归纳法据象辨证，把疾病视为人体机能变化的一种自然过程。中医特有的这些以综合应用归纳进行疾病发生发展及转化过程必然性推理的“诊法”，显示了《内经》时代医家们的智慧。除此之外，在《内经》部分篇论里，尚有些占筮和相术的内容，诸如，《灵枢·九宫八风》中的以九宫八风占病；《灵枢·师传》《灵枢·五阅五使》，以相面术先辨五官之形与色气，以推测脏腑病变和吉凶；《灵枢·寿夭刚柔》《灵枢·天年》等篇，以观察耳廓和面部来推测寿夭等。其内容的科学性有待于进一步研究以明确可否或揭示。但它们无一例外都表明，这样一些诊疗思维都是或然性的。却又说明在《内经》中医诊断学确立之前，有一个巫术巫医文化时代对疾病的占断阶

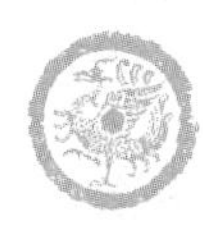

段，其特点是以占与相术（有些相术与人类对自身病变诊疗思维的经验相联系）来推断疾病。但是，以《内经》作者为代表的医家们，却逐渐地扬弃了占与相术，脱却了巫术，把医学经验与哲学思想和逻辑思维结合起来，建立了内容丰富的中医诊断学。

而“诊道”一词，见于《素问·方盛衰论》，指揆度、外揣、以意和之等辨别判断、意象推求的思维方式。也就是说，基于“合而察之，切而验之，见而得之”的前提下，运用辩证思维、全息思维，以及“意”的悟性思维，发挥想象力，予以创造性地判断病证。中医特有的诊断学辨证论治依据“象”和“气”，以及“神”和“形”。这里“象”导源于先民之“观物取象”，在中医理论认知与临床实践技能诊疗思维中，“象”有现象、意象、法象的不同。“见乃谓之象”的现象是最主要的。任何疾病都会通过一定的形式和特征构成一组特定的征象，在人体表面显示出来。医家们把这种“形见于外”的人体征象和机体内部的脏腑知识结合起来，构建了中医理论认知的脏腑和藏象学说，是为藏象论。据藏象论进行诊断，其要旨在于观病人之象。医家临床实践诊疗思维中，注目于客观变化的病情，通过归纳病证的证候，以功能变化审视病能，从病人神色和神气中演绎出医家的意象，再推论出病证的病机与病因。从而达到认知病变本质的法象，这也可以说是辨证论治的结论。医家本应当知道，中医诊断方法的思维特征有三：

其一，中医临床实践诊疗思维辨证论治是由医家主体参与的操作行为。

例如切脉，是“切而合之”，包含了医家的学识和临床经验，也彰显着他诊疗思维和切脉操作的技巧。《内经》中医理论认知坚持尊重临床实践客观事实的反映论，用标本理论统一主观和客观，即以病为本，工为标。本是根基，标是枝末；病能是本，而医家、医学理论乃至诊断技术等是标。按照《素问·汤液醪醴论》提出的：“病为本，工为标。标本不得，邪气不服。”病是客观存在，而工——医家则是主观因素。医家们在临床实践诊疗思维辨证论治中，只有通过采用归纳的方法，对客观存在的病变表象进行分析综合，才能在自己的头脑中，与中医理论认知的医学学说系统地整合在一起，从而演绎出该病证的病因病机，进行辨证论治的推论，并得出辨证论治后的结论。中医诊断方法这个思维特征表明，医家临床实践诊疗思维辨证论治的一切推论和结论，虽然是由医家主体参与的操作行为，但却都是在疾病现象客观事实的基础上，运用归纳方法分析综合，再通过演绎方法得到的。千万不可本末倒置，或舍本逐末。《素问·移精变气论》以此告诫医家："逆从倒行，标本不得，亡神失国。"

其二，前面讲过，在中医临床实践诊疗思维中运用的思维方法，并非是一因对一果的线性逻辑方式，而是诸诊合参与凭一而断相结合，辩证逻辑的诊断思维方式。

《灵枢·胀论》认为，脏腑"若匣匮之禁器"，故中医临床实践应用的诊疗手段尽宜非创伤术式，以达宝命全形的目标。"视其外应，以知内脏"属黑箱方式，这种诊断方式，归纳得来的信息量愈大，演绎推导出来结论的准确率愈高。只要将归纳和演绎辩证统一地结合起来，能综合多种候病、诊法所得到的病变信息，医家临床实践诊疗思维才能达到"明、神、工"的能力和水平，即《灵枢·邪气藏府病形》所谓："见其色，知其病，命曰明；按其脉，知其病，命曰神；问其病，知其处，命曰工"。归纳各种诊之所得，综合起来演绎推断"能参合而行者，可以为上工。"《素问·脉要精微论》也说："以此参伍，决死生之分。"另一方面，《内经》又提出了"至道在微"的全息诊法。例如，《灵枢·五色》论说了人的面庞有五脏六腑肢节"各有部分"的投影；《素问·五脏别论》《素问·脉要精微论》记述寸口脉可昭示五脏六腑的信息，故寸口可"独以五脏主"；《灵枢·经脉》《灵枢·经别》《灵枢·奇病论》三篇，则分别指出脏腑的信息可通过经络反映在舌上。这种"见微而知著"的全息理论，用之于中医诊断，就形成了中医望诊、脉诊、舌诊等独具蕴义的诊法。人的机体某一局部的病变征象也可以显示人生活，尤其是人在疾病状态下整体的全部特征，即后世《伤寒论》所言的"但见一证便是"。诸诊合参与凭一而断相结合，意味着辩证逻辑的诊断思维方法的归纳和演绎相补充。《内经》的作者们正是通过归纳法和演绎法

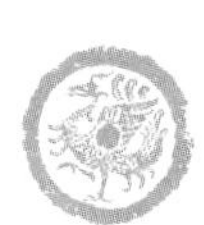

的交互作用，才把上述两种诊断思维结合起来运用而有此理蕴的，这样一种诊疗思维方式显然是辩证逻辑的思维方法。而这样一种诊法，没有经过长期临床实践诊疗思维对病变事实的观察与归纳，又没有通过医家在中医理论认知医学学说的指导下应用演绎法的推论，在辨证论治推导中能得出正确的结论，则完全是不可能的。

其三是，辩证逻辑的诊断思维方式，尤其重视鉴别诊断，坚持逻辑思维与悟性思维的辩证统一。《素问·示从容论》说："别异比类，犹未能十全。"《素问·疏五过论》也强调："善为脉者，必以比类奇恒，从容知之。"而《素问·征四失论》则警示医家："不知比类，足以自乱，不足以自明。"此般论述，说明在中医临床实践技能诊疗思维中，比较、鉴别是《内经》中医理论认知的诊疗思维的要点之一。但中医辩证逻辑的诊断思维方式，可深度概括为一个"辨"字。而"辨"的内容虽然是非常丰富的，但它的起始点离不开归纳法的作用。如《素问·方盛衰论》所说："知丑知善，知病知不病，知高知下，知坐知起，知行知止，用之有纪，诊道乃具，万世不殆。"没有比较、鉴别、归纳，何以为知。《素问·疏五过论》说："凡诊者，必知终始，有知余绪。""必知终始"，是说要了解疾病的整个过程，这离不开运用归纳法；"有知余绪"，是要能预见诊疗转化疾病的后果，是讲要运用演绎法。这说明，《内经》的诊道，绝不仅是收录工作，在比较中鉴别，在鉴别时归纳，在归纳时演绎，这是要医家们在中医理论认知指导下，在临床实践中用头脑进行合理客观正确进行诊疗思维。诊道的作用不下于诊法。医家的诊疗思维能力体现在其如何运用具有中医特色优势诊断方法和技巧上。在诊断时，一方面要遵循中医理论认知的医学学说进行逻辑思维，包括运用规范"以起度数，法式检押"，定方圆，辨逆顺。但是有些时候，对有些病证，在某些无规范可"检押"，不能运用模式思维的时候，医家应该，也必须"以意和之"。这个"意"即是悟性思维或灵感思维。《素问·著至教论》中说："臣治疏愈说意而已。"把医家的创造性思维提到超越经验的高度。这也说明只有临床经验归纳的积累，还是不能胜任尽可能治愈千差万别的病变，遇到前所未见的证候组合、一知半解的病机转化、一无所知的致病因素，演绎的作用必不可少。

自古以来，出神入化的医术，是《素问·八正神明论》所说这便达到了“神”的境界：“请言神，神乎神，耳不闻，目明心开而志先，慧然独悟，口弗能言，俱视独见，适若昏，昭然独明，若风吹云，故曰神。”此时医家的直觉判断难以言表，即后世医家称此为“医者意也”。悟性思维或灵感思维与善于运用演绎法密不可分。由此可以明显地看出，中医诊断学理论之“诊道”，也是在医家们临床实践诊疗思维中搜集归纳经验事实的基础上，又采用了演绎法才得以形成，并且在医家们临床实践诊疗思维中，再通过辨证论治结果的归纳加以验证的。《内经》的中医理论认知，将逻辑思维与悟性思维辩证统一的综合而用，以归纳和演绎思维辩证统一的诊断思维方法，形成了以运用辩证逻辑为主的诊疗思维方式方法，这也是祖国医学的特色优势之一。

而辨证论治这个中医临床实践技能诊疗思维的操作系统，同样是以归纳和演绎辩证统一的诊断思维方法，从诊病的视角、诊疗思维的方式，在中医的医疗实践中形成特色：一是将人体疾病的发生、发展、转化及转归，视为一个整体的过程。中医重视人体生命运动的时序性，《内经》一再强调“神转不回，回则不转”，认为生命是时间的函数，疾病千变万化、错综复杂，诊疗也必须要因人因时因地制宜，随时可变。理、法、方、药一线贯通才是，由此，运用辩证逻辑的归纳法成其自然；二是中医理论认知与临床实践技能诊疗思维，主要以“证”的形式描述疾病，用辩证逻辑的归纳法观察证候，使辩证逻辑的演绎法推论病因、病机，再以二者辩证统一地推论出治则治法，但在遇际疑难困惑的病情时，也要学会能够凭借医家个人的悟性思维，直觉地想象，即“医者意也”来排惑解难；三是学养和素质在哲学和思维等因素的影响下不断提高，古代医家把临床经验升华为中医理论认知时，曾以哲学为间架来归纳和综合，例如，《内经》用阴阳五行，《伤寒论》用六经；也是以辩证逻辑为津梁来演绎和分析，例如，《内经》所用辨证原则——辨标本、辨逆从、辨神、辨形气、辨虚实等，《伤寒论》所用辨证论治的八纲辨证等，使辩证逻辑成为了中医理论认知与临床实践技能诊疗思维辨证论治的主导

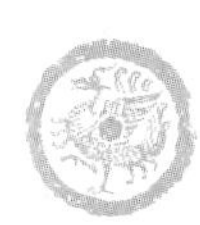

思维方式，也使辩证逻辑的归纳和演绎成为诊疗思维辨证论治的主导思维方法之一。

经过以上对中医辩证逻辑思维方法归纳和演绎的阐述后，让我们再来探讨一下巢元方《诸病源候论》在论述诸病源候的内容中，是如何运用归纳法和演绎法，这一对辩证逻辑思维方法的。从《诸病源候论》整个内容架构上讲，本书发展了疾病证候分类学。它把隋代以前和当时的各种病名证候，加以归纳整理，分门别类，条分缕析，使之条理化、系统化。它的分类方法，首先就是分科，就全书内容，明显可以看出，它是以病种为归纳起始，从内科到外科、妇科、儿科的。在各科之中，又从几个方面加以归纳，分类研究病证病候，如病因分类、病理分类、脏腑分类、症状分类等等。这些分类方法，相互对比、衔接，排列井然有序，但却是各有特点，又互相侧重，并相互补充的。而其所运用的正是归纳法这个辩证逻辑思维方法，并贯穿于全书。

然而，我们从《诸病源候论》具体论述各种疾病诸候的内容中，还可以清晰地看到其所运用的演绎法这个辩证逻辑思维方法的影子。这里就以《诸病源候论》在妇科疾病中，所论述的妇人杂病诸候为例，来看一看书中对归纳法和演绎法是如何运用的。本篇中所论述的妇人杂病诸候，包括卷三十七、三十八、三十九和四十，共四卷。若再加上妇人妊娠病诸候，四十一和四十二两卷，妇产科疾病则有六卷之多。全书内容中，只有小儿杂病诸候的六卷卷数可以与之相提并论。妇人杂病诸候这四卷内容，在书中主要被归纳为以下几个方面：① 内科病之常见于妇科者，虽然在这里的大部分病候已散见于以前各卷，但又根据妇女的生理特点加以演绎强化，因此本篇是有重点地进行复述；② 月经病，有月水不调、月水不利、月水不断、痛经、闭经等；③ 带下病，有青、黄、赤、白、黑五种带下，以及由带下导致月经病变诸候；④ 漏下、崩中及其五色俱下候。以上四类，是妇人杂病诸候中的重点，在对其具体论述中，多是运用的辩证逻辑思维方法的演绎法，来着重提出冲、任脉和心经、小肠经，与经、带、崩、漏的关系，对后世中医妇科学的发展，有着深远的影响。⑤ 癥瘕积聚，在论述病源中，也是通过运用辩证逻辑思维方法的演绎法，强调与胎产月经有关；⑥在《诸病源候论·卷三十八·妇人杂病诸候二·无子候》中，详论月经、带下、子脏虚冷和结积等与无子的关系，则完全运用的是辩证逻辑思维方法的演绎法，如原文中所讲："妇人无子者……若夫病妇疹，须将饵，故得有效也。"这是在巢元方看来，不孕的原因，不单是女性一方问题，也有男性的因素，因此他推论，在男女双方都可能有病的时候，须分别加以治疗，才有好的效果。"然，妇人挟疾无子，皆由劳伤血气，冷热不调，而受风寒，客于子宫，致使胞内生病，或月经涩闭，或崩血带下，致阴阳之气不和，经血之行乖候，故无子也。"这也就是说，女性的不孕，与她自身气血阴阳失调有重大干系，这是在用辩证逻辑思维的演绎方法，扼要地指出不孕无子问题的关键。至于凭脉辨证，更是在用辩证逻辑思维的演绎方法，给出临床实践技能诊疗思维的参考，用了这种诊疗思维的演绎方法，医家又能结合妇科检查，则对病情的了解就会更清楚。⑦ 前阴及乳房诸病，有阴痒、阴肿、阴痛、阴疮、阴挺出下脱、阴中生息肉和乳肿、乳痈及发乳后诸症，大多属于常见病和多发病。而在本卷，即《诸病源候论·卷四十·妇人杂病诸候四》从《阴痒候》篇至《阴臭候》篇，此八候，用归纳法集中论述的是妇人前阴诸病。阴痒、阴肿、阴痛和阴疮当然可以单独出现，但亦每每有连带关系，有时为一种病的相互变化者。阴挺出下脱候，较多见，阴中生息肉候亦可见到。至于阴冷、阴臭，比较少见，但都非一般病情，应加重视。在具体论述妇人前阴及乳房诸病的证候、病因、病机时，本卷也多是采用了辩证逻辑思维的演绎方法。同样，在《诸病源候论·卷四十·妇人杂病诸候四》自《乳肿候》篇至《乳结核候》篇，这十二候，也集中论述了妇人乳房疾病，因为这些病候也是妇科的常见病和多发病。其论述所运用的，还是归纳与演绎相统一的辩证逻辑思维方法。其中乳肿、妒乳、乳痈和乳疮，尤其是乳痈，是属于急性感性病证，发乳溃后、渴、下利候，是乳痈发乳溃脓后的多见并发证，把这些病证归纳在一起，内容互相阐发，相互参照，汇通观之，再演绎推理病因、病机与证候，则会更加清晰明白。发乳久不瘥、余核不消，及乳瘘，每每是乳发治疗不当的后遗症，归纳在此，重在提

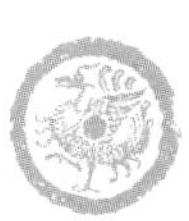

示，医家在临床实践诊疗思维辨证论治时，演绎推断结论时要予以考虑。而《诸病源候论·卷四十·妇人杂病诸候四·疽发乳候》当为乳痈的重证，是论疽候时归纳引申及乳疽，“疽发乳”，即是乳疽，为乳房深部的化脓性感染。原文中讲：“足阳明之脉，有从缺盆下于乳者，其脉虚则腠理开，寒气客之，寒搏于血，则血涩不通，故结肿，而气又归之，热气洪盛，故成疽也。热久不散，则肉败为脓也。”在这里，由于重点是论述乳疽，所以突出“足阳明之脉”，用中医理论认知的经络学说、气血寒热学说、病因病机学说等，来演绎推论乳疽发病的病因、病机与证候等疽候的一般病理变化。这样的论述可以使人一目了然，过目不忘。它与本卷《石痈候》篇的论述，有着异曲同工之妙，《石痈候》篇的原文中说：“石痈之状，微强不甚大，不赤，微痛热，热自歇，是足阳明之脉，有下于乳者，其经虚，为风寒气客之，则血涩结成痈肿。而寒多热少者，则无大热，但结石如核，谓之石痈”。这段论述，先将石痈之证状进行了归纳，再以演绎的方法，推导出了石痈候的病因病机，最后将归纳和演绎辩证统一结合在一起，推断出“而虚多热少者，则无大热，但结石如核，谓之石痈。”这个结论。石痈，本是全身可见的病证，本书卷三十二亦有石痈候的论述，但这里所指，是妇人乳房部位的石痈，两者名同而实不尽同，在中医临床实践诊疗思维辨证论治时，应注意分别。从这两段原文在中医理论认知指导下，对病证证候的归纳，乃至对病证病因、病机演绎后的推论看，归纳和演绎辩证统一的结合，这才是在中医理论认知与临床实践技能诊疗思维中，合理运用辩证逻辑思维归纳法和演绎法的真谛。

再翻阅到开篇，即《卷三十七·风虚劳冷候》篇。本候论述的风虚劳冷证，为“风虚劳冷者，是人体虚劳，而受于冷也”，强调“人体虚劳”，因劳而受风寒，即虚劳是致病的根由，风与冷是发病的条件，风冷通过肌体之虚而发病。然，“夫人将摄顺理，则血气调和，风寒暑湿，不能为害”。凡是注意摄养顺理的人，则血气调和，正气充足，风寒暑湿之邪，不能侵害人体。这里在讲的，正是中医理论认知的应时顺气养生治疗观的完美体现。这个中医医学观导源于古人们经过长期生活实际的观察，所形成的中国传统文化的“贵时”观念。中国古代先民们对时间非常敏感且重视，很早就注意到一年有四季、一日有四时的变化，归纳出年、月、日、天干、地支、二十四节气等与时间有关的概念及其周期循环的规律，并把这些与人体的生理、生长、发育联系起来。在古代医学家看来，人体不仅是由器官组织等空间物质结构构成的，其生命过程，即人的生老病死还是时间的函数，具有时间结构。而人体病变则是这个时间函数中的一些变数。这个时间结构是“气”运动的结果。因此，凡养生治病非常强调要应时顺气。这成为中医理论认知的普遍性的知识。本候中这两句原文也就是从这个普遍的认知出发，去认识妇科妇人杂病风虚劳冷证中那些特殊的、个别的证候现象的。这个诊疗思维过程和所运用的推理方法正是演绎法。接下来，原文讲：“若劳伤血气，便致虚损，则风冷乘虚而干之，或客于经络，或入于腹内。”又用了归纳法来补充、连接。“其经络得风冷，则气血冷涩，不能自温于肌肤也。腹内得风冷，则脾胃弱，不消饮食也。”这个推断就是将归纳法和演绎法辩证统一相结合做出的。据此，也演绎出医家推导出的结论，“随其所伤而变成病”，总之是，随着风冷邪气侵入人体所损伤的部位有所不同，何处最虚，风冷就在何处发病，这样就有可能出现各种各样病变。如此，“若大肠虚者，则变下利；若风入于子脏，则令脏冷，致使无儿；若搏于血，则血涩壅，亦令经水不利，断绝不通”。也就是说，在妇科疾病中，如风冷邪气侵犯到子宫，可以成为宫寒不孕；搏于妇人经血，可以成为月经不调，甚至产生血瘕性的闭经等等。这段原文所采用的辩证逻辑思维的归纳法和演绎法，科学合理务实地告诉后来的医家们，风冷在妇产科临床实践诊疗思维方面，是一个重要的发病因素，特别是在妇人经期和产后，更要注意防止风冷的侵袭。本书在妇人杂病诸候第一候就用辩证逻辑思维的归纳法和演绎法，提出虚劳与风冷这个问题，可见古代医家对其在中医理论认知中方法论的重视，在临床实践技能诊疗思维中也是有其实践作用和意义的。如此来阐释中医理论认知与临床实践技能诊疗思维所运用的辩证逻辑思维的归纳法和演绎法，显现归纳和演绎的辩证统一，足以令人难忘与深思。

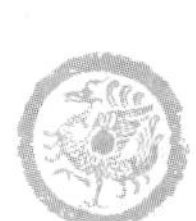

总而言之，归纳和演绎是辩证统一的，对于每一个中医学工作者来说，应当把归纳的能力和演绎的本领结合起来，切实使具有中医特色优势的诊疗思维能力和技巧不断地提高起来，使医家自身兼而具有既尊重临床经验事实，善于进行临床疗效验证和病证病变观察，又重视中医理论认知思考，善于采用中医理论认知与临床实践技能诊疗思维辨证论治进行演绎推理和正确推论病变转化、转归趋向预见的素质。这样，就一定会在中医理论认知与临床实践技能诊疗思维科学研究中，通过传承与创新，不断地提高具有中医特色优势的诊疗思维能力，并做出前人没能得到的成就。

第五章 归纳和演绎在认识中医疾病病证中的地位、作用和意义

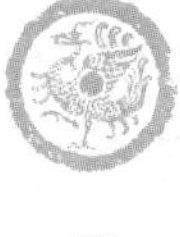

从巢元方《诸病源候论》对不同类别疾病病源和病候的集中论述里，我们可以清楚地看到，尽管中医学在其形成和历史发展过程中，曾经受到过优秀中国文化中，各种各样哲学、逻辑学、儒学、与道学的中和思想、诸子百家中法家法规思想、兵家的奇正思想等各家学说思想的影响，才形成了自己的初步理论，《内经》称此为“杂合而治”，又经过医家们临床实践的筛选提炼，最终成为一整套既独特、又系统的中医理论。在这个理论体系的指导下，不同历史时期的医家们，也根据自己所学的师承和亲身临床实践施用技能及诊疗思维的体会，总结升华，甚至产生了不同的学术流派，各有其主，别有所尚。历朝历代医家审视疾病的视角、眼光，转化病变伤痛的用药技能、技巧、术式均有差异，但几乎万变不离其宗的是，由古代医家先贤开启、被后世医家认可传承的中医理论认知与临床实践技能诊疗思维，尤其是道家主张的哲学思想，即一切都遵循、顺应、依从大自然周期发展的基本规律，来观察、探寻、确证人类疾病发生、伤病转化、疾病诊断、疾病治疗的基本规律的认识论和方法论。并且把这些规律抽象化地应用于中医理论体系建构，

也具体物化应用于中医临床实践理法方药、针灸按摩等技能和诊疗思维中，从而治愈病人、预防疾病、养生康复、保障人类健康、族群繁衍生息。这就是中医学思想中最初始、最基本、最核心的真谛。依照这个中医学思想所形成的中医理论认知与临床实践技能诊疗思维，也是它们历久弥新，至今仍在救死扶伤、治病救人、繁衍生息的医疗卫生、养生保健中，能够发挥积极促进作用的最大成功之处。

中医学理论体系的精华，是它筑基于《内经》，定鼎于《伤寒论》，发展于后世的治疗思想。但使它形成的医家的主观需求和客观基础是临床实践。这种实践历史久远，包括人类自己对伤病救治的本能，医家们在漫长的与疾病斗争中，也积累了丰富的临床实践诊疗经验，不断地加深对疾病发生、发展及转化规律的认知，并发明了许多新疗法。这才使临床实践中这些丰富的诊疗经验升华为理论认知，而被后人的临床实践验证和认可。从这里，我们就可以清楚地认识到，以阴阳、四时、五行、气为核心的“自然天道观”，给予中国医学的形成和发展带来的深远影响是：医学从此与巫医巫术决裂，抛弃神鬼迷信、祝由占卜、画符念咒布道、迎神请仙、驱鬼除魔降妖之类的“治病”方法，而步入以唯物论为基础的临床实践客观观察，以四时阴阳五行气与脏腑传变转化为核心的中医理论构架阶段，将自然规律与医学规律融合起来，在中医理论认知与临床实践技能诊疗思维中，使医家诊疗思维的辨证论治在技能、技术、技艺与技巧等几个要素，在医术层面上都有机地辩证统一地结合在一起，有了唯物的科学内核与辩证思维的合理内核，一下子把传统中医学提升到一个高级层次。同时也表明，在中医理论认知与临床实践技能诊疗思维中，医家对疾病病证的认识是至关重要的，这是因为中医学认为病证才是人体生态与病态所处的真实状态。而为了在临床实践诊疗思维中，正确地确证人体这个状态，中医践行的辩证逻辑的思维方法，正是医家在中医理论认知与临床实践技能诊疗思维中，对疾病病证认识的津逮。津在古医籍中的词义，乃渡口、过渡、桥梁、传授等，中医也用其专指唾液、皮肤润泽，也有满溢、太过、水湿之意，等等。而津逮则意为：经渡口过河而到达目的地。我们在这里，将中医理论认知与临床实践技能诊疗思维中，辩证逻辑思维方法的归纳和演绎视为认识中医疾病病证发生、发展及客观规律之津逮，就借喻了津在古医籍中的词义，如过渡、桥梁、传授，通过它到达目的地之义。而津逮则本义为经渡口过河而到达目的地，正好说明辩证逻辑思维方法的归纳和演绎，来认识中医疾病病证发生、发展及客观规律，是一个从临床观察到的病变事实中，科学合理地作出辨证论治的正确结论，从而采取确实有效的医治措施使患者减轻病痛、舒解病态，向恢复健康平和的治疗目标转化。

下面，我们将前文中的论述综合起来，就中医理论认知与临床实践技能诊疗思维中，运用辩证逻辑归纳和演绎的科学思维方法，在中医疾病病证的认识中的地位、作用和意义，谈一些我们粗浅的心得和体会，以敬请各位读者批评指正，并不吝赐教。

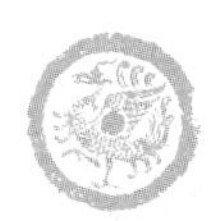

第一节　疾病病证诊察之津涉

——归纳和演绎在认识中医疾病病证中的地位

众所周知，原始医学思维是在人类患病后“求治愈欲”的思想支配下的主动行为。那时的人们在生产劳动、狩猎、生活时，对他们自己可能亲身经受的各类外伤中疼痛、对痈肿、齿槽脓肿所致跳痛的认识过程；给不同部位、不同性质疼痛命名过程；给伤口中内在外向流动的红色血液的命名为“流血”等都是在直观思维中感知和命名的。对于疾病缠身患者的审视过程，也都是采用直观方法主动注意与观察自己身边，与疾病状态发生发展相关的各种自然现象及生理现象的。如果人类单凭直观思维认识疾病，那么人类就无法用自己的智力和体能去改变、改正、改善疾病状况。远古的医家们，由于在直观下感知疾病，在直观下将感知的疾病知识积累起来，又在直观下将感知记忆而积累起来的疾病知识进行分类、比较，在比较中通过自己头脑的思考获得新的领悟，这就是远古医家直观思维的全过程。假如他们对疾病诊疗的原始思维仅停留于

“领悟”，而不在“领悟”的基础上做进一步的推理判断思维，那么医学家的诊疗思维就会停顿下来，因此，中医学构建上的知识体系就不可能向前发展。事实上，我们从他们在直观下将感知记忆而积累起来的疾病知识进行分类、比较中，就可以看到归纳这个逻辑思维方法的影子，并且从他们在比较中通过自己头脑的思考获取了新的领悟中，也可以看到演绎这个逻辑思维方法的影子，而且这两种逻辑思维方法彼此之间如影随形着，不可分隔，相映成辉。

由于医家们在中医理论认知与临床实践技能诊疗思维上，所亲身经历的临床实践患者病变、病种及对其诊疗思维的过程不同，所经历的同一疾病患者病变的发展也不同，所积累的原始医学知识的数量、内容更不同，所掌握的原始医学知识的层次亦不同，因此他们进入合理运用归纳法和演绎的时限就有差异。但由于历史的原因及中医学发展的独特性，中医理论认知与临床实践技能诊疗思维的形成，是原始社会医家先贤们所创造的丰富的中医文化内涵的集中体现。它反映了古代医家们的推理判断思维能力是很强的。古代医家们的推理判断思维能力在原始医疗实践中的表现，只有采用归纳法和演绎法解释，才能够为我们提供有力的证据。比如说，在传统中医理论认知中，“心之官则思”早已被视为一般性的普遍真理，后来医家以它演绎出临床实践诊疗思维许多辨证论治的技能。至少在殷商时期，人们对心的解剖部位早有“目染”，在反复的“目染”中，对心生理功能也开展了推导。当不同时代的人们对人体心脏进行了有目的的反复解剖后，才在解剖实践对心脏本体的反复观察归纳中，基本上摸清了心脏内外的解剖结构特征。书中记载商纣王“吾闻圣人心有七窍”的分析，也表明那时的人们已将人的思维功能赋予心脏了。这种“赋予”没有什么实验做依据，完全是建立在“人有思维能力，心脏有搏动；当心脏停止搏动，人的思维能力也停止。”基础之上的。从思维方法讲，通过人自身对心与思维相关性的演绎，纯属推理判断。因此我们说推理判断是构建创建中医学的一个重要思维方法。而归纳法和演绎法，就是古代医家们在中医理论认知与临床实践技能诊疗思维中，经常会运用到的推理判断思维的能力之一。

值得人们关注的是，远古中华民族的先祖们就养成了对未知事物穷追到底的精神。这种格物致知、穷究精神的学术思想，也支配了医学家们的言行，在认识疾病、诊治伤病的临床实践中，养成了对人体疾病的病因、发病、病机（疾病发生、发展、变化的机理）这三者之间密不可分、相互关联的关系格物致知与穷究精神。用格致与穷究精神来考察古代中医基础理论的形成，不难看出，是格致与穷究精神支配着古代医家们，抓住人体调节理论不放，不断地归纳、演绎；再归纳、再演绎，进行了千百年坚持不懈地追根寻源，创造了独具中国医学特色的脏腑、经脉调节理论。中医的人体——经脉调节理论，恰恰源于殷商末期人们对心脏的生理功能及连系在心脏底部几条大经脉的认识。到春秋齐景公时，便有了“心有四支，故心得佚焉”之说（晏子春秋[M]. 北京：中华书局，1962）；春秋人将四经调节理论继续发展，归纳了新的临床实践经验事实，用其丰富了经脉主病内容，发展为十脉及指导灸疗的十一经脉理论（马王堆汉墓帛书整理小组编. 五十二病方［M］. 北京：北京文物出版社，1979）；两汉时期的医学家们又借天文、历法中的周而复始理论演绎完善着经脉学说，借自然界的十二条江河水系，演绎并发展为“循环往复、如环无端”的十二经脉理论。在十二经脉理论完成后，医学家们又采用归纳法和演绎法，结合临床实践经验事实，取自然界的风寒可使水结冰之象，类比于经脉中流动的血液进行推导，从此经脉理论与风寒结合，演绎派生出风寒致病理论及“痛则不通，通则不痛”等三条疼痛理论，数千年来作为中医理论认知，指导临床实践技能诊疗思维。因此我们可以说，古代医家以格致与穷究精神，运用归纳法和演绎法，促进了对人体心脏生理功能的认识，促进了人体经脉学说的生成，促进了中医理论认知的深化、发展与形成。

我们的古代医家在以格致与穷究精神，对人类疾病进行观察和探究时，也注意到了人类疾病的产生，与风雨寒暑及春夏秋冬四季交替的生活环境有着密切的关系。他们通过对临床实践诊疗疾病经验事实的归纳，领悟到疾病发生、发展、变化的过程，有许许多多自然生态环境中相对对立事物作为影响因素而存在着，也观察到疾病发生、发展、变化过程

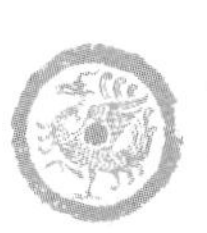

的本身，也有许许多多相互对立状态时时发生着，并由此逐步形成了一些中医特有的相对对立概念。古代医家在对临床实践诊疗思维审视疾病状态直观认识的过程中，建立起来的这些相对对立概念，后来发展为辩证思维。将辩证思维引入中医学首见于《周易·噬嗑》："噬肤灭鼻，剩刚也。"《左传·僖公十五年》："阴血周作、张脉愤兴、外强中干"，以及秦医和的六气致病理论等，都是医家先辈们采用辩证思维医理的尝试。在仓公25例诊籍及八问中，仓公熟练地利用阴阳学说解释了许多生理病理现象，使阴阳学说成为传统中医基础理论中的重要组成部分。世人一般认为仓公诊籍早于《内经》，是因为自司马迁以后没有被他人更改、修饰的原始医案，具有重要的医史学意义。从此医家在临床实践技能诊疗思维中，经过归纳所获取的经验事实开始有了中医理论认知的演绎，也使中医诊疗思维中所运用的方式和方法初次具有了辩证逻辑的科学思维方法。考古史料还证明，长沙马王堆出土的两种十一脉灸经及《五十二病方》《养生方》等许多医理的建立都充分显示出了辩证思维的能力。江陵张家山出土的《脉书》、甘肃《武威汉代医简》，无不包含着先辈医家们采用辩证思维观念建立医学理论的内容。而今本最重要的古代中医学经典著作《内经》中，用阴阳学说阐述疾病发生、发展、变化的过程及其规律，比比皆是，举不胜举，使辩证思维被发思到极致。

在《内经》中，医家著者根据自己的临床实践，运用归纳法和演绎法等辩证逻辑的思维方法所建立的阴阳平衡理论，彰显了辩证思维方法在中医理论认知与临床实践技能诊疗思维中的地位。如其所言，"阳予之正，阴谓之主"，"阴在内，阳之守也；阳在外，阴之使也"以及"阴平阳秘，精神乃治"等，成为两千余年来中医理论认知辩证思维的核心。不仅这些，《内经》中阴阳平衡理论，认为健康的人就是阴阳匀平的人，"阴阳匀平，以充其形，九候若一，命曰平人"（《素问·调经论》），"平人者不病"（《灵枢·终始》）。而且，论及人的精神状态，也是"阴阳和平之人"为最好。一旦阴阳不和、不平，就要生病："阴阳乖戾疾病乃起"（《灵枢·通天》）。因此，治疗的原则，就是要调整这种阴阳之间失恒的关系："谨察阴阳所在而调之，以平为期"（《素问·至真要大论》)。治疗就是要调整阴阳："凡刺之道，气调乃止，补阴泻阳，音气益彰。"亦应做到"知迎知随，气可令和。和气之方，必通阴阳"(《灵枢·终始》)。《内经》中这些论述，主要的并不是受外在的影响，而是从中医临床医疗实践诊疗思维中得出的实际结论。显然也是运用归纳法和演绎法等辩证逻辑的思维方法，对以前积累的医学资料和临床经验事实进行整理的结果。这使由原始相对对立概念，在中医理论认知与临床实践技能诊疗思维中，通过医家不断进行的临床经验事实的观察、积累和归纳，逐渐发展成为辩证思维，并成为建立传播中医理论的重要思辨武器。这也使中医临床实践诊疗思维，通过运用归纳法和演绎法等辩证逻辑的思维方法，开始有了科学合理的津涉（津涉意为过河的渡口。在此引申为要道、必由之路)。

在古代传统中医理论认知与临床实践技能诊疗思维中，还有一种独特的思维方式叫取象比类。取象比类就是医家在临床实践技能诊疗思维思考疾病问题中，取已知的自然万物之象或众所周知的事物类比于需要说明的疾病问题。换句话说：是医家在临床实践技能诊疗思维思考疾病问题中，运用归纳法和演绎法等辩证逻辑的思维方法，根据患者疾病所表现出来的证候表现，直接观察其病情状态，而得出是何病证的推论。这说明，取象比类为进一步认识疾病病证的本质及其发展变化趋向与规律，创造了条件。在这个过程中，取象比类是将人们普遍认知的某些事物或自然景象通过现代人们所讲的"拟态"，经过类比、推导，用于需要说明的疾病问题。在《内经》中医理论的形成中，依取象比类说明人体生理病理的论述是很多的，仅从其中之"人与天地相参说"来看，这时期的一些医家学者，正是应用了归纳法和演绎法等辩证逻辑的思维方法，不仅运用阴阳学说对某些自然物象与病变表象之间的相关性进行了探讨，揭示了自然人体自身疾病的辩证法，同时并以阴阳学说解释人体生理病理、病证病因病机，这样才能够比较完整而系统的记载和阐述古代医家诊疗思维经验与中医理论认知。

人参天地这一命题，从《内经》篇序看，首见于《素问·咳论》。该论中所云："皮毛者，肺之合也。皮毛先受邪气，邪气以从其合也。

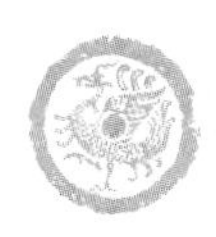

其寒饮食入胃，从肺脉上至于肺则肺寒，肺寒则外内合，邪，因客之，则为肺咳。五脏各以其时受病，非其时，各传以与之。人与天地相参，故五脏各以治时感于寒则受病，微则为咳，甚则为泄为痛。”从这一段经文前后叙述的内容分析，主要说明五脏受邪均可令人咳。五脏所致之咳，一则由肺传入，一则五脏当其治时受邪，亦可令人咳。这说明，本文所说的“人与天地相参说”，是从五脏与五时相应方面进行归纳，说明天人关系。而且这里所说的“天”，乃是指自然界的这一时空概念，绝不是精神的东西，而是用这样一种朴实的唯物概念，再通过演绎，来说明人体的生理病理现象及五脏病变相互之间转化的关系，显然是由于古代医家们在医疗实践中认识到了人与自然界之间、人体各部器官之间的普遍联系，因而采用了归纳法去整理它的成果，而且还采用了演绎法将它们直接以人体的生理病理现象为基础来建立这些联系，使之成为中医理论认知的必要组合部分。这在临床实践技能诊疗思维中，对推测病证病因病机的诊断、推论病证的治则治法、验证诊疗病证的疗效，都发挥着独特的作用。

在古人看来，取已知的天象、历法知识与人体生理、病理相参，利用“天气”和“地气”之变化规律，不但能比较合理地解释人体生理、病理现象及体内某些新陈代谢的客观规律，还可以用以诠释在身患疾病时，人体病态的本质特征及与病证之病因、病机和病候发生之间的有机联系。这就可以为临床实践辨证论治，开辟一条施用技能，启发诊疗思维的路径。古代医学家们正是通过这条运用了归纳法和演绎法等辩证逻辑的思维方法的路径，为创立传统中医理论做出了一定贡献。如“寒气入经而稽迟，泣而不行，客于脉外，则血少；客于脉中则气不通，故卒然而痛”。这则假说就是有名的“通则不痛，痛则不通”“寒邪客于脉外则脉寒，脉寒则缩踡，缩踡则外引小络，故卒然而痛”以及“风寒湿气客于分肉之间，迫切而为沫，沫得寒则聚，聚则排分肉则分裂也，分裂则痛”等秦汉时期的疼痛理论假说，都是建立在取已知的风寒导致“地冻水冰”基础之上的。疼痛理论假说的形成，就经过了古代医家们运用辩证逻辑的思维方法归纳法这条路径。在治疗方面，古代医家们亦取已知风寒知识先用归纳法进行类比："善行水者，不能往冰；善穿地者，不能凿冰；善用针者，亦不能取四厥。"强调："故行水者，必待天温，冰释，冰解，而水可行地可穿也。"进而用演绎法类比指出："人脉犹是也，治厥者，必先熨调其经，掌与腋、肘与脚、项与脊以调之。火气已通，血脉乃行。"这个推论也经过了古代医家们运用辩证逻辑的思维方法演绎法这条路径，然后再根据病情采取治疗措施。正是因为古代医家们在对疾病病证的辨证论治中，科学合理地运用辩证逻辑的思维方法归纳法和演绎法这条路径，上述医学思想在临床实践技能诊疗思维时至今仍不失色。

再如中医取"流水不腐，户枢不蠹"类比人体血气、痈病理论，也是通过运用了归纳法和演绎法等辩证逻辑的思维方法这条路径的。秦代吕不韦组织的学者们在修《吕氏春秋》时，也运用了归纳法，于《尽数》篇中取那一时期人们已经观察透彻的自然现象，"流水不腐"及"户枢不蠹"是因为"流水"和"户枢"长期处于运动的原因。人们将这两种自然现象类比于人体生理和病理，指出："形气亦然，形不动则精不流，精不流则气，郁处头则为肿为风……""流水不腐"及"户枢不蠹"等自然现象，帮助人们深刻地认识到"形不动则精不流"是痈病产生的根本原因。"形不动则精不流"也成为《内经》许多篇章中论述痈病病理的重要理论。演绎出与痈病病理密切相关的痈病病因、病机，如"……营卫不行，乃发为痈疽""……邪溢气壅，脉热肉败，荣卫不行，必将为脓""寒邪客于经（脉）络之中则血泣，血泣则不通，不通则卫气归之，不得反复，故痈肿"，如此论述还是通过运用了归纳法和演绎法等辩证逻辑的思维方法这条路径的。通过归纳法，取"流水不腐，户枢不蠹，动也"之自然现象类比于气血，再用演绎法推导出这一生理现象及病理过程，指导了秦、汉中医理论的发展。也充分说明了归纳和演绎在中医疾病病证的认识中的地位，正是作为疾病病证诊察的津涉，它们能够帮助医家们在中医理论认知与临床实践技能诊疗思维中，找到对疾病病证的病因、病机与病候进行科学合理的辨证论治的路径，从而为医家们临床实践技能诊疗思维对疾病病证的认识打下坚实的医术

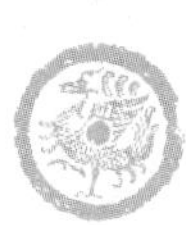

基础。

故《诸病源候论》序中说："人之生也，陶六气之和，而过则为沴；医之作也，求百病之本，而善则能全。"所以我们思考，在中医理论认知与临床实践技能诊疗思维中，临床经验事实得到，因其更多地受益于辩证逻辑的思维方法，如"归纳法"和"演绎推理法"等逻辑思维方法，而成为历史上中医对疾病病证认识的根本柱石和阶梯。那归纳法和演绎法等辩证逻辑的思维方法作为医家们认识疾病病证的津涉，就是医家们对疾病病证辨证论治时，能够科学合理逻辑思维路径的遵循、践行和保证。归纳法使医家临床实践经验事实明晰集中，易于排除辨证论治时或然性和偶然性的病例，使对于此类病变事实的解释比较容易明朗化，比较容易趋于真实的疾病原貌和本质特征。而由此获得的大前提、小前提，遂使医家们能够据此演绎，推理出一个可能出现（或必然出现）而尚未出现的疾病病变事实（或接近病变事实的结论）来。这就大大提高了临床实践对患者疾病观察方法、认识疾病病证技能诊疗及思维辨证论治的科学性、合理性和实用性。同时，还具有一定的前瞻性（预测）。中医的大部分医家、大部分时间，无论从历史长河的角度，或现今医生个人临床体验的角度来看，都是在这样临床实践经验事实中度过的。无论面对什么样的伤病，"眼见为实"是医家临床实践技能诊疗思维辨证论治时主要的标杆。"实践是检验真理的唯一标准"，这对中医理论认知与临床实践技能诊疗思维来说，也是十分适用的。对于大部分医家来说，"临床实践"就是从宏观或直观的方法得到的诊疗经验事实。而所谓"事实证明""经验证明"从另一个意义上来说，就是指"临床实践证明"。

因此，我们认为，在中医理论认知与临床实践技能诊疗思维中，以归纳法和演绎法等辩证逻辑的思维方法作为医家们认识疾病病证的津涉，这个必由之路为医家们具有科学合理逻辑思维的能力，不断提高医家自己医术水平和安全确切疗效指明了前行的目标和方向。所以，在《诸病源候论》序中还说："诚术艺之楷模，而诊察之津涉。监署课试，固常用此。"巢元方真是做到了这一点。

第二节　疾病病证诊治之津梁

——归纳和演绎在认识中医疾病病证中的作用

《诸病源候论》序中所说：“会粹群说，沉研精理，形脉治证，罔不该集。”这段话恰如其分地阐释了《诸病源候论》运用辩证逻辑的思维方法归纳法——“会粹群说”和演绎法——“沉研精理”，在中医疾病病证的认识中的作用，即以其为中医理论认知与临床实践技能诊疗思维辨证论治的津径（津径比喻为：学的门径）。

一、在对疾病病名证候的归纳中求真

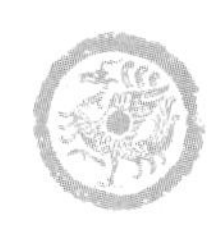

巢元方病因证候学专著《诸病源候论》，将在《内经》时代即已基本形成的中医病源理论加以规范和运用，这使中医理论认知与临床实践技能诊疗思维，开始关注一个一个病证的研究探讨，通过对病名证候求真，从而对各种具体疾病有了真正直观的精彩描述。在书中对疾病病名证候的认识，却是运用了辩证逻辑归纳的思维方法进行的。应该说，以巢元方为代表的隋、唐时代医家，在疾病观与方法论方面的进步，是将此时疾病认识与研究的指导思想从概括走向具体、从笼统走向细致、从疾病的大致分类到逐一病证的具体探讨。进一步说，这时的医家，从先前医家对疾病的认识早期倾向于哲学的类推，向临床实践的感知转变。他们开始普遍坚持从临床实践中不断总结诊疗经验，经诊疗思维的提炼来反映人体疾病中生理、病理、诊断和治疗的本质和规律。再经辨证论治的推论和治疗结果的效验，使这一时期的医家，主要的中医理论认知与临床实践技能诊疗思维，表现出以唯物论和辩证法为主体的疾病观。

中医病源理论，随着巢元方病因证候学专著《诸病源候论》的撰成，成为中医理论体系中的一个组成部分，虽然它本身所关注的问题属于中医基础理论范畴，但却是架设在中医基础理论认知与临床实践技能

诊疗思维之间的一座桥梁，而且对临床实践技能诊疗思维辨证论治具有直接指导作用。从这个角度看《诸病源候论》对疾病病名证候的认识，就可以清楚地看到，巢元方是通过对病人患病过程、临床证候表现的直接观察，并结合患者生理、体质、情志、起居、接触以及身旁生态环境变化等，运用了辩证逻辑思维方法的归纳法和演绎法，类比推理，综合分析，总结出来的，而且还经过长期反复地临床疗效验证。《诸病源候论》中，十分注重一个病一个病分别探索临床证候，这显然比前代医家一证多病的论述有了重要的进步。运用辩证逻辑思维方法的归纳法求真，对于深入研究不同疾病的临床表现、诊断及鉴别等创造了有利的条件。这就促进了对各种疾病分别进行细致的观察，以便将患者临床病候表现归纳为某病某病证，再通过演绎推导辨识出这个患者所发生病证的真实病因、病机，从而在“名实相符”后，确定治则治法、处方用药，帮助患者向平和康复转化。

我们从《诸病源候论》中看到，在对各种疾病一个个病证阐述过程中，最先看到的总是该病的一般症状和特殊证候，进而探究其病因、病机、治则治法等。在对疾病病名证候的归纳中，由一般到特殊，由现象到本质，来探求该病证真实的病因、病机，又在演绎中，推论病证的本质特征，这样才能确定正确适当的治则治法，从而产生良好的疗效。为了做到这一点，巢元方《诸病源候论》十分重视疾病临床观察，即重视利用医家自己的五官感觉来认识与辨别疾病，所以书中可以体现出非常细致而且相当准确的临床观察；同时，在《诸病源候论》中对疾病症状证候作了客观而细致深入的描述，并且在一些疾病变化上有所新发现、新认识。特别是，书中在对病名证候的归纳中，注意到了将病证症状、病因、病机、病位等联系在一起进行探索，以便务求真实地演绎推论出病证病名与证候的关联，这使中医病源证候学的水平，在诊断学和治疗学层面上都达到新的高度。

例如，痢病诸候，古代医著中言“痢”往往包括各种具有腹泻症状的疾病，这与现代认知由痢疾杆菌引起急性胃肠道感染的传染病并不完全相同。隋唐以前论及下痢脓血，症状描述常较简单而笼统，读之会令人困惑。然，在隋唐医著对于痢病的特殊大便形态描述的十分具体而形象。如巢元方《诸病源候论·卷十七·痢病诸候》论述了痢病的病因、症状、预后以及兼证、变证、痢后诸证等。将痢病归纳为三类论述：一论痢病本身的分类，如水谷痢、赤白痢、赤痢、血痢、脓血痢、冷痢、热痢等；二论痢病的兼证和变证，有呕逆、心烦、口渴、口疮水肿及呕逆（蜃）病；三论痢后诸证，有谷道肿痛、生疮、瘙痒、不能食、心下逆满、水肿、虚烦等。在这些论述中，有关痢疾的一般症状大多已认识，如下痢赤白、或如烂血鸡肝、或如脓涕夹血、或白脓上带血丝如鱼脑状，并可有发热、腹痛口渴、后部疼痛重滞的症状。而本篇所论述的痢疾病，是以泻下赤白、腹痛下重为主证的，它与大便稀薄，倾泻而出的泄泻不同，更着重于肠胃本身的病变。对于痢病的成因，论中似乎承继了《灵枢·论疾诊尺篇》中所讲的“春伤于风，夏生后泄肠澼”的论点，认为营卫不足，腠理疏松，风邪留连肌肉，再遇脾胃大肠虚弱，邪气乘之而发病。论中较少提到饮食所伤对本病的关系，仅在杂痢候提到了“皆由饮食不节，冷热不调，胃气虚，故变易”一句。根据痢病病程的新久，病情的寒热，以及大便的颜色、性状等进行分类。并从病候上演绎论述了痢病的兼证、变证及痢后诸证，归纳的条理清楚、真实。演绎的推论则力求与病名证候相符。他认为痢病的不同症状表现与某种邪气侵犯人体某部位有关，“热乘于血，血渗肠内则赤也；冷气入肠，搏于肠间，津液凝滞则白也。冷热相交，故赤白相杂。”因此，临床观察诊疗思维的重点是粪便的性状与颜色，其分类以此为重要依据，如前所述水谷痢、赤白痢、赤痢、血痢、脓血痢、冷痢、热痢等，这就为后世人们对“赤热白冷”的痢病病名证候的认识，奠定了坚实的基础。而连接此病证中医理论认知与此病证临床实践技能诊疗思维的津径，就有辩证逻辑思维方法的归纳法。

又如消渴，这一病名在古代中医文献出现是很早的。消渴，出自《内经》，《伤寒论》《金匮要略》等医著中都有论述，以多饮、多食、多尿症状为特点，根据病机、症状和病情发展阶段不同，有上消、中消、下消之分。消渴，既属于杂病中的一个病，也属于热病过程中的一个证。

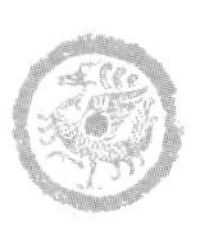

因此，对它在临床实践技能诊疗思维时病名证候的鉴别认识，就显得极为重要。巢元方《诸病源候论·卷五·消渴病诸候》讲“夫消渴者，渴不止，不小便是也”，表明消渴病主要症状是“渴不止，不小便”，这是消渴病的一个主要证候。作为杂病中的一个病，巢元方将消渴病的病因，责之少壮时，内服五石散一类散石药，以致热积在体内，“结于肾中，使人下焦虚热”。到了年老时血气衰少，因而发病。由于在《诸病源候论》成书年代，正是六朝炼丹术盛行之时，服用五石散、寒食散一类石药的风气很盛，后遗症亦多，因此本书对消渴、渴利、内消、强中等候的论述，都指出与服用五石有关。本候指出消渴的另一个原因，是由于平日多吃了甜味美食、膏粱厚味，或肥腻的食物，而成“脾瘅”，发展亦为消渴。此外，还论及消渴病的并发症痈疽。其原因是由于石药热气留滞于经络，血气壅滞不通，热毒的熏蒸而致。本候末段“厥阴之病，消渴重……”则是源于《伤寒论》与《金匮要略》消渴小便不利淋病篇，这里讲的“消渴重”，是指口渴而言。即厥阴病的一个症状，和消渴病不同，应加以区别。如此说来，消渴病的病名证候在归纳法和演绎法的推论下，就和厥阴病的症状有了根本的区别。而且消渴病在《金匮要略》中，并没有分证，至《诸病源候论》本卷，却被分为消渴、渴利、内消三个证候。至于分证内容，与其对消渴病名证候的认识有很大关系，消渴候，“夫消渴者，渴不止，不小便是也”。渴利候，“渴利者，随饮随小便故也”渴病候，“夫渴数饮，……因利虚故也。诊其脉，心脉滑甚，为善饮”；内消候，“内消病者，不渴而小便多是也”。三个证候，揭示了消渴三个不同的病变，证候不同病名有别，据此，医家就能分辨出，并得到导致消渴病发生的真实本质。可见，这种辨证求因，“荟粹群说”是运用了归纳法这个辩证逻辑的思维方法的。采用这种方法，医家就可以在临床实践技能诊疗思维实际操作辨证论治时，通过归纳观察病人的证候特征，推论出患者所患疾病病证的病名及其病因、病机，从而为确定治则治法，帮助病人病变转归走上向愈的路径，并为取得良好的疗效奠定坚实的基础。

在对疾病病名证候的认识中求真，归纳法作为启迪中医理论认知与临床实践技能诊疗思维医智的津梁，由此可见一斑。

二、在对疾病病因病机的演绎中求实

然，在对疾病病证的辨证论治中，并不是只有归纳法，才是启迪中医理论认知与临床实践技能诊疗思维医智的津梁，我们看到，另一个辩证逻辑思维方法之演绎法同样发挥着不可或缺的重要作用。这是因为针对不同疾病及同类疾病中不同病证的鉴别，归纳观察疾病病证的外在证候与推论病证实际病因、病机、病位等的内在联系，需要运用到另一种辩证逻辑思维方法的演绎法，去作出科学合理、准确无误的推论。依据这样的推论，才能确认病证的病因病机，乃至病位，也才能确定恰当的治则治法，才有可能帮助患者摆脱病痛，走上转归康复的路径。

特别引起我们关注的是，巢元方《诸病源候论》已经注意到了在研究疾病客观症状的同时，也探究明确疾病表现出来的证候与病证病源，如病因、病机及内在脏腑的关系，也就是历来在中医学中不太注重的病位问题。这些实际问题受到了重视，这样才能更好地指导疾病的治疗。而其在书中论述与这些与病源相关的实际问题，用的主要是辩证逻辑思维方法之演绎法。

如泌尿系结石，《诸病源候论》名其为“石淋”，认为石淋的原因是“肾主水，水结则化为石，故肾客沙石”。当在《卷四十・妇人杂病诸候四・一〇〇、石淋候》中论及妇女石淋时，指出：“淋而出石，细者如麻如豆，大者亦有结如皂荚核状者，发则塞痛闷绝，石出乃歇。”这里论述的石淋候，对其发病时的症状，以及结石的大小、形状，描述得更为具体，甚是贴切求实。而在其前面一条《淋候》篇中，曾运用中医理论认知的脏腑学说，讲到：“淋者，肾虚而膀胱热也，膀胱与肾为表里，俱主水，行于胞者，为小便也。脏腑不调，为邪所乘，肾虚则小便数，膀胱热则小便涩。其状，小便痛疼涩数，淋沥不宣，故谓之淋也。”将这前后两条结合起来看，则淋病之实在的病因病机更为全面。而且，巢氏在《诸病源候论・卷十四・淋病诸候・诸淋候》中所论淋病诸候共同

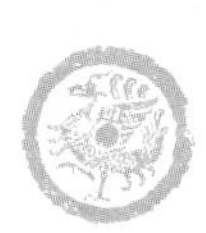

病因病机的内容与之基本相同。而在《诸病源候论·卷十四·淋病诸候·石淋候》中论其发作症状时又指出："小便则茎里痛，尿不能卒出""沙石从小便道出，甚者塞痛令闷绝"。对症状的描述如此细致而形象。又指出此类病证之病机为"水结则化为石"，这与现代医学认为泌尿系结石是由于尿内成分结集而成石的结论颇相一致。尽管医家在临床实践诊疗淋病石淋候病证时，可以看见到的症状是膀胱里急，有沙石从小便道排出，但其病位则指出为肾，是"肾客沙石"，这是他将症状、病因、病机、病位联系在一起进行探索的一个病证。不能不说古代医家论述淋病证候与病因病机病位的这些推论，是在临床实践技能诊疗思维中，运用了辩证逻辑思维方法之演绎法而得出来的实际结论。演绎法在这里所起到的作用就是中医理论认知的医学学说与临床实践技能诊疗思维之间的津梁。

无独有偶，在《诸病源候论·卷十五·五脏六腑病诸候》篇中，也是运用了演绎法来论述五脏病候和六腑病候。其中五脏病候从其内容看，第一论藏象，第二论五脏虚实病，第三论病情的间甚死生时日，第四论五脏的平、病、死、真脏脉及当王、生克脉等。这其中藏象、间甚补泻和脉象，规律性较强，也不失运用演绎法进行的推论。这里的五脏虚实证，在《素问》《灵枢》等医著中，大都是从脏腑经络解释的，然医家在临床实践技能诊疗思维时，多联系病因、病机并结合病位分析，这更需要辩证逻辑思维方法之演绎法作为津梁。书中本篇所论六腑病候，行文虽较五脏病候简略，可能是脏腑互为表里，五脏病候已论述的缘故。但其所论六腑病候的重点在于纳化传导，泌别清浊。这同样运用了辩证逻辑思维方法之演绎法作为津梁。如其在十、膀胱病候中说："五谷五味之津液悉归于膀胱，气化分入血脉，以成骨髓也。而津液之余者，入胞则为小便。"这种论述，是《素问·灵兰秘典论》篇中所述"膀胱者，州都之官，津液藏焉，气化则能出矣"的进一步阐发，对气化功能，讲得更为具体。而在医家临床实践技能诊疗思维时，通过运用辩证逻辑思维方法之演绎法作津梁，对所患病证证候客观实际的临证观察，再推论与病证相关的要素，这样得到的病因、病机、病位等结论，会更真实、更准确，以此确定的治则治法也会更适当、更实用，疗效也会更实在。

为什么我们会得出这个结论？其实答案就在今天的中医教科书里。体现着生命的对立统一观、生命的运动变化观和人与自然的统一整体观之“四时五脏阴阳”理论，是《内经》中医理论体系的核心内容。“四时五脏阴阳”理论，也贯穿在整个病因、病机学说中，成为病因病机学说的理论基础。如《素问·阴阳应象大论》就说：“天有四时五行，以生长收藏，以生寒暑燥湿风；人有五脏化五气，以生喜怒悲忧恐。”又说：“喜怒伤气，寒暑伤形”。这里的“喜怒”，概括了人体各种情志活动；“寒暑”，概括了自然界的六淫邪气。

可想而知，《内经》中医理论在唯物生命观的思想指导下，否定了鬼神致病的迷信观念，在人与自然协调和形神统一观念的基础上，认识到人体外在自然天地气候的反常变化和内在情志过度异常活动的刺激，以及人体生态活动无序、饮食失节、劳倦过度，是导致疾病发生的两大重要因素。由于这两类致病因素内外来源不同，因而将其分为阴阳两类。如《素问·调经论》说：“夫邪之生也，或生于阴，或生于阳。其生于阳者，得之风雨寒暑；其生于阴者，得之饮食居处，阴阳喜怒。”正因为病有从内、从外的不同，因而将疾病归纳为外感病和内伤病两类。所以，四时气候的异常变化，人体情志的过度刺激，在某种情况下，就能成为致病因素。“四时五脏阴阳”理论认为，自然界和人体内五脏系统是“收受”和“通应”的，所以，“喜怒伤气，寒暑伤形”的发病，是分别伤害了五脏。正如《素问·生气通天论》说：“四时之气，更伤五脏。”而四时气候反常所形成的六淫之邪外入与七情太过、饮食起居失常、劳伤所造成的病由内生，其病变性质各异，其致病特点及其临床表现也各不相同。由此构成的《内经》中医病因学说，就是研究致病的因素及其性质、致病特点和临床表现的理论。

在临床实践技能诊疗思维中，医家往往就根据临床观察到的致病特点和症状表现来辨别病因，使之成为医家临床实践诊疗思维辨证论治的主要依据。而中医理论认知的病机学说则是研究疾病的发生及发展变化的规律、内在机理和外在表现的学说。它与中医病因学说，二者密切相关，是医家临床实践诊疗思维诊治疾病的基础。中医病机学说，是古代

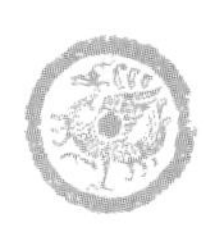

医家们在医疗实践中，通过长期的观察与体验，在对人体脏腑、经络、精气血津液等理论认知基础上，运用中医理论认知的各种医学学说进行分析归纳后，总结出来的。其中也贯穿着“四时五脏阴阳”理论的系统论思想，强调疾病的发生发展，是在致病因素的作用下，人体内五脏各系统、各层次结构功能活动异常变化的整体反映。而在《素问·调经论》有曰：“帝曰：人有精、气、津液，四支、九窍、五脏、十六部、三百六十五节，乃生百病。百病之生，皆有虚实。今夫子乃言有余有五，不足亦有五，何以生之乎？岐伯曰：皆生于五脏也。”这就把错综复杂的疾病发生机理，统归于五脏系统的功能失调，并且认为在诊疗疾病的思维过程中，要认识到五脏各系统之间，系统结构的各层次、各要素之间，是相互作用、相互影响的，因而导致了疾病的复杂变化和不同转归。如风寒湿邪引起的肌、骨、筋、脉的痹证，侵入所属的五脏，即形成五脏痹证。又如《素问·玉机真藏论》说：“五脏受气于其所生，传之于其所胜，气舍于其所生，死于其所不胜。”这说明五脏病变，可以相互传变，并有一定的规律所循。这正是“四时五脏阴阳”理论在病机学说中的具体体现。而为了将这个理论实际应用在医家临床实践技能诊疗思维中，就可以也必需运用辩证逻辑思维方法的演绎法这个启迪医家医智的津梁。

我们再来看看《诸病源候论·卷一·风病诸候上》是如何论述由风寒湿邪引起的肌、骨、筋、脉的痹证，以及侵入所属的五脏，形成的五脏痹证。在《二十、风痹候》篇中，就开宗明义地指出：“痹者，风寒湿三气杂至，合而成痹。”它的症状是：“其状，肌肉顽厚，或疼痛。”患病内在的机理为：“由人体虚，腠理开，故受风邪也。”致病邪气是“风寒湿三气杂至”，又有人体正气为“虚”，如此论述，将风痹候的病源交代得清清楚楚。随之又说：“病在阳曰风，病在阴曰痹，阴阳俱病曰风痹。”阴、阳，在这里指皮肤、筋骨。这句话说的是，病在皮肤称为“风”，病在筋骨称为“痹”，皮肤、筋骨都受病的，称为“风痹”。《灵枢·寿夭刚柔》有言：“内合于五脏六腑，外合于筋骨皮肤。是故内有阴阳，外亦有阴阳。在内者，五脏为阴，六腑为阳；在外者，筋骨为阴，皮肤为阳。……故曰，病在阳者名曰风，病在阴者名曰痹，阴阳俱病名曰风痹。”巢元方之论直接取自于《内经》中医理论认知的“四时五脏阴阳”理论。他把风痹候的病名与病位之间的关系讲得既具体又明白，而所运用的思维方法就是辩证逻辑思维方法的演绎法。接下来，巢元方再以“四时五脏阴阳”理论为依据，进一步运用辩证逻辑思维方法的演绎法，叙述了“风寒湿三气杂至”，引起的肌、骨、筋、脉的痹证，以及侵入人体内所属的五脏，形成的五脏痹证。“其以春遇痹者为筋痹，则筋屈。筋痹不已，又遇邪者，则移入肝。其状，夜卧则惊，饮多，小便数。夏遇痹者为脉痹，则血凝不流，令人萎黄。脉痹不已，又遇邪者，则移入心。其状，心下鼓，气暴上，逆喘不通，嗌干，喜噫。长夏遇痹为肌痹。肌痹不已，复遇邪者，则移入脾。其状，四肢懈惰，发咳呕汁。秋遇痹者为皮痹，则皮肤无所知。皮痹不已，又遇邪者，则移入于肺。其状，气奔痛。冬遇痹者为骨痹，则骨重不可举，不随而痛。骨痹不已，又遇邪者，则移入于肾。其状喜胀。”这段描述五脏痹证的论述，虽言简意赅，却也清晰地表明巢元方是依据着“四时五脏阴阳”理论为基础，将五脏痹证的症状、病因、病机、病位联系在一起进行探索，而这样一种诊疗思维的推论过程，显而易见是运用了辩证逻辑思维方法的演绎法作为津梁进行的。然，致病邪气侵入人体的季节不同、侵犯机体的病位各异，导致病变的症状、内在机理也就有所差别。为了医家在临床实践技能诊疗思维中，通过四诊合参，将五脏痹证的症状、病因、病机、病位联系在一起分析研究，在对患者疾病病证进行辨证论治时，就可以运用辩证逻辑思维方法的演绎法作津梁，得到真实可信的推论。

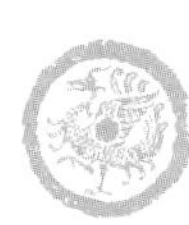

三、通过归纳和演绎的辨证统一，在对疾病病证的认识中求是

巢元方在《诸病源候论》中对疾病病证的认识，是承继了前代医家的。他书中所言各种各样疾病诸候其实就是证候。应该说，辨证论治作为中医临床实践技能诊疗思维的操作系统，在诊病的视角、思维方式方法都独具特色。从中医临床实践技能的形成和中国古代传统的思维方式

方法、哲学观念看，中医在临床实践技能诊疗思维中，发展和形成辨证论治受到过多种因素的影响和制约。如，中国古代先民“贵时”，中医学将人生命存在的生老病死视为一个过程，也非常重视人体的时序性，因此，不仅将人的生长看成一个自然的过程，而且将人体疾病的发生发展及转归也视为一个自然的过程。而病证就是疾病过程中人体的某种功能状态或者说病变转化中的某个阶段。

证作为证候的简称，它概括了那些与病人病变密切相关的症状、体征，如《素问·至真要大论》说：“病有远近，证有中外”、《难经·十六难》之“是其病，有内外证”。《伤寒论》中将“脉”与“证”合称。陶弘景在《肘后方·序》中始提出“证候”一词，以“候”字突出证的时间要素。疾病万变，故证候就是患病时人体的功能状态，乃凭证、验证之意，辨证论治就是为了这个状态的确定和转化而求是，此是其一。中医临床实践技能诊疗思维主要以“证”的形式描述疾病。在证候中，症状与体征的出现虽受多种要素随机影响，但也有其内在联系和固有客观规律。医家遇到疑难除了参照前人经验，也要根据临床事实凭借自己个人的学识、智能进行悟性思维，即“医者意也”来答疑释惑。医家们通常是把有共同病机、经常会一起出现的症状和体征组成的、有相时独立存在意义的证候群称为证型、某某证，也就是病证的具体名称。病证之证型有可重复性，也可出现在多种疾病发展过程中。在一个疾病发生发展的过程中，可以先后或同时由不同证型组成。证候除表现为相对独立而稳定的证型之外，尚有层次性。如《伤寒论》六经病下的证候多有三级分类，这些分类辨证的目的依然是为了更准确地求是。此是其二。古代医家把临床经验升华为中医理论认知时，系以古代哲学为架构来归纳和综合。例如，《内经》用阴阳五行、气一元论，《伤寒论》用六经，也有太极、术数、易经等内容。然，对于运用“四时五脏阴阳”、藏象学说、经络学说等，开展的中医临床实践技能诊疗思维，也采用了辩证逻辑这个中国古代学者们的主导思维方式方法，从《周易》的“辨物证言”到《孙子兵法》的“以正合，以奇胜”，都非常强调“善乎明辨”，因此在中医临床实践技能诊疗思维中，也形成了以辩证逻辑为思维方式主体的辨证论治。其根本目的仍是求是。辨证就是认识和辨别证候，除要知道证候的属性（阴阳、表里、寒热、虚实）外，主要是对证型进行模式识别，即把面前病人的证候和医家自己所学过、所掌握的前人经验、文献经典上记载的证型，相相面“对号入座”。通过归纳和演绎辩证统一的辨证论治来求是，是因为对疾病病证的认识，必须对患者所患疾病病证进行“模式识别”。

例如，《诸病源候论》所述各种疾病诸候的形式内容就表明，各种疾病的诸候多可以视之为“证”。病证，包括了“病”和“证”两个概念。“病”，即书中所说的各种各科疾病，每一种疾病的发生、发展、变化及其症状表现，都有一定的特有的规律性，如黄病、淋病、痢病、疟病等，都各有特质。“证”，即证候。是指疾病在发展转化过程中不同阶段、不同机变的病理概括，包括了病位、病变性质以及邪正关系等，它反映出疾病发展转化过程中某一阶段病理变化的本质。在《诸病源候论》的论述中，病证，还包含了两个特定的概念：一是症状，这些症状乃是患者自诉异常的主观感觉和医家在四诊合参检查病人时所发现的各种体征异常的变化，如发热、咳嗽、心痛、水肿等等。一是指以某一症状为主的疾病，如虚劳病、气病、疝病、咳嗽病、瘘病等。由于证是疾病（包括以症状为病名）发展不同阶段、不同机变的病理概括，因此，病和证又是辩证统一的，这样临床实践技能诊疗思维时，论述病证辩证逻辑的思维方法也应是辩证统一的。由此而来，一般中医教科书都定义，病证，是在一定条件下，致病因素作用于机体，引起人体功能失常后有一定表现形式的病理过程。病证学说，则是在中医理论认知的阴阳、五行、藏象、经络、气血津液等基本理论的基础上，研究疾病的发生、发展规律以及病位、病性、正邪消长情况、临床表现，从而作为辨证论治疾病依据的一门学问。就此看来，中医临床实践技能诊疗思维辨证论治，推论病证症状、病因、病机、病位等，只有以辩证逻辑思维方法——归纳法和演绎法的辩证统一作为津梁，才能真正地对病变的本质求是，它是中医临床实践技能诊疗思维必然的选择。

又由于认识病证是以病因、病机学说作为理论基础的，这是因为病

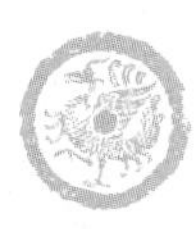

证的产生是邪正斗争过程的集中反映。人体疾病的发生与变化是错综复杂的，其发展过程又是千差万别的。但在中医看来，不外乎致病因素作用于人体和人体抗病能力这两方面相互作用的结果。《内经》中医理论认知将这两方面概括为“正气”和“邪气”。所以疾病能否发生，取决于正邪双方的斗争。这就是《内经》中所阐述“正邪相搏”的发病学观点。如《灵枢·百病始生》说：“风雨寒热，不得虚，邪不能独伤人。卒然逢急风暴雨而不病者，盖无虚，故邪不能独伤人。此必因虚邪之风，与其身形，两虚相得，乃客其形。”两虚，即指虚邪贼风和正气之虚。所以正气虚是疾病发生的决定因素，而邪气只是发生疾病的重要条件，故而《素问·遗篇·刺法论》指出：“正气存内，邪不可干”。上述“正邪相搏”的发病观点，反映出《内经》在疾病发生问题上以内因为根据，以外因为条件，外因通过内因而起致病作用的辩证法思想。“正邪相搏”，不仅是《内经》中医理论认知发病学的观点，而且它也贯穿在整个疾病发展的始终。在中医临床实践技能诊疗思维中，认为疾病的发展过程，也就是正邪相搏的过程。在疾病发展过程的不同阶段，如果正胜邪祛，则疾病向愈；如果邪盛正衰，疾病就发展、持续、恶化，甚至不归；进一步可导致正气消亡，也就是生命的终结。这种正邪相搏的疾病发展理论，也是中医临床实践技能诊疗思维，必然选择以辩证逻辑思维方法——归纳法和演绎法的辩证统一作为津梁的理论基础。

就病因来说，由于病因有从外从内的不同，因而《内经》将一切病证概括为外感病和内伤病两大类。上文讲过，外感病主要是指感受六淫之邪而发生的一类疾病，所以它的传变规律，一般多从表入里，由轻转重，最后传入五脏。所以一般是先见表证，后见里证。正如《素问·缪刺论》说：“夫邪之客于形也，必先舍于皮毛，留而不去，入舍于经脉，内连五脏，散于肠胃，阴阳俱感，五脏乃伤。”内伤病，多指由人之情志、饮食、劳伤等导致内脏系统功能紊乱，或由于机体正气虚衰，脏腑功能失调而引起的一类病证。在这个认知基础上，《内经》病证学说认为，一切疾病的发生，都是某种致病因素作用于患病机体的结果，而任何证候都是在致病因素作用于机体后，患病机体产生的病态反应。由于病因的性质和致病的特点以及人体体质的不同、抗病康复能力的差异，致病后机体产生的反应各异，所以表现出来的症状也不尽相同。在当时古代医家还不可能借助其他的方法来直接测知病因的情况下，只有通过观察感知临床病变事实，归纳和分析疾病的临床表现来推求病因，从而作为临床针对病因进行治疗的依据。这种从症状推求病因的方法，就称为“辨证求因”或“审证求因”。而我们可以看到，运用这种从症状推求病因的方法，不以辩证统一的辩证逻辑思维方法——归纳法和演绎法作为津梁，是很难在对病证的认识中，得到求是确实结论的。

历史事实表明，经过长期医疗实践活动，医家们通过诊疗思维归纳了中医临床实践的经验事实，并上升为理论认知，又经过各自临床实践技能诊疗思维的升华，再对疾病的各个症状，结合病性、病位等的归纳分析，与相应中医理论认知的医学学说比对，进行辨证论治，最后通过演绎推论出病证的病因及其影响因素、表现特征，以综合判断该病证的本质以及发展规律。这个临床实践技能诊疗思维的过程正是以辩证逻辑思维方法——归纳法和演绎法的辩证统一作为津梁，来进行的。

例如，当医家在临床实践中运用技能和诊疗思维时，看到患者表现出来重滞酸楚的症状，多属湿邪为患，这是因为湿性重浊黏滞的缘故。在《诸病源候论·卷一·风病诸候上·风湿候》原文有云：“风湿者，是风气与湿气共伤于人也。风者，八方之虚风；湿者，水湿之蒸气也。若地下湿，复少霜雪，其山水气蒸，兼值暖，腲退，人腠理开，便受风湿。其状令人懈惰，精神昏愦。若经久，亦令人四肢缓纵不随。”在其后的原文中，不仅论及“风湿痹病之状，或皮肤顽厚，或肌肉酸痛”，又一再论述说：“风寒之客肌肤，初始为痹，后伤阳经，随其虚处而停滞，与血气相搏，血气行则迟缓，使机关弛纵，故风痹而复手足不随也”，也论述说：“若伤诸阳之经，阳气行则迟缓，而机关弛纵，筋脉不收摄，故风涅痹而复身体手足不随也。”从这些原文对病证病因的论述中，我们就看到了巢元方如何运用辩证逻辑思维方法——归纳法和演绎法作为津梁，对这些多属湿邪为患之病证病因的论述，作为探求病因的主要方法，又如风证的特征为多汗恶风，这与风为阳邪，其性开泄的特

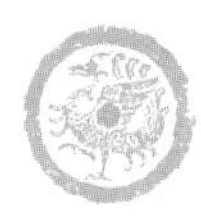

性有关。而在《诸病源候论·卷一·风病诸候上》《诸病源候论·卷二·风病诸候下》两卷共有68论，其病因都与风邪有关，是因脏腑血气先虚，正气不足，而感受风邪致病。尽管内容中，分类方法有所不同，但经过运用归纳法来认识风病病证证候与病因的关系，都抓住了其要；而通过运用演绎法来推论与风病各种病证相应的病机，也很独到。“审证求因”，运用辩证逻辑思维方法——归纳法和演绎法，可以帮助医家们在中医理论认知与临床实践技能诊疗思维时，作为启迪医智的津梁。因此，“审证求因”是中医临床实践技能诊疗思维，运用辩证逻辑思维方法——归纳法和演绎法作为津梁，探求病因的主要方法，也是中医理论认知的病因学说的重要理论原则之一。正如《诸病源候论》序中所说：“诚术艺之楷模，而诊察之津涉。”

既然中医理论认知与临床实践技能诊疗思维，都将病证视为疾病发展中的一个阶段、一种状态，而在疾病的发生发展过程中，原因和结果往往又是相互作用的，在某阶段是病变的结果（病理产物），而在另一阶段，即有可能成为病因，所以中医还认为病因与病变又互为因果。由此，在中医理论认知与临床实践技能诊疗思维中，对病因病变这种因果关系的认识，也是会运用辩证逻辑思维方法——归纳法和演绎法作为津梁来进行探求。就以瘀血为例，瘀血常是气滞或外伤等病因的结果，但这种病理产物一旦形成，又有可能成为新的病因，导致其他病变的产生，引起各种各样病证。如《灵枢·百病始生》说：“卒然多食饮，则肠满，起居不节，用力过度，则络脉伤……肠胃之络伤，则血溢于外，肠外有寒汁沫与血搏，则并合凝聚不得散而积成矣”。这是从中医理论认知这个角度，运用辩证逻辑思维方法——归纳法和演绎法作为津梁，来指出离经之血变成瘀血后，又与肠外寒凝津液结合而形成的积证病因。此外，瘀血还能影响正常血液运行而使之溢出脉外，因而造成新的出血证，如我们在《诸病源候论·卷二十七·血病诸候·吐血候》中看到：“夫吐血者，皆由大虚损及饮酒、劳损所致也。但肺者，五脏上盖也，心肝又俱主于血，上焦有邪，则伤诸脏，脏伤血下入于胃，胃得血则闷满气逆，气逆故吐血也。但吐血有三种，一曰内衄，二曰肺疽，三曰伤胃。”这段原文，首先论述了吐血病的内在原因和外部影响因素，上焦如有病邪之气瘀滞，会使诸脏之气受到伤损而出血，并瘀至胃中，使胃气受血阻，失其和降之常，这时就会发生闷满气逆，气逆上冲，便致吐血。这样在临床实践技能诊疗思维中，运用辩证逻辑思维方法——归纳法和演绎法作为津梁，也深化了医家们对诸脏气伤失血，血瘀胃内，所导致几种吐血病证病因的认识。然又指出，作为瘀血影响正常血液运行而使之溢出脉外，因而造成新的出血证之吐血，又常常会见到三种病证，第一种称为内衄，第二种称为肺疽，第三种称为伤胃。接下来，原文就对这三种病证的病因病机证候，逐一进行了分析，以示区别。如“内衄者，出血如鼻衄，但不从鼻孔出，是近心肺间津液出，还流入胃内……凝停胃里，因即满闷便吐”，而“肺疽者，言饮酒之后，毒满便吐”“伤胃者，是饮食大饱之后，胃内冷不能消化，则便烦闷，强呕吐之，所食之物与气共上冲蹶，因伤损胃口，便吐血，色鲜正赤是也”。通过运用辩证逻辑思维方法——归纳法和演绎法作为津梁，对这三种吐血病证，就能够一目了然。这便是临床实践所谓“旧血不去，新血不生”的道理，也是临床实践诊疗思维行瘀血而能止血的治法的理论依据。其余如痰、水等也是如此，这也就是中医临床实践诊疗思维，将瘀血、痰、水等归入病因的理由所在。所以，以辩证逻辑思维方法——归纳法和演绎法作为津梁，就可以清楚地昭示，这种病因病变的因果关系，是通过人体内脏腑功能失调而发生的，它是《内经》中医理论认知之病因、病机学说的特点之一。

再就病机学说来说，病证是病机的概括，更是病机的显现。而病理机变的产生与人体脏腑、经络的生理功能密切相关。如肺主气，司呼吸，外合皮毛；肺为娇脏，不耐寒热的剧烈变化。故其为病，则肺气不利，宣发失和，症见咳喘、发热等。正如《灵枢·五邪》中所说：“邪在肺，则病皮肤痛、寒热，上气喘，汗出，咳动肩背。”而巢元方在《诸病源候论》中，是如何将这个中医理论认知引用到临床实践技能与诊疗思维中的呢?《诸病源候论·卷十五·五脏六腑病诸候·肺病候》是这样论述的：“肺象金，王于秋。其脉如毛而浮，其候鼻，其声哭，其臭腥，

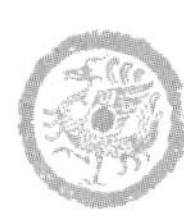

其味辛，其液涕，其养皮毛，其藏气，其色白，其神魄。手太阴其经，与大肠合；大肠为腑主表，肺为脏主里。”这些论述正是以中医理论认知的阴阳五行、脏腑、经络等医学学说来阐述肺的生理功能，为下面阐释肺病候的证候做出铺垫。随后即说：“肺气盛，为气有余，则病喘咳上气，肩背痛，汗出，尻、阴、股、膝、踹、胫、足皆痛，是为肺气之实也，则宜泻之。肺气不足，则少气不能报息，耳聋嗌干，是为肺气之虚也，则宜补之。”来说明这些肺病病证病理机变的产生与肺气虚实密切相关。其后，更以肺部脉象的变化，进一步推论出各种脉象证候与肺生理及肺病候不同阶段病理机变的相互关系，推断着肺病候病证发展的预后。而这一段论述，显然是以辩证逻辑思维方法——归纳法和演绎法作为津梁进行的。应用了这些方法，使得中医理论认知的医学学说，能够有效合理地运用到医家临床实践技能与诊疗思维中，发挥了它们独具特色优势的作用。

又如心主血脉，藏神，其为病则血脉不通，神志失常，故《灵枢·五邪》篇中有说：“邪在心，则病心痛，喜悲。”《素问·调经论》说：“神有余则笑不休，神不足则悲。”而巢元方在《诸病源候论·卷十五·五脏六腑病诸候·心病候》中，是这样论述心病的，还是先以中医理论认知的阴阳五行、脏腑、经络等来阐述心的生理功能：“心象火，王于夏。其脉如钩而洪大，其候舌，其声言，其臭焦，其味苦，其液汗，其养血，其色赤而藏神。手少阴其经也，与小肠合，小肠为腑而主表，心为脏而主里。”对心生理功能的阐述与中医理论认知一样，然归纳得更精要。对心病的病证病因及证候，则认为是：“心气盛，为神有余，则病胸内痛，胁支满，胁下痛，膺背膊腋间痛，两臂内痛，喜笑不休，是心气之实也，则宜泻之。心气不足，则胸腹大，胁下与腰背相引痛，惊悸恍惚，少颜色，舌本强，善忧悲，是为心气之虚也，则宜补之。”接下来，也以心部脉象的变化，进一步推论出各种脉象证候与心生理及心病候不同阶段病理机变的相互关系，推断了各种心病候病证脉象与病变机变相应发展的预后。中医理论认为经脉内属脏腑，外络肢节，彼此相连传化互动，为气血通行的道路。如果经脉功能异常，或阻或瘀，或虚或实，也会导致病证的发生。如《素问·缪刺论》所说："邪客于足少阴之络，令人卒心痛，暴胀，胸胁支满。"这段对心病候的论述，与上面那段对肺病候的论述，相比较起来，真是有异曲同工之妙。而它们共同的诊疗思维特征，就是通过运用辩证逻辑思维方法——归纳法和演绎法作为津梁，形象生动具体地阐明了彼此病证中的证候、病因、病机、病位乃至病变发展变化的特点，为医家们在临床实践技能与诊疗思维中，进行辨证论治开通了智能思路。

由上可见，病因、病机学说与病证的产生、发展与痊愈密切相关，是病证学说的理论基础。而在中医理论认知与临床实践技能诊疗思维中，作为辨证论治的逻辑基础，辩证逻辑思维方法的归纳法和演绎法，则是开通医家医智的津梁。

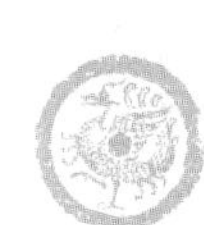

第三节 疾病病证诊疗之津要

——归纳和演绎在认识中医疾病病证中的意义

中医学的形成、不断发展以及拥有的社会地位和社会影响力，在于人类繁衍生息与生老病死与时俱进的需求，也有赖于中医自己解决与人类本体各种疾病问题的能力。虽然医术的高下需要多种多样的技能，但其中有一种很重要的能力，也就是医家的诊疗思维能力至关重要。这个诊疗思维能力受多方面因素的影响和制约，而辩证逻辑思维方法的归纳法和演绎法，就是对中医诊疗思维能力有重要影响的要素。《诸病源候论》序中说："逮今搜采，益穷元本，方论之要殚矣，师药之功备矣。"这使我们认识到，医家在中医理论认知与临床实践技能诊疗思维中，必须培养和提高自己的诊疗思维能力。也就是说，医家在诊治疾病的过程中，必须学会，并熟练掌握和运用科学合理的诊疗思维方式方法。以临床实践经验事实为基础，在诊法中，以四诊合参为中医诊断疾病、认识病证提供了操作方法，也极重视整体性和动态性，以人体脏腑、经络等功能变化审视病能，它是依靠归纳病人证候进行的；在诊道中，基于

“合而察之，切而验之，见而得之”的前提下，以揆度、外揣、以意和之等辨别判断、意象推求的思维方式，运用辩证思维、全息思维，取象比类思维，以及“意”的悟性直觉思维等，发挥医家自身临床经验学识、主观能动性、想象力等，予以创造性地演绎判断出病证本质的病因、病机及其转化趋向。而最具中医理论体系治疗思想精华的中医临床实践技能诊疗思维特色优势的辨证论治，则坚持理法方药的一线贯通，使医家能够在面对疾病事实诊疗思维时，对病证的证候、病态乃至病变发展变化特征等，进行归纳分析，再通过综合演绎推测病证的病因、病机、病位，这样就可以在明确诊断的前提下，提出相应的治则和治法，并经过临床疗效加以验证。这就是说，不管是在中医理论认知，还是在临床实践技能诊疗思维中，医家的医疗行为和思想，都离不开辩证逻辑思维方法——归纳法和演绎法，归纳法和演绎法在对中医疾病病证辨证论治的认识中盘踞要津，其作用和意义绝对不容小觑。下面，我们就结合巢元方《诸病源候论》中的部分内容，探讨一下在对疾病病证诊断和治疗这两方面认识中，运用归纳法和演绎法的意义。

一、归纳和演绎在对疾病病证诊断中的意义

诊法，就是医家在临床实践技能诊疗思维中诊断疾病的方法。中医的“诊法”一词，见于《素问·脉要精微论》等，指诊、审、察、候、阅、视、切、循、扪、按、摸等一整套认识病证的方法。它是采用一定的手段，来收集患者疾病的各种素材，通过归纳、分析，来了解与病人所患疾患致病原因相关的影响因素、病变表现出来的与病变部位、病证性质相关的各种证候等，来为演绎推论病证病因、病机、病位以及病变发展变化趋势等提供临床事实，从而为确定治疗原则、治疗方法和采取治疗措施提供依据。所以，诊法是辨证的依据，它在诊疗思维中，很大程度上来自是辩证逻辑思维方法的归纳法；它又是论治的前提，而这在诊疗思维中，很大程度上来自是辩证逻辑思维方法的演绎法。因此可以说，辩证逻辑思维方法——归纳法和演绎法，之所以能够在对医家中医

疾病病证的认识中，起到至关重要作用，就是因为它们可以作为对疾病病证诊疗的津要，将中医理论认知与临床实践技能诊疗思维紧密地联系在一起，指导医家，客观地观察病变事实与把握发展转化规律，从而为正确地认识疾病，科学地阐释疾病，合理地诊疗疾病，有效地缓解病痛。找到了一条最终达到除邪袪病、止痛疗伤、康复平和的医学目的的路径。

其一，辩证逻辑思维方法——归纳法和演绎法，是彰显中医诊断方法技术特征，与诊法理论基础相辅而行的津要。

首先，中医的诊断，为“形能”之学，有其一套独特的操作技术规范。《内经》的诊法，是在大量临床实践技能诊疗思维诊治疾病的基础上，通过对各种疾病病证无数次地长期观察、体会、摸索，累积起来的临床经验总结，它是以中医理论认知的脏腑、经络、病因、病机等医学学说为基础，运用了阴阳、五行学说的辩证法思想进行分析，充分发挥了医家主体人的感官功能与其对患者客体病痛表象感受、感知、感觉乃至灵感所想创造出来的一种诊断疾病的方法。所以，可以认为中医诊法也是以“四时五脏阴阳”理论为基础的。

其次，医家们在临床实践诊疗思维时，施用各种认识病证的操作技术与技能，所收集的各个病变材料，就是以五脏为主体的五脏系统功能活动中，各层次的异常变化所反映出来的征象。诸凡五时变化、五方地宜、五志好恶，以及五色、五声、五味、五脉等，天地万物，凡能与疾病现象相应的均为相参，都成为诊法所必须收集的材料，也就是诊法的重要内容，都是经过采用辩证逻辑思维方法——归纳法和演绎法获得的。中医诊断方法又称“四诊”，这在《内经》中就已经很系统了。四诊是望、闻、问、切，本是综合应用，不可分割的。正如《难经·六十一难》说：“望而知之者，望见其五色，以知其病；闻而知之者，闻其五音，以别其病；问而知之者，问其所欲五味，以知其病所起所在也；切脉而知之者，诊其寸口，视其虚实，以知其病，病在何脏腑也。”这个对中医诊法的认识，就是通过采用辩证逻辑思维方法——归纳法和演绎法作为津要形成的。

再次，采用了辩证逻辑思维方法——归纳法和演绎法作为津要，中

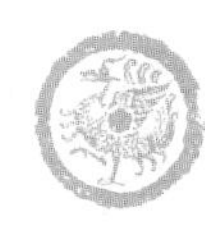

医诊断思路的发展脉络，才得以把“形见于外”的人体征象和关于人体内脏腑的知识结构结合起来，构建了藏象论。据藏象论进行诊断，其要旨在于观病人之象，以功能变化审视病能，注目于不断变化的病情。《素问·六节藏象论》说：“气合而有形，因病以正名”，应根据变化了的病形，来不断改变以前对病证的认识。也应当看到，中医望、闻、问、切之四诊，都是独具蕴义的诊法，唯重点在望色和切脉。故《素问·脉要精微论》说：“切脉动静而视精明，察五色，观五脏有余不足，六腑强弱，形之盛衰，以此参伍，决死生之分。”如果说，切脉和望色，应用归纳法进行，所谓“参伍”，就是指望色与切脉配，这就需用演绎法才行。正因为必须把两者配合好，才能进行较全面系统的诊察。所以在《素问·五藏生成》强调说：“脉之大、小、滑、涩、浮、沉，可以指别；五脏之象，可以类推；五脏相音，可以意识；五脏微诊，可以目察；能合脉色，可以万全。”这里尽管把望诊、闻诊、切诊都提到了，但最后的结论，还是在于“能合脉色”。由此可见，中医学这种“见微知著”的诊断理论与操作方式方法，是离不开采用辩证逻辑思维方法——归纳法和演绎法的，其作为对疾病病证诊断认识中津要的意义不言自明。

其二，辩证逻辑思维方法——归纳法和演绎法，是促使中医诊断方法的思维特征，与诊法理论原则相互交织的津要。

中医诊法极重视整体性和动态性，故据藏象论进行诊断，藏象论就是关于整体的、活的机体的理论。对病的诊断依据是据象论病，把疾病看成是人体机能变化的一个自然过程，这是过程论的思想使然。而中医诊断，包括“审察于物”“立形定气”“详察间甚”等，在操作上，“必察其上下，适其脉候，观其志意与病能”，要“明于日月，微于毫厘”，宏观与微观相结合，“诊可十全”，才能“视其外应，以知内脏”。如此一来，四诊合参就成为辨证论治中必不可少的一个规范化的操作方法。而这几点正是中医诊法发展基础的理论原则，它们与中医诊断方法的思维特征是交互辉映的两个方面。而使这两个方面相互交织的津要，也是辩证逻辑思维方法——归纳法和演绎法。

中医诊断方法的思维特征之一是诸诊合参与凭一而断相结合。与之相互交织诊法的理论原则是中医理论认知的整体观。中医理论认知的脏腑学说、经络学说等，具有人体五脏系统的整体观。诊法，通过归纳收集五脏系统层次结构所反映出来的病理征象，从而进一步演绎推测五脏系统的各种病变。例如，上文所提到的诊法，唯重点在望色和切脉，即“能合脉色”。《灵枢·五色》篇中说：“以五色命脏，青为肝，赤为心，白为肺，黄为脾，黑为肾。”由于五色化生于五脏之气，所以五色的异常变化，也就是五脏病变的反映。因而察五色，就能知道病在何脏。正如《灵枢·五官五阅》说：“五官五阅，以观五气，五气者，五脏之使也，五时之副也。”此为望色。

《内经》还强调以五脏系统相互生克乘侮的关系来探索疾病的传变，并以切脉推测其预后转归。《灵枢·邪气藏府病形》说：“色青者，其脉弦也；赤者，其脉钩也；黄者，其脉代也；白者，其脉毛；黑者，其脉石。见其色而不得其脉，反得其相胜之脉则死矣，得其相生之脉则已矣。”“能合脉色”，色脉相应，或见其相生之脉，为病势顺，病虽重不危；如色脉不相应，而见其相胜之脉，为病势逆，预后不良。这就是五脏系统间相互生克乘侮关系在诊法中运用的体现。因《灵枢·胀论》认为，脏腑“若匣匮之禁器”，故中医临床实践技能诊疗思维中，诊治手段尽宜非创伤手术方式，以达成宝命全形的目标。而以望色和切脉这些诊断方法，认识病证时，“视其外应，以知内脏”属黑箱方式，这种诊断方式必须要以辩证逻辑思维方法——归纳法和演绎法作为津要，归纳病证证候的信息量越大，通过演绎推测病证的病因、病机、病位及病变转化趋向的准确率愈高。以此归纳法和演绎法为津要，能综合多种病候、诊法（四诊及其他）所得到的信息，医家才华达到“明、神、工”的水平，即《灵枢·邪气藏府病形》所谓：“见其色，知其病，命曰明；按其脉，知其病，命曰神；问其病，知其处，命曰工。”各种诊之所得综合起来“能参合而行者，可以为上工”，《素问·脉要精微论》也说：“以此参伍以决生死。”

然而，《内经》又提出了“至道在微”的全息诊法，认为某一局部的病征也可以显示出人体疾病整体的全部特征，此即后世《伤寒论》所

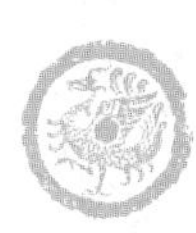

言的“但见一证便是”。这样两种诊断思维表明，五脏系统的整体观，是临床实践技能诊疗思维探求病位、分析病情、判断预后的准则，是诊法中的重要原则。《内经》的作者们正是将辩证逻辑思维方法——归纳法和演绎法作为津要，把上述中医诊断方法思维特征之一的诸诊合参，与这个诊法理论原则之中医理论认知的整体观相互交织结合起来运用，而有此理蕴的。

巢元方著《诸病源候论》对此理蕴，也深以为然。如他在《诸病源候论·卷十五·五脏六腑病诸候》中，论述五脏病候的藏象和经络时，就是遵循着中医理论认知的整体观这个诊法理论原则，从五脏、五脉、五神、五色、五体、五声、五味、五液等五行规律叙述的，并及其脏腑经络表里虚实的关系。因此从病源证候的叙述中，以脉象与虚实证候等，多联系病因、病机、病位及病变转化趋向，充分表现出中医诊断方法思维特征之诸诊合参，这个中医诊断方法的思维特征。

中医诊断方法的思维特征之二是用标本理论统一主观与客观，与之相互交织诊法的理论原则是中医理论认知的知常达变的过程论。知常达变，以外知内，知其常才能识达其变，是《内经》诊法学说的又一重要原则。《素问·玉机真藏论》说：“天下至数，五色脉变，揆度奇恒，道在于一。”揆度，揣测的意思；奇恒，即常与变，亦可意之为“诊道”。而“道在于一”，可以认为中医临床实践技能诊疗思维诊断之操作，只有一个参照标准，是为素以“平人”为参照对象。《灵枢·终始》以此提出了健康人的定义：“所谓平人者，不病。不病者，脉口、人迎应四时也，上下相应而俱往来也，六经之脉不结动也，本末之寒温之相守司也，形肉气血必相称也，是谓平人。”因而，适应外界环境与机体内部机能和谐的统一为健康，反之为疾病。

对病的诊断依据则是据象论病，以证候表象的归纳分析，综合演绎推论出病证的病因、病机、病位及病变转化趋向，把疾病视为人体机能变化的一个适应转化调整的自然过程，这就是中医理论认知的知常达变的过程论的思想。《素问·玉机真藏论》说“善者不可得见，恶者可见”，无器质功能变化的“善者”，当然见不到病象，而有器质功能变化的“恶者”则有病象可见、可鉴。以此，中医诊断疾病的前提首先是“知病知不病”，并且“必有明法，以起度数，法式检押，乃后可传焉”。后世医家皆循此法，认知为中医临床实践技能诊疗思维中诊断之规范。因此，指出五色与五脏的变化，就在于知其常而测其变。如五色分属五脏，以五色含蓄不露兼现微黄而有神者为常，如五色暴露，或毫无微黄之象则为变，变则为病。察五色之变，而知病在何脏。再以五脉为例：五脉应时，春弦、夏钩、长夏代、秋毛、冬石，这是五脉应时之常脉；如果春不弦、夏不钩、长夏不代、秋不毛、冬不石，这就是五脉应时的病脉。所以，只有知道正常的脉象，才能知道病脉的脉象，这就是脉象上的“知常达变”。“以外知内”，是根据“有诸内必形诸外”的理论而确立的诊法原则。

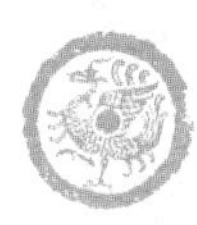

古代医家通过长期大量的临床观察，才在自己亲身经历观察到的经验事实中，认识到人体内在脏腑的生理活动和病理变化，必须有其征象反映到体表上来，因而根据外观的征象，就可推测内在脏腑的活动状态。故此，表象的异常变化，也必然是内在脏腑功能失常的反映。《灵枢·本藏》中所说的：“视其外应，以知其内藏，则知所病矣”，就是指“以外知内”的诊法原则而言的。我们可以看到，将这样的诊法原则应用在中医临床实践技能诊疗思维中，就需要运用合适的诊疗思维方法。患者病变的证候和脉象等都是疾病病证发生发展转化的客观事实，而诊断却是由医家主体参与的操作行为。例如切脉，是“切而合之”，包含了医家的学识和经验，也有医家诊疗思维方式方法的技能和技巧。

如何将主客观统一起来？《内经》提出了重信息采集、重客观事实的标本理论，即以病为本，工为标。本是根基，似指树木的根与主干，标是枝末，意指树木的细枝与上梢。然而，对这一词语在中医学上的实际运用，则发展了许多引申之义：指医家与患者、病变的本末、发病的先后及病势的强弱，也指风热火湿燥寒六气与一年中岁时六个阶段或十二经脉在四肢远端者与胸背头面部而言。尤其《灵枢·师传》篇指出的“春夏先治其标，后治其本；秋冬先治其本，后治其标”。这里所说的标本，后世医家都认为本指病在内，标指病在外。即内病为本，外病为标。

这与前述“以外知内”的诊法原则就有了交织和契合。而《素问·汤液醪醴论》所云：“病为本，工为标。”是说医家与患者这一对立双方，称之为标本。病能是本，而医家、医学理论乃至诊断技术等是标。医家的诊治与患者的病情应合了，能够做到“知常达变”了，就叫“标本已得”，否则就叫“标本不得”。所以经文中又说：“标本已得，邪气乃服”，“标本不得，邪气不服”。这与前述“以外知内”的诊法原则也有了交织和契合。病是客观存在的，而医家临床实践技能诊疗思维之工则是主观因素。在处理主观与客观、意识与存在的问题上，《内经》坚持了尊重客观的反映论。巢元方《诸病源候论》在对病源证候临床实践经验事实的阐述中，也充分秉承了这个尊重客观的反映论。《素问·玉机真藏论》以此告诫医家：“逆从到行，标本不得，亡神失国。”对以上这些内容进行分析，就可以明确地看出《内经》中所说的标本，并不是单纯指临床实践冲一个具体的事物或证候，其共同的特点是指某些疾病病证或证候自身中相互对立，也可以相互转化的两个方面，有一定抽象意义。如《素问·标本病传论》云：“夫阴阳逆从，标本之为道也，小而大，言一而知百病之害；少而多，浅而博，可以言一而知百也。以浅而知深，察近而知远，言标与本，易而勿及。”《素问·至真要大论》则云：“夫标本之道，要而博，小而大，可以言一而知百病之害；言标与本，易而勿损，察本与标，气可令调，明知胜复，为万民式。天之道毕矣。”正是说明标本反映某些疾病事实的客观规律性，所以称之为“道”。它可以从疾病病证证候之小者而推及于大者，从少者而推及于多者，从浅者而推及于深者，从近者而推及于远者，从概括者而推及于具体者，当然，也可以从人体机能表象的外者而推及于机体脏腑机能之内者。因而，它对于认识某些疾病事实及疾病变化的客观规律性，具有一定的辩证法思想，通过在辨证论治中运用辩证逻辑思维方法——归纳法和演绎法作为津要，就可以在某些方面补中医理论认知的阴阳学说的不足。

实际上，标本既代表着疾病病证某些事物对立的双方，则必有一方所处的地位是主要的，即矛盾的主要方面。因而除了诊断，在治疗方面，就必须根据影响病变相关因素双方的地位确定治疗原则。但标本双方所处的地位，也不是固定不变的，而是有所变动和转化，《内经》中所谓“标本相移”，就具有这样的意义。从这个意义上讲，中医理论认知的知常达变的过程论虽说是诊法的理论原则，但它在疾病病证的治则治法中也有灵活运用的实际意义。

后来的医家们根据《内经》这一学术思想，对中医临床实践技能诊疗思维中的许多问题，如正与邪、虚与实、寒与热、表与里、病因与症状、先病与后病、原发病与继发病、新发病证与久病痼疾、内脏病与体表病等矛盾双方，都以标本加以概括说明参照，并根据标本双方所处的地位，确立先标后本、先本后标或标本兼治等治疗原则。对临床实践技能诊疗思维有一定的指导意义。若标本不清，往往导致主次不明、缓急不分、内外错乱等治疗上的错误。这说明，中医的诊法和诊道是密不可分、辩证统一的。在诊道中正确运用中医理论认知的标本学说，并使临床实践技能诊疗思维依照“知常达变”的诊法理论原则进行辨证论治，这样来认识疾病病证的发生发展及证候转化的客观规律性，就需要辩证逻辑思维方法——归纳法和演绎法作为津要，把上述中医诊断方法的思维特征之二用标本理论统一主观与客观，与之相互交织诊法的理论原则中医理论认知的知常达变的过程论结合起来运用，而有此医术的。

巢元方《诸病源候论》对此也有述及，如《诸病源候论·卷四十二·妇人妊娠病诸候下·妊娠胸胁支满候》中曰：“妊娠经血不通，上为乳汁，兼以养胎。若宿有停饮者，则血饮相搏，又因冷热不调，动于血饮，血饮乘气逆上，抢于胸胁，胸胁胀满，而气小喘，谓之支满。”与本卷《妊娠痰候》篇曰：“水饮停积，结聚有痰，人皆有之。少者不能为害，若多则成病，妨害饮食，乃至呕吐。妊娠病之，若呕吐甚者，伤胎也。”对照两个病候看，妊娠胸胁支满候为停饮搏血，随气攻窜于胸胁之间，所以胸胁胀满而气喘；妊娠痰候为痰停胃脘，胃失和降，所以妨碍饮食，气逆呕吐。痰饮停留的部位不同，病变亦异，所以产生不同的证候，但病本则一，都是痰饮为患。这样的表述就显示出标本理论，在应用于认识疾病病证的发生发展及证候转化客观规律性时的作用。而

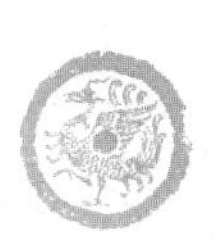

正确运用中医理论认知的标本学说，并使临床实践技能诊疗思维依照“知常达变”的诊法理论原则进行辨证论治，并不止如此。再如本卷《妊娠咳嗽候》篇说：“肺感于微寒，寒伤于肺，则成咳嗽。所以然者，肺主气，候皮毛，寒之伤人，先客皮毛，故肺受之。又五脏六腑，俱受气于肺，以四时更王，五脏六腑，亦皆有咳嗽。各以其时感于寒，而为咳嗽也。秋则肺受之，冬则肾受之，春则肝受之，夏则心受之，其诸脏咳嗽不已，各传于腑。妊娠而病之者，久不已，伤于胎也。”如此论述表明妊娠咳嗽，有属外感风寒引起，有属胎气上逆而致的。而属外感风寒引起的咳嗽，还随四时更王之际，皆有分属五脏六腑咳嗽之别。这是根据中医理论认知“四时五脏阴阳”理论，结合标本学说来说明咳嗽的发生，有主有次，证候表现咳嗽虽然为一，然致病之本各异，无论何者，都须及时治疗，但须善辩标本，随机治宜。尤其是，妊娠妇人因胎气上逆所致的咳嗽，又名子嗽。假如妊娠妇人后久咳不愈，就可以伤损胎儿，这与本属外感风寒引起的咳嗽，就有了根本的不同，本候重点，就是依据了标本学说，运用辩证逻辑思维方法——归纳法和演绎法作为津要，来强调这一点，亦是咳嗽病在妊娠妇人身上发病的特点。

中医诊断方法的思维特征之三是重视鉴别诊断，坚持辩证逻辑思维与悟性思维的统一。与之相互交织诊法的理论原则是依据中医理论认知所形成的辨证论治中之四诊合参。疾病反映出来的征象是多方面的，即使是同一类疾病或同一个病变，它的发展转化也会有一个不断变化的过程，因而医家们就必须运用不同的感官来诊察，也要运用不同的诊疗思维方式方法来进行辨证论治。例如，《素问·五藏生成》说过：“夫脉之大小、滑、涩、浮、沉，可以指别；五藏之象，可以类推；五藏相音，可以意识；五色微诊，可以目察。”由于疾病的病因不同、病位不同、病机不同、病情不同，人的年龄的老幼、体质的强弱、性别的男女均有不同，以及疾病发展变化的阶段不同，因而它所反映在“四时五脏阴阳”各个层次结构的病理表现也不尽一致。譬如说，有些病证反映在五色方面较明显，有些病候则脉象变化较显著；有些病变则以肌肤、二便，或身体某些局部改变突出显现等等。加之不同的病理表现，可见于同一病证；而同一病证病候也可出现不同的病机表现等原因，因而在诊察时，除了要全面收集材料外，还必须把四诊收集到的材料，综合起来分析，以避免片面，造成误诊错治。《素问·脉要精微论》所提出来的“以此参伍，决生死之分”，以及《素问·五藏生成》所说的“能合脉色，可以万全”等，都是强调四诊合参的重要性。《内经》是非常重视四诊合参的，它还举出问诊和切脉的例子来说明四诊合参的重要意义。《素问·征四失论》中就说：“诊病不问其始，忧患饮食之失节，起居之过度，或伤于毒，不先言此，卒持寸口，何病能中。”这就是在批评那些单纯凭切脉而轻视问诊的医家的同时，强调了四诊合参的重要性。

实际上，中医诊断疾病，在重视四诊合参的同时，也特别重视对病证证候的鉴别诊断，并在辨识疾病病证真正病因、真实病机、真知病变的事实中，坚持辩证逻辑思维与悟性思维的统一。这是由于，在中医临床实践技能诊疗思维中，认识疾病病证一定会运用到取象比类的诊疗思维方法。《内经》中医理论认知对此有清晰的表述。《素问·示从容论》说：“别异比类，犹未能以十全。”《素问·疏五过论》也强调：“善为脉者，必以比类其恒，从容知之。”而《素问·征四失论》则警示医家：“不知比类，足以自乱，不足以自明。”此般论述，说明比较、鉴别是《内经》诊断思维的要点之一。然，这个诊疗思维方法的合理运用，就需要辩证逻辑思维方法——归纳法和演绎法作为津要，才能对疾病病证病候的推敲、病源的推断、病机的推测等，都可以做到去粗取精、去伪存真，由此及彼、由表及里，以及由近及远、由浅入深的正确认识。由此可以看出，中医临床实践技能诊疗思维，重视鉴别诊断，可概括一个“辨”字。

而“辨”的内容是非常丰富的。如《素问·方盛衰论》所说：“知丑知善，知病知不病，知高知下，知坐知起，知行知止，用之有纪，诊道乃具，万世不殆。”这说明，《内经》的诊道，绝不仅是简单的归纳、收录工作，而是要医家们用头脑进行比较分析，诊道的作用不下于诊法。在诊断时，医家们一方面要遵循中医理论认知的医学学说进行逻辑思维，包括运用规范“以起度数，法式检押”、定方圆、辨逆顺。但在某些无

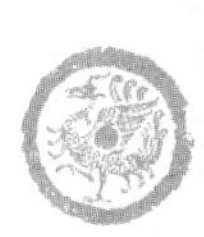

规范可“检押”，不能运用模式思维的时候，医家们应该“以意和之”。“意”即悟性思维或灵感思维，《素问·著至教论》说：“臣治疏愈说意而已。”把医家的创造性思维提到一个超越临床经验的高度。《素问·八正神明论》说这便达到了“神”的境界：“请言神，神乎神，耳不闻，且明心开而志先，慧然独悟，口弗能言，俱视独见，适若昏，昭然独明，若风吹云，故曰神。”此时医家的直觉判断难以置表，即《庄子·大道》所谓：“语之所贵者意也，意有所随，意之所随者，不可以言传也。”后世医家称此为“医者意也”。在《内经》中，将逻辑思维与悟性思维综合运用，形成了以运用辩证逻辑为主的诊疗思维方式方法，这也是祖国医学的特色之一。

下面再从有关辨证的一般原则，作一下分述，具体地说一说，将辩证逻辑思维方法——归纳法和演绎法作为津要，在病证诊断中的意义。这里所说的一般原则，是中医临床实践技能诊疗思维辨证中的普遍规律，并非具体纲领，试举五点：

（一）辨标本

上文中曾指明中医诊断方法的思维特征之二是用标本理论统一主观与客观。而在中医临床实践技能诊疗思维辨证中，标本学说也具有重要的指导作用。如何辨别疾病病证之标本，具有十分重要的临床意义。《素问·标本病传论》有曰：“凡刺之方，必别阴阳，前后相应，逆从得施，标本相移。故曰：有其在标而求之于标，有其在本而求之于本，有其在本而求之于标，有其在标而求之于本，故治有取标而得者，有取本而得者，有逆取而得者，有从取而得者。故知逆与从，正行无问。知标本者，万举万当，不知标本，是谓妄行。”这里不仅指出了病在标本的一般情况，而且指出了辨标本的意义。在中医临床实践技能诊疗思维辨证中，所谓“标本”，主要指病体而言。包括了辨别病变的本质与证候，内病与外证，主要方面与次要方面，先发病与后发病，下位与上位等，这对于确诊病证和确定治疗措施有很重要的意义。如《素问·水热穴论》第六十一，指出水病“其本在肾，其末在肺”。肾不能主水，而致水泛高原，是水病之本；而肺则处于次要地位。当然，这种病位随着水湿泛滥病情的变化也是可以转化的。这一原则对指导临床辨证颇有意义。如这个中医理论认知在巢元方《诸病源候论》就得到了运用。《诸病源候论·卷二十一·水肿病诸候》中论述了水肿诸病的成因、证候分类及其预后等。其中“皮水候”“毛水候”“水肿咳逆上气候”等几个病候，都提到了“夫水之病，皆由肾虚所为”，而“肺主于皮毛，肾主于水”。所以其余各经尚未受到伤害，而全身肌肤皮毛已先肿满。这些病证，是“肾虚不能制水，故水妄行，浸溢皮肤而身体肿满”，肾虚为病证之本，皮水、毛水、咳逆上气等肺气上浮之症，是为标病。然而，水病之杂不止于肺脏，与其他脏腑都会彼此相应。本卷之《十水候》篇，指出多种水病“虽名证不同，并令身体虚肿，喘息上气，小便黄涩也”。这说的是，虽然水病名称和症状有所区别但是身体浮肿，喘息上气，小便黄而涩少等症，则是共同的。《二十四水候》篇对水肿病进行了综述，原文讲：“夫水之病，皆生于脏腑。方家所出，立名不同，亦有二十四水，或十八水，或十二水，或五水，不的显名证。寻其病根，皆由荣卫不调，经脉否涩，脾胃虚弱，使水气流溢，盈散皮肤，故令遍体肿满，喘息上气，目裹浮肿，颈脉急动，不得眠卧，股间冷，小便不通，是其候也。”本候所讲内容，首先指出水病生于脏腑，应为病本，与一般外感伤于经络者不同；其次是说医家所归纳的水病名称很多，可能是各种区分病证的认识不同造成的，但并没有一个确切的统一规范的说法；再次是复述演绎出来的水病的病机和常见的症状，由这些症状阐发的病候显然都是些标病。由此可见，辨标本这个辨证一般原则在临床实践诊疗思维中的合理运用，就应用了辩证逻辑思维方法——归纳法和演绎法作为津要。所以，临床实践必须注意标本，以确定正确的诊断和治疗原则。

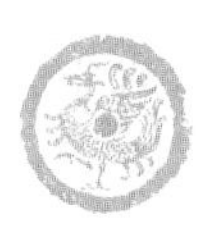

（二）辨逆从

逆从，就是逆顺。《内经》中医理论认知的所谓逆从，其义有二：一是经脉走向之逆从，这对针刺治疗具有指导意义。古代医家根据经脉走向之逆从，总结归纳出“迎而夺之”“随而济之”的迎随补泻方法；

一指病情发展变化之逆从，即《灵枢·师传》中所说的“顺者，非独阴阳脉，论气之逆顺也”。可见，气的逆顺，也是医家在临床实践诊疗思维中尤需注重的一个要素。《素问·太阴阳明论》中，更以脾胃之变化，说明“阴阳异位，更虚更实，更逆更从，或从内，或从外，所从不同，故病异名也。”病证以病实为名。而“从则生，逆则死”，辨别其病变之逆从，不但在诊断病证时，而且在判断其预后，采取其应变措施等，在临床其他各个方面上都有重要意义。《灵枢·玉版》中以痈疽五逆证，示学后人，痈疽五逆证为“以为伤者，其白眼青，黑眼小，是一逆也；内药而呕者，是二逆也；腹痛渴甚，是三逆也；肩项中不便，是四逆也；音嘶色脱，是五逆也。除五逆者，为顺矣”。而巢元方《诸病源候论》中对痈疽，也有五逆证的论述，与之相应。《诸病源候论·卷三十二·痈疽病诸候上·痈溃后候》原文有曰：“此由寒气客于肌肉，折于血气，结聚乃成痈。凡痈破溃之后，有逆有顺。其眼白睛青黑而眼小，一逆也。内药而呕，二逆也。伤痛渴甚者，三逆也。髆项中不便者，四逆也。音嘶色脱者，五逆也。除此五者，并为顺也。此五种皆死候。”这段论述与《灵枢·玉版》中痈疽五逆证基本一样，唯言此五逆为“凡痈破溃之后，有逆有顺”。并言此五种逆证，都是有死亡危险的证候。以上所论，在今天看来，虽未必都是死证，但足见当时医家对辨别病情逆从，是作为一个很重要的问题提出来的。本候在其下原文又曰：“凡发痈疽，则热流入内，五脏燋燥者，渴而引饮，兼多取冷，则肠胃受冷而变下利。利则肠胃俱虚，而冷搏于胃，气逆则变呕。逆气不通，遇冷折之，则变哕也。”这段论述讲患痈疽者，邪毒内流，产生内热，内热盛，五脏津液被灼，而口渴饮冷过多，肠胃受冷则变生泄泻。泄泻则肠胃虚弱，而冷气搏于胃，胃气上逆，则呕吐。胃气上逆，失于通降，又为寒气所遏，则变生呃逆。如此论述，又将痈疽溃后变证的病理、逆顺做了重点阐述。从以上逆证看来，主要是症候这方面谈的较多，完全是运用了辩证逻辑思维方法——归纳法和演绎法作为津要，这对后世医家会有很大启发，医家临床实践技能诊疗思维，必须充分注意脉证是否相应，以判断明了病情的逆顺，而采取相应的治疗措施。

（三）辨神

神是人体生机的外在表现。中医临床实践技能诊疗思维认识病证，依据之中就有“神”和“形”。古代医家总结归纳了长期临床实践经验，把“形见于外”的人体征象和关于人体内脏知识结合起来，在诊法中既关注病人之象，也极重视人体功能状况的整体性和动态性，故尔重视神气和神色。即“粗守形，上守神”。形是现象，神是动态显露的本质，以守神为上工。既是守神，就要注目于变化的病情。根据神的情况，“知常达变”，可以判断人体生机的盛衰存亡。《素问·移精变气论》中说：“得神者昌，失神者亡。”这就需要运用辩证逻辑思维方法——归纳法和演绎法作为津要。辨神主要有三个方面：

1. 目神

它反映精神。精神寄居于内脏，五脏有五志、五气，养于水谷之精气，现于精明，形于语言。《灵枢·本神》云：“观察病人之态，以知精、神、魂、魄之存亡得失之意。”即以人生机为本，又与五脏有关，故辨精神，可知五脏病变及生机盛衰。书中前文曾举过《诸病源候论·卷一·风病诸候上》中风惊候、风惊邪候、风惊悸候、风惊恐候的例子，以上四候，论述风惊邪悸恐的发病原因及其临床表现，内容异中有同，可以联系起来从证候上看，风惊候是惊骇不安，惊而脉数；风惊邪候是忽惊忽喜，神思不定，恍惚失常；风惊悸候是由惊而悸，惊不止，就心跳不安，甚至目睛不转而不能呼；风惊恐候则是惊恐不安，似乎人将捕之。这样归纳，使人觉得四者之间，似有轻重缓急之分。演绎其病候发病原因，就与情志上的忧虑恐惧、肝胆之气虚怯等有密切的关系，但血虚而风邪伤心，以致伤神，则是共同的。其病证，每每突然发作，又易迅速恢复，具有“风者善行数变”的特征。而要做到“观察病人之态”，是以辨神，才便于理解与分析，从而可知病人所患究竟是何病证。巢元方的《诸病源候论·卷三十七·妇人杂病诸候一·风邪惊悸候》原文说：“风邪惊悸者，是风乘于心故也。心藏神，为诸脏之主。若血气调和，则心神安定。若虚损，则心神虚弱，致风邪乘虚干之，故惊而悸

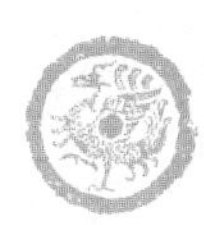

动不定也。其惊悸不止，则变恍惚而忧惧。”本候所论述的妇人风邪惊悸证，提出妇人血虚风乘，可以发为惊悸恍惚等病证。这些病证，虽非妇人所独有，但血虚不能养心安神，心神虚弱，在妇人是有其特殊意义的。至于“风邪”，不能仅作外感风邪理解，应包括情志刺激等。这与本书卷一中，风惊候、风惊邪候、风惊悸候、风惊恐候等，在病理的论证上有其共通之处，那就是十分明确地要对此类病证进行辨神，因为人体机能的盛衰就在其中。在这些病证的诊疗思维中，运用辩证逻辑思维方法——归纳法和演绎法作为津要，就可以正本清源。

2. 脉神

主要反映脉的生机。正常脉象，应为比较充盈、流畅、清晰，并能应时而变。也就是说，脉搏应保持一定的充盈度、流速有序，并且能随着气候、情志、运动的变化而有所变动，自然随着病人疾病病证的变化也应有所反映。此外，《内经》中医理论认知还特别强调脉搏中胃气的存亡，《素问·平人气象论》中有云：“人以水谷为本，故人绝水谷则死，脉无胃气亦死。所谓无胃气者，但得真藏脉，不得胃气也。所谓脉不得胃气者，肝不弦，肾不石也。”脉亦随时而动，随病证之变而变化，若变与时与病证相应，脉来和缓从容，乃为有神，反之就是失神。由此，切脉而合之，就成为中医临床实践技能诊疗思维辨证论治的特色。巢元方的《诸病源候论·卷三十七·妇人杂病诸候一·月水不利候》曾运用了中医理论认知的经络学说，论述了妇人月水不利证的病因：“妇人月水不利者，由劳伤血气，致令体虚而受风冷，风冷客于胞内，损伤冲、任之脉，手太阳、少阴之经故也。冲脉、任脉为经脉之海，皆起于胞内。手太阳小肠之经也，手少阴心之经也，此二经为表里，主下为月水。”在这个基础上对妇人月水不利证进行诊察，就要特别关注脉象。于是巢元方就说：“诊其脉，从寸口邪入上者，名曰解脉，来至状如琴弦，苦小腹痛，经月不利，孔窍生疮。又，左手关上脉，足厥阴经也，沉为阴，阴虚者，主月经不利，腰腹痛。尺脉滑，血气实，经绝不利。又，脉左手尺来而断绝者，月水不利也。又，脉寸关调如故，而尺脉绝而不至者，月经不利，当患小腹引腰绞痛，气积聚上叉胸胁。”巢元方重点论述了妇人月水不利证的病因，是由于劳伤血气，受风冷之气，客于胞络，损及冲、任二脉和手太阳小肠经、手少阴心经所致。以诊察其患者脉象，认识各种病证，这在临床实践技能诊疗思维中是常见的。

巢元方归纳了许多脉象，但引起月经不利的原因很多，诸如肝郁、痰湿、肾虚、血少等，脉象的变化亦为多见，如此临证时必须脉证合参，运用辩证逻辑思维方法——归纳法和演绎法作为津要，才能诊断正确，从而获得较好的治疗效果。如是，《诸病源候论·卷三十七·妇人杂病诸候一·月水来腹痛候》论述妇科另一常见病证痛经时说："妇人月水来腹痛者，由劳伤血气，客于胞络，损冲、任之脉，手太阳、少阴之经。冲脉、任脉皆起于胞内，为经脉之海也。手太阳小肠之经也，手少阴心之经也，此二经共为表里，主下为月水。其经血虚，受风冷，故月水将下之际，血气动于风冷，风冷与血气相击，故令痛也。"如此论述将月水来腹痛之证主要责之血虚受风冷之邪，邪正相争，所以发生少腹疼痛。没述脉象，可能是因为临床实践技能诊疗思维中，形成痛经常见的原因很多，有气滞、血瘀、寒湿凝滞、气血虚弱、肝肾不足等。原发性痛经，还应考虑到先天发育上的问题。如痛经十分剧烈，也应考虑到子宫内膜异位症、膜性痛经等，而这些痛经，表现出来的证候、脉象千变万化、各式各样，又非同一般性的瘀血、寒凝。因此，在临床实践技能诊疗思维辨证论治时，对待痛经，脉证表象必须结合起来，须详为诊察，就要运用辩证逻辑思维方法——归纳法和演绎法作为津要，区别对待。

3. 色神

指五色的荣润程度。凡五色的荣润而活者为有神，五色枯暗而无华者为无神。《内经》有关五色之辨，论之甚详，举不胜举。如《素问·五藏生成》所述五色之见生见死；《素问·脉要精微论》所讲五色之夺与不夺；其他篇中所论五色与五脏之应与不应，与病情之应与不应等，都说明色之有神无神、应与不应对辨认病证有很大意义，也要运用辩证逻辑思维方法——归纳法和演绎法作为津要。后世医家根据这些原则，发展为望面色与神态，辨舌苔舌色、辨小儿指纹、辨掌纹等临床实践技能。此外，古代医家还特别重视色与脉的关系，认为中医诊病，"能合

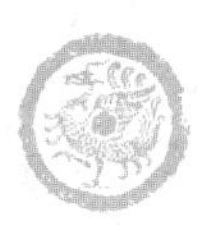

脉色，可以万全，”也就是说，医家如果能够把望诊和切脉的观测结合在一起，就可以得到对疾病正确的诊断。因此，古代医家把色与脉的关系，看作是树根与树叶的关系，根生则叶茂，根死则叶枯。《灵枢·邪气藏府病形》说：“夫色脉与尺之相应也，如桴鼓影响之相应也，不得相失也，此亦本末枝叶之出候也”，“色青者，其脉弦也；赤者，其脉钩也；黄者，其脉代也；白者，其脉毛；黑者，其脉石。见其色而不得其脉，反得其相胜之脉，则死矣；得其相生之脉，则病已矣。”这表明，辨色神不是单一的，辨认病证时，色之有神无神、应与不应需要与患者其他证候表现，特别是显现出来的脉象变化结合在一起，注目于变化着的病情，这样的辨证论治，才能根据变化了的病形与色，来不断改变以前的认识，从而做到《素问·六节藏象论》所说的：“气合而有形，因病以正名。”《素问·疏五过论》说：“凡诊者，必知始终，知有余绪。”“必知始终”，是说要了解疾病发生发展的整个过程；“知有余绪”，是要能够预见疾病转化的后果。《素问·三部九候论》根据脉之虚实强弱“以决生死”；《灵枢·邪客》则“因视目之五色，以知五脏，而决死生”；而《素问·脉要精微论》采用综合的“参伍以决”的方法，即“以此参伍而决生死之分”。这种诊断思想贯穿于五色脉诊中，然这个过程，同样离不开辩证逻辑思维方法——归纳法和演绎法作为津要。

再来看看《诸病源候论·卷四十三·妇人产后病诸候上·产后中风候》所说：“凡中风，风先客皮肤，后因虚入伤五脏，多从诸脏俞入。”其对五脏五色诊就采用了辩证逻辑思维方法——归纳法和演绎法作为津要。“若心中风……若唇赤汗流者可治……唇或青或白，或黄或黑，此是心坏为水。……”“若肝中风……若绕两目连额上色微有青、唇青面黄可治。……若大青黑，面一黄一白者，是肝已伤……”“若脾中风……踞而腹满，体通黄……若手足青者，不可复治也。”“若肾中风……未有黄色如饼粢大者可治……若齿黄赤，鬓发直，面土色，不可复治也。”“若肺中风……色白可治……若色黄为肺已伤，化为血，而不可复治。”《诸病源候论·卷四十八·小儿杂病诸候四》中也可以看到与此类同的论述，本卷《中风候》篇，论述小儿中风的病因病理、临床证候及治疗预后，有其儿科特点。而其中部分内容，就和《诸病源候论·卷四十三·妇人产后病诸候上·产后中风候》的论述一样，在时病证的认中辨色时，采用了辩证逻辑思维方法——归纳法和演绎法作为津要。总之，是随着所伤的不同脏腑经络，出现各种不同的病证。不同的色变，也预示着各种病证转化的后果。

实际上，巢元方《诸病源候论》对病证的认识，在对辨认色与不同病证应与不应的诊疗思维时，也是采用了辩证逻辑思维方法——归纳法和演绎法作为津要的。如他在《诸病源候论·卷四十七·小儿杂病诸候三》中，论述了小儿科的利病诸候。其中从《热利候》篇到《久利候》篇，这九候中，都有对下利色泽的描述。如“风热俱入于大肠，是水谷利而色黄者，为热利也”（《八十八、热利候》）“冷气入于肠胃而利，其色白，是为冷利也。冷甚，则利青也”（《八十九、冷利候》）。热利粪色色黄，冷利粪色色白，冷甚，则利下粪色发青。若如此望色，两相对照，一清二楚。“小儿先因饮食，有冷气在肠胃之间，而复为热气所伤，而肠胃宿虚，故受于热，冷热相交，而变下利，乍黄乍白，或水或谷，是为冷热利也”（《九十、冷热利候》）。其粪色时发黄，时发白，或是水泄，或挟不消化食物的证候，是为冷热利病证。还有些利病患儿，“体本挟热，忽为寒所折，气血不调，大肠虚弱者，则冷热俱乘之。热搏血渗肠间，其利则赤；冷搏肠，津液凝，其利则白，冷热相交，血滞相杂，肠虚者泄，故为赤白滞下也”（《九十二、赤白滞下候》）。论述了小儿科的利病诸候。更为直观的是，《诸病源候论·卷四十九·小儿杂病诸候五·五色丹候》中讲：“五色丹，发而改变无常。或青、黄、白、黑、赤。此由风毒之热，有盛有衰，或冷或热，故发为五色丹也。”在临床实践技能诊疗思维中，每以丹毒色泽的深浅和变化，观察病情的轻重进退，以及不同的病因病机。如丹毒由红色变为深红色，紫色，或青黑色的，表示热毒由轻转重，其病为进；相反地由青黑色、紫色，变为红色或淡红色，即热毒由重转轻，其病为退。白色者多夹风冷；色赤黑者，一为热毒极盛，一为兼夹风冷。但辨色不是单一，必须结合全身症状，辨别诊断。从以上这些论述可以看出来，在临床实践技能诊疗思维中，

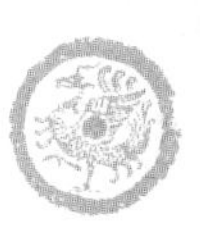

如果采用辩证逻辑思维方法——归纳法和演绎法作津要，通过辨色神，来认知病证的本质、预见疾病变化的后果，对于医家临床实践技能诊疗思维辨证论治具有重要的意义。

（四）辨形气

以中医理论认知为前提，形在此指人的形肉之体，气在此指人的功能。形与气，相辅相成，又可相互转化，认识病证形与气的关系是需要用辩证统一的思维方法。《素问·阴阳应象大论》所谓“味归形，形归气，气归精，精归化”即此意。形气关系与形气变化，在病证认识的辨证中至关重要。《素问·三部九候论》“形气相得者生”，《素问·刺志论》“气实形实，气虚形虚，此其常也，反此者病”，这是一个很重要的观点，说明人体的器官、形体与功能应当是辩证统一的整体在运行，这才是正常的现象，反之就是病态。比如说形体完好而功能很差，或功能很强而形质很差，这就是反常、不平衡，失去了相对的统一协调性，就要生病。《灵枢·寿夭刚柔》中有曰：“风寒伤形，忧恐忿怒伤气，气伤脏，乃脏病，寒伤形，乃应形，风伤筋脉，筋脉乃应，此形气内外之相应也。”从病因的角度论述了外感内伤都可以造成形气的损伤。而《素问·玉机真藏论》特别关注形与气的关系。它归纳了四时脉象与其时之气往来的相关性，述说正常时气后，又演绎推论反此者太过与不及之为病。更从“五脏相通，移皆有次。五脏有病，则各传其所胜”论述了形与气，相辅相成，又可相互转化，患者“其气动形”的路径。还演绎推断了各种形体病变后，气也随之为伤的预期，以及气、脉、色三者的动态变化。从而提出：“凡治病，察其形色气泽，脉之盛衰，病之新故，乃治之，无后其时。”的论断。同时，据此又曰：“形气相得，谓之可治；……形气相失，谓之难治；……必察四难，而明告之。”来说明形与气必须相得，也就是相互适应，这样人体机能才可以好转。形与气，缺失任何一方，都会造成难治的疾患。总之，《内经》中医理论认知以这种辩证统一的观点，采用辩证逻辑思维方法——归纳法和演绎法作津要，诊察色与脉来辨形气，对临床实践确有指导意义。

还是来看看巢元方《诸病源候论·卷四十五·小儿杂病诸候一·痫候》中对痫病的论述，原文云："痫者，小儿病也。……其发之状，或口眼相引，而且睛上摇，或手足掣纵，或背脊强直，或颈项反折。诸方说痫，名证不同，大体其发之源，皆因三种，三种者，风痫、惊痫、食痫是也。……然小儿气血微弱，易为伤动，因此三种，变作诸痫。"它首先明确了痫证，是属于儿科范围的一种疾病。病发作时可以见到病人形体的一些具体变化。也讲明许多方书对于痫病的记载，其名称和证候往往有所不同。从大体上说，其病源约有三种，即风痫、惊痫和食痫。这是由于小儿机体功能还不健全，气血不足，体质尚弱容易受各种致病因素所侵害，才成为痫证。这里仅提出主要的三种痫证类型，由此还可以变为各种不同类型的痫病。原文文中还提到："凡诸痫正发，手足掣缩，慎勿捉持之，捉则令曲突，不随也。"痫病发作时，对正在抽搐和拘挛手足的病儿，不能强行牵扯，生拉硬拽，以免伤损筋脉，造成残废，这有很强的实践意义。本卷《发痫瘥后六七岁不能语候》篇，对痫病及其后遗症的论说也十分精要："凡痫发之状，口眼相引，或目睛上摇，或手足瘛疭，或背脊强直，或头项反折，或屈指如数，皆由以儿当风取凉，乳哺失节之所为也。而痫发瘥后，不能语者，是风痫。风痫因儿衣厚汗出，以儿乘风取凉太过，为风所伤得之，其初发之状，屈指如数，然后发瘛疭是也。心之声为言，开窍于口，其痫发虽止，风冷之气，犹滞心之络脉，使心气不和，其声不发，故不能言也。"风凉邪气滞留心之络脉，使心发声的功能无法正常行使，反而出现口不能言的形证，这说明形与气是紧密联系着，相互制约的。痫病在书中分三种，即风痫、惊痫、食痫。惊痫是因惊而发痫，食痫是哺乳过度失节而发痫，这与体质和乳食有关；惟风痫有风邪的外感因素，而且痫病的后遗症较多，如身体头面肿，如六七岁不能语等，书中都有陈述，这种分类和论证，是符合临床实际的。而且书中本卷从欲发痫、痫候、患痫瘥后更发至成常疹，以及后遗症等，观察亦很细致，把痫病病证变化过程中，患儿形与气的相互关系讲述得清清楚楚，由此可见，《诸病源候论·卷四十五·小儿杂病诸候一》中陈说痫病证候的这些论点，就是采用了辩证逻辑思

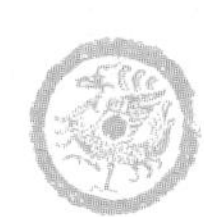

维方法——归纳法和演绎法作津要，这在《内经》的基础上，已有了很大的发展。

（五）辨虚实

这里所辨的虚实，分两种：一为正邪关系中的虚实。如《素问·通评虚实论》中所谓“邪气盛则实，精气夺则虚”。在这个正邪关系中，凡邪气盛者，皆属实证，正气虚者，皆属虚证。《素问·玉机真藏论》之所谓“脉盛、皮热、腹胀、前后不通、闷瞀，此谓五实。脉细、皮寒、气少、泄利前后、饮食不入，此谓五虚”就是具体的说明。其他如《素问·通评虚实论》从多方面论述了虚实证的症状、病机、预后、治法，对后世医疗实践有很大的启示。由于正邪双方的相互斗争，在发病过程中，体现双方力量对比的虚证和实证，通常是错综复杂的，如正虚邪盛，正盛邪微，正邪俱盛，虚实夹杂等不同病情皆是。因此，在中医理论认知与临床实践技能诊疗思维中，必须尽可能分清正邪双方所处的地位，确定相关的病因，推断相应的病机、确定完善的治疗原则，才能收到较好的治疗效果。

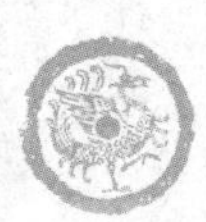

请看巢元方《诸病源候论·卷四十七·小儿杂病诸候三》中，有一些诸候，论说了儿科四大症之一的小儿疳证。述其形成原因，大都为乳食不节、营养不良、脾胃损伤，由于气血生化之源不足，外而肌肉筋骨毛发得不到营养，内而五脏阴阳失于调和，所以，患儿们就出现了诸如正虚邪盛、正盛邪微、正邪俱盛、虚实夹杂等不同病情的种种见证，造成了伤饱、哺露、丁奚、无辜、魃病，以及癥瘕、癖结、痞病等病证。如其中的《伤饱候》篇说：“小儿食不可过饱，饱则伤脾。脾伤不能磨消于食，令小儿四肢沉重，身体苦热，面黄腹大是也。”本候所论，明确小儿疳证形成原因为，过饱伤脾，以至脾失磨谷以取水谷精微、营养机体的功用，从而造成小儿疳积的四肢沉重无力、身体发热、面黄肌瘦、腹部胀大等虚实夹杂的证候。《哺露候》篇则说：“小儿乳哺不调，伤于脾胃。脾胃衰弱，不能饮食，血气减损，不荣肌肉，而柴辟羸露。其腑脏之不宣，则吸吸苦热，谓之哺露也。”本候是说，小儿哺乳之不调，损伤脾胃，造成脾胃的衰弱，饮食不能被消化，这使得患儿体内气血生化之源不足，不能荣养肌肉，以致患儿身体羸瘠，弱得足不能行，翕翕发热，出现这种证候就叫作哺露，它是由于脏腑之气不能宣通，营卫亦不调和造成的。接下来的《大腹丁奚候》篇又说："小儿丁奚病者，由哺食过度，而脾胃尚弱，不能磨消故也。哺食不消，则水谷之精减损，无以荣其气血，致肌肉消瘠。其病腹大颈小，黄瘦是也。若久不瘥，则变成谷癥。"本候先讲，小儿丁奚病病源，仍是乳食过度，加之小儿脾胃之气尚弱，不能消化水谷所致。由于脾胃之正气虚弱，乳食不消，水谷中的精微摄取得就较少，营养因此不良，无以荣养气血，正气更虚，以致肌肉消瘦。由此产生的病证症状就是，腹大如鼓，颈部细小，皮肉黄瘦。一派虚实夹杂的证候。若久久不愈，则会变为谷癥之疾。随后，本候就根据以上的归纳和演绎，总结这些小儿疳证的论述说："伤饱，一名哺露，一名丁奚，三种大体相似，轻重立名也。"讲明白，这三候大体相似，仅从病情的轻重，分别命名而已。再来看一下，《食不知饱候》篇所讲的："小儿有嗜食，食已仍不知饱足，又不生肌肉，其但腹大，其大便数而多泄，亦呼为豁泄，此肠胃不守故也。"本候之论，能食不生肌肉，形体腹部膨大而排便频数泄泻，属于胃强脾弱之证，亦为小儿疳积的常见证候，也是虚实夹杂不同病情的一种见证。文中责之"肠胃不守"，对于临床实践技能诊疗思维辨识小儿疳证的虚实，颇有指导意义。也表明了，在中医理论认知与临床实践技能诊疗思维中，这种辨虚实，是应当可以用到辩证逻辑思维方法——归纳法和演绎法作为津要的。

另一种辨虚实指机体自身中形或气的充盈或减弱。如《素问·八正神明论》中所论及的"月郭满，则血气实，肌肉坚；月郭空，则肌肉减，经络虚，卫气去，形独居"等述说。人体在外邪干犯的情况下，形气虚实的出现，其机制非常复杂，既有病理性的，亦有生理性的，且能互相影响。其病理性的虚实，又有两种情况，一是有可能由于形气的亢盛或衰减而造成的；二是由于一方不足导致另一方的偏亢而出现。如阴虚导致阳盛，或阳虚导致阴盛，诊宜辨其证，治宜"求其属"。生理性

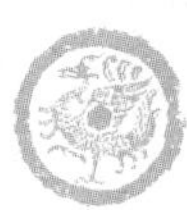

的形气虚实，影响因素就更多了，如《素问·八正神明论》所论月郭满与月郭空，对人体气血的影响；《素问·生气通天论》中以“平旦人气生，日中而阳气隆，日西而阳气已虚，气门乃闭”。来说明一日间人之气有虚有实的转化规律。《内经》所谓“月生无泻，月满无补，月郭空无治”，另如四时之刺，针刺补泻之时，亦属这种情况。不仅仅是归纳出临床实践技能，要应四时虚实进行针刺治疗，而且还演绎为在不同时间给药，会有不同疗效，恐都与此有关。当医家从这个角度来看临床实践技能诊疗思维的辨虚实，采用辩证逻辑思维方法——归纳法和演绎法作为津要，进行辨证论治时，有十分显著的现实意义。如巢元方《诸病源候论·卷四十七·小儿杂病诸候三·头身喜汗出候》中说：“小儿有血气未实者，肤腠则疏，若厚衣温卧，腑脏生热，蒸发腠理，津液泄越，故令头身喜汗也。”此论讲婴幼儿，气血未充，肤腠疏而不密，若衣着过暖，卧褥太厚，则其脏腑易于生热，蒸发腠理，津液向外泄越，因而头身容易出汗。下面《盗汗候》篇则说：“盗汗者，眠睡而汗自出也。小儿阴阳之气嫩弱，腠理易开，若将养过温，因睡卧阴阳气交，津液发泄，而汗自出也。”此论讲明盗汗，即睡中汗出。小儿阴阳之气嫩弱虚弱，腠理不密，容易开泄，如将其保养得过暖，则在睡卧阴阳之气交会的时候，津液外泄，而汗自出。以上两候指出，小儿喜汗出或盗汗，皆与气血未充尚虚，腠理不密欠实有关。如“厚衣温卧”“将养过度”，则易于出汗。根据临床实践技能诊疗思维所见，有属于生理性的，正如后世医家朱震亨在其所著《幼科要略》所讲：“小儿盗汗不须医，以体属纯阳，汗乃阳泄故也。”这时紧要的是保养适度。有属于病理性的，由于体弱，营卫失调，须辨明虚实，及时治疗。又在巢元方《诸病源候论·卷四十八·小儿杂病诸候四·肿满候》中曰：“小儿肿满，由将养不调，肾脾二脏俱虚也。肾主水，其气下通于阴。脾主土，候肌肉而克水。肾虚不能传其水液，脾虚不能克制于水，故水气流溢于肤肤，故令肿满。其挟水肿者，即皮薄如熟李之状也；若皮肤受风，风搏于气致肿者，但虚肿如吹，此风气肿也。”此候归纳了小儿浮肿病的病因，是由于保养不适，脾肾二脏俱虚所致。然，肾主水，其气下通于前阴。脾是主土，外候于肌肉，能够克制水液。如肾虚不能传化水液，脾虚不能克制于水液，则水气泛滥，溢于肌肤，正虚邪盛，所以发生浮肿。浮肿而水盛者，即皮薄如熟李子之状；若皮肤受风邪，风邪与气相搏而肿者，但虚肿如吹气样胀大，这是风气肿，应该是正邪俱盛。而《毒肿候》篇所曰："毒肿者，是风热湿气，搏于皮肤，使血气涩不行，蕴积成毒，其肿赤而热是也。"此候所论毒肿，却是风热与湿邪相合，搏于肤腠之间，使气血滞涩，运行受阻，蕴积而成毒，皮肤肿而发赤，并有灼热感。当医家在中医理论认知与临床实践技能诊疗思维中，以毒肿证候与风气肿证候相鉴别时，如果只辨虚实，就会发现这两个病证都是正邪俱盛，难解难分。但它们各自的证候表现，却又有冷与热、白与赤的区别。而运用辩证逻辑思维方法——归纳法和演绎法作为津要，来辨证论治，就可以清楚地推断出二者不同的病因、病机以及治疗的原则。由此可见，在中医理论认知与临床实践技能诊疗思维中，采用辩证逻辑思维方法——归纳法和演绎法作为津要，是医家智能的体现，其意义不容小视。

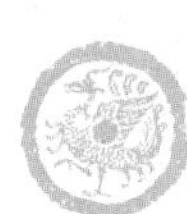

尤其是儿科诊疗的患儿，大都不会用语言表达自己对病痛的感受，因而虚实强弱难辨，这就需要医家在临床实践技能诊疗思维中，熟练运用像归纳法和演绎法这样科学合理的辩证逻辑思维方法作为津要，这样才能够准确无误地做出对患儿病证诊断和治则治法的推论，从而获得确切安全的疗效。巢元方《诸病源候论》对此的具体论述比比皆是。我们可以再举个例子。《诸病源候论·卷四十八·小儿杂病诸候四·羸瘦候》原文曰："夫羸瘦不生肌肤，皆为脾胃不和，不能饮食，故血气衰弱，不能荣于肌肤。凡小儿在胎，而遇寒冷，或生而挟伏热，皆令小儿不能饮食，故羸瘦也。挟热者，即温壮身热，肌肉微黄；其挟冷者，即时时下利，唇口青皅。"这个病证所讲，小儿羸瘦不生肌肉，大多由于喂养不当，所以小儿脾胃不和，饮食减少，造成患儿气血生化不足，不能营养肌肤，实际上属于重度营养不良。因为小儿易虚易实，亦易寒易热，所以或发生温壮身热，或出现时时下痢等症。这种证候，常常被称之为后天失调，发育不良。至于文中"小儿在胎，而遇寒冷"，又属胎儿发育不良，对"遇寒冷"则要灵活辨证来看，这种先天性发育不良，临床实践亦是时有所见的。如果我们把这样一些证候看作是生理性的虚实，那么《诸病源候论·卷四十八·小儿杂病诸候四·虚羸候》论述的："此谓小儿经诸大病，或惊痫、或伤寒、或温壮，而服药或吐利发汗。病瘥之后，血气尚虚，脾胃犹弱，不能传化水谷，以荣身体，故气力虚而羸也。"这又是在说，小儿虚羸证候，所以气力虚乏，形体瘦弱。是由于小儿曾经患过大病，如惊痫、伤寒以及温壮病等，又经过服药，如涌吐、泻下、发汗等，原来的病势减退之后，气血尚未复原，脾胃仍然虚弱，不能消化和摄取水谷之精微，来充实机体。这是对小儿病理性虚实作出的辨证。这时医家在诊疗思维中，运用科学合理的辩证逻辑思维方法——归纳法和演绎法作为津要，来辨证论治，既要辨虚实，也要辨寒热，观色脉，从而推敲出恰当的治则治法，这条思路，就会收到事半功倍的疗效。也许正是沿着这样一条思路，巢元方《诸病源候论》对儿科疾患病证的病源，在《诸病源候论·卷四十七·小儿杂病诸候三》中，做出了自己的推论。该卷《百病候》篇曰："小儿百病者，由将养乖节，或犯寒温，乳哺失时，乍伤饥饱，致令血气不理，肠胃不调，或欲发惊痫，或欲成伏热。小儿气血脆弱，病易动变，证候百端。若见其微证，即便治之，使不成众病，故谓之百病也。治之若晚，其病则成。"本候这段总结性的文字，叙述小儿发病原因，多数由于保育不当，将养失宜。同时因为小儿气血脆弱，如患有疾病，易虚易实，变化多端，应及时进行治疗，否则易转成诸病，不易治愈。这样的诊疗思维路径，尤其是运用辩证逻辑思维方法——归纳法和演绎法作为津要，在儿科是富有临床实践意义的。

当然，在中医理论认知与临床实践技能诊疗思维中，并不是只有儿科的诊疗思维路径，才要关注辨虚实。我们在《诸病源候论》其他疾病的病证中也可以看到，巢元方对辨证候的虚实一样关切。如在《诸病源候论·卷十七·痢病诸候·呕逆吐痢候》中就说："呕逆吐痢者，由肠胃虚，邪气并之，脏腑之气，自相乘克也。《脉经》云：心乘肝则痢。心火也，肝木也，火木子母也，火乘于木，子扶母也，此为二脏偏实也。大肠金也，胃土也，金土母子也，大肠虚，则金气衰微，不能扶土，致令胃气虚弱，此两腑偏虚也。木性克土，火性克金，是为火木相扶，心肝俱盛；而金畏于火，土畏于木，则为肠胃皆弱。肠虚弱则泄痢，胃虚弱则呕吐，故逆而复吐痢也。”本候论述呕逆吐痢是由于肠胃虚弱，邪气乘之，脏腑之气自相乘克所致。这时辨虚实的依据就是中医理论认知的脏腑学说，而乘克的变化，又用五行学说加以解释，如呕逆吐痢是为木火偏实，土金虚弱，以实乘虚，故致此病。所以，由此可见，辨虚实作为八纲辨证的重要一部分，也是一个辨证的关键。很显然，这些都离不开辩证逻辑思维方法——归纳法和演绎法作为津要，把上述中医诊断方法的思维特征之三的重视鉴别诊断，坚持辩证逻辑思维与悟性思维的统一，与之相互交织诊法的理论原则的依据，即由中医理论认知所形成的辨证论治中之四诊合参结合起来加以运用，才有此见识的。从这个角度看，能够采用辩证逻辑思维方法——归纳法和演绎法作为津要，才能使中医理论认知与临床实践技能诊疗思维及其辨证论治，都有一条科学合理的路径。

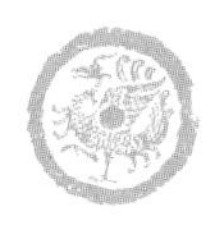

二、归纳和演绎在对疾病病证论治认识中的意义

在中医理论认知与临床实践技能诊疗思维中，对疾病病证论治的认识，同样需要采用辩证逻辑思维方法——归纳法和演绎法作为津要，尽管在巢元方的《诸病源候论》中，关于疾病病证论治的内容并不多见，但归纳和演绎的重要意义也不应被轻视。在这里，我们仅从中医学治疗思想的形成与特征这几个层面做些初学的探识。

（一）中医学治疗思想形成的理论基础

首先来简要地回顾一下中医学治疗思想的形成。众所周知，临床实践是中医学治疗思想形成的基础，这种实践历史悠久，既包括原始先民对伤病救治的本能，也包含后来人们运用早期的驱邪除鬼，以及降妖除魔，在漫长的与疾病斗争中积累了丰富的经验并发明许多新疗法，如运用砭石、艾灸、针刺、放血等技能。在对这些丰富临床经验归纳并升华为理论过程中，又吸收了中国古代各家学说思想，逐步演绎成为初步医学理论。《内经》称此为“杂合而治”，这些初步医学理论又经过医家们长期临床实践疗效验证后筛选提炼，终成为一整套中医理论认知系统的医学学说。

中医学治疗思想可以说是中医理论体系的精华，它筑基于《内经》，定形于《伤寒论》，发展于后世。可以说，对于疾病治疗的基本原则，在《内经》已基本悉具，而在《伤寒论》中，中医这个理、法、方、药一以贯之的辨证论治体系业已形成。而再经历朝历代名医大家在此肇基上，通过治法的丰富和治疗观点的革新，并经过临床实际疗效的事实验证。使中医治疗思想不断发展、进步，进一步体现于治法、制方和用药之中。时至今日，在中医理论认知与临床实践技能诊疗思维中，对疾病病证论治的认识，采用辩证逻辑思维方法——归纳法和演绎法作为津要，使中医治疗思想的守正、变革、进步，乃至创新发展，仍然是前思后想，百家争鸣、百花齐放、百舸争流，永无止境。

中医学治疗思想，持以正为本的人体观论说生理，以正气、邪气相争之论阐述病理，在此前提下对疾病病证论治的认识，则以人为本、病为标、“和”为贵。由此可知，中医学治疗思想重视正气与“和”。在中医学治疗思想看来，正气为人体之元气。如《素问·刺法论》所言：“正气存内，邪不可干。”在论治确定治疗方案时，则首先考虑正邪两方面，即“扶正”和“祛邪”，而“扶正”和“祛邪”二者总以扶正为主，即便是在邪气很旺的伤寒，治疗时虽以祛邪为主，但也要兼顾正气。正如中医认为脾胃是后天之本，《伤寒论》中就时时提及要“保胃气，存津液”。在祛邪为主的方剂中，也要有一两味补气血之品为佐药以护正、守正。

中医治病既以“和”为目标，又以“和”为总纲，这也与中国古代“和为贵”的传统文化意识有直接关系。如《国语·郑语》载伯阳父所云：“夫和实生物，同则不继。以他平他谓之和，故能丰长而物归之。”而且中国的道家和儒家也都重视和，《管子·内业》说：“和乃生，不和不生。”孔子说：“礼之用，和为贵”“君子和而不同”。在这些尊崇“和”为至上的理念中，医学家们也以“和”为治病的至高原则。此种

"和"包括天人之和、阴阳之和、正邪之和、表里之和、食药之和、药物中各种性味之和等等。由此而来，中医论治疾病病证时，从《内经》成书建立中医理论认知体系，到中医临床实践技能诊疗思维辨证论治，一直到今天持守的"治病务求于本"，中医的医家们在疾病病证的论治时，须知内外作津梁，仍然是首先必须考虑一个"和"字。《素问·生气通天论》说："凡阴阳之要，阳密乃固，两者不和，若春无秋，若冬无夏，因而和之，是谓圣度。"《伤寒论》58条也说："阴阳自和者，必自愈。"即以"和"作为对疾病病证论治认识的总纲。

巢元方《诸病源候论》在对疾病病证论治认识时，也是以"和"作为总纲的。他在《诸病源候论·卷十·疫疠病诸候·瘴气候》中曾说："然阴阳受病，会同表里，须明识病源，不得妄攻汤艾。"还说："所当问病之得病本末，投药可专依次第也。"表明了他认识到了治病求"和"的原则，所以认为诊治病证，必须辨明阴阳、表里，审察病之来源，不能妄投温汤及艾灸之类的药物治疗。论治时，应当推究疾病的缘由及演变的情况，用药则可按其主次缓急，随证治之。这样的论述显然与上文所讲的中医理论认知是一致的。而书中对各种疾病诸候的认识也是循着这条思路进行的。如在《诸病源候论·卷一·风病诸候上·风偏枯候》说："风偏枯者，由血气偏虚，则腠理开，受于风湿，风湿客于半身，在分腠之间，使血气凝涩，不能润养。久不瘥，真气去，邪气独留，则成偏枯。其状半身不随，肌肉偏枯，小而痛，言不变，智不乱是也。邪初在分腠之间，宜温卧取汗，益其不足，损其有余，乃可复也。"在这段论述中，首先指出了风偏枯病证的病源，是由于患者体内之正气不足，致使腠理开疏，又感受风湿之邪，留住体内腠理分肉之间，使血气运行不畅，不能滋润营养筋肉，经久不愈，正气衰弱邪气独留所致。在归纳了偏枯病证的一系列特有的证候后，他就按照中医理论认知的中医学治疗思想，以正气、邪气相争病理机制演绎了对风偏枯病证的论治，认为在患病初期，邪气尚停留于腠理分肉之间，应该温卧取汗，并予以适当的治疗，以补其正气不足，泻其邪气之有余，就可使病体康复。不止于此，他又对偏枯病证的脉象、病位与预后，进行了归纳，认为医家诊疗

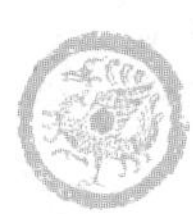

思维时：“诊其胃脉沉大，心脉小牢急，皆为偏枯。男子则发左，女子则发右。……又左手尺中神门以后脉，足太阳经虚者，则病恶风偏枯。此由愁思所致，忧虑所为。其汤熨针石，别有正方，补养宣导，今附于后。”这是在归纳了偏枯病患者的脉象、部位后，又用演绎推论了不同病证患者的预后。还特别指出，左手尺脉足太阳经虚者，就会患恶风偏枯之病。这是由于忧患、思虑等内因而致。如此说来，患恶风偏枯之病，内因之邪也是不可忽视的，如果机体各部运行时，产生了自身无法调节和适应的情志变化，它就会伤及五脏六腑乃至伤及气血营卫等功能正常运行，从而导致病证的发生。所以，医家对疾病病证论治的认识，采用辩证逻辑思维方法——归纳法和演绎法作为津要，就能够正确认识到病证发生的原因和本质、病变发展的转化和预后，以及医家所应采用的治则、治法、制方，从而有效地帮助患者解除病痛，恢复健康平和。若是如此，以辩证逻辑思维方法——归纳法和演绎法作为津要，功不可没，它们可以使中医守正求和的治疗思想落在临床实践技能诊疗思维实处。

又如《诸病源候论·卷八·伤寒病诸候下·伤寒失声候》说：“邪客于肺，肺主声，而通于气。今外邪与真气相搏，真气虚而邪气胜，故声为之不通也。”此候所论失音之证，外感内伤皆可引起。临床实践诊疗思维所见，前者多为“金实不鸣”，本属实；后者多为“金破不鸣”，本属虚。邪客于肺，肺气失宣，以致失声，当属实证。若病久，邪尽而肺气受损，出现失音，即属虚证。本候言之真气即是正气，可见正邪相搏时，由于正邪双方强弱的不同，对机体造成的伤害也有差异，这就会出现实证或虚证的区别。因此，要以辩证逻辑思维方法——归纳法和演绎法作为津要，来认识病证。至于邪气很旺的伤寒，治疗时虽以祛邪为主，但也要兼顾正气这个中医治疗思想。在《诸病源候论》论述中多有体现。譬如《诸病源候论·卷八·伤寒病诸候下·伤寒病后胃气不和利候》曰：“此由初受病时，毒热气盛，多服冷药，以自泻下，病折已后，热势既退，冷气乃动，故使心下愊牢，噫哕食臭，腹内雷鸣而泄利。此由脾胃气虚冷故也。”此论所言，因此伤寒病证毒热邪气偏盛，医家多用寒冷药，以泻下其热。经此种疗后，病情减轻，邪热亦退。但脾胃之阳气却受损，冷气乘虚发动，引发胃脘部一系列证候，也包括下利。这是由于脾胃之正气受损，中气虚冷所致。通过归纳伤寒病后胃气不和所产生的证候，演绎推论出伤寒病后胃气不和利病证的病因，是“此由脾胃气虚冷故也”。同样是运用辩证逻辑思维方法——归纳法和演绎法作为津要，对邪气很旺的伤寒，论治，虽以祛邪为主，但也要兼顾正气这个中医治疗思想，作了很好的诠释。再如《诸病源候论·卷八·伤寒病诸候下·伤寒令不相染易候》所说：“伤寒之病，但人有自触冒寒毒之气生病者，此则不染着他人。若因岁时不和温凉失节，人感乖戾之气而发病者，此则多相染易。故须预服药，及为方法以防之。”从本候所论，我们不仅可以看出，在我国隋代时期，对传染病病因的认识已有新的发展，认识到另有一种“乖戾之气”，具有“多相染易”性，这已接近于现代医学对生物性致病因素的认识。并且提出需要用药物及其他方法进行预防，以达到对人体健康平和维系护正、守正的目的，这是难能可贵的。如果巢元方没有采用辩证逻辑思维方法——归纳法和演绎法作为津要，这个预防传染病的思路恐怕是不可能形成的。

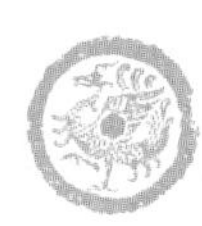

（二）中医治疗思想的构成与特点

《内经》中具有丰富的论治方面的内容，大体上包括了治则、治法和制方这三大类。治则，总称治疗法则，既是中医理论认知与临床实践技能诊疗思维重要组成部分，更是辨证论治的一个重要环节。因此，其所谓治则，即是在辨证的基础上，所采取的治疗疾病的法则，也就是针对不同病证的证候所制订的治疗原则。《素问·移精变气论》称治则是“治之大则”，也有谓之“治疗大法”者。所谓治法，则是在治则的原则下，根据病因的区分，病情的不同，病变的各异，病机的差别，所采取的具体治疗方法和手段。所以它是由治则所规定，并从属于一定治疗法则的治疗措施。至于制方，则是方剂组成的法则。《内经》中的论治，有其较为完整的理论体系和特点。但巢元方《诸病源候论》主要论述的是病源与证候的相关性，对论治方面的内容着墨不多。但仍有一些与病证及其证候相关联的表述，我们就是希望通过观察研讨这样一些蛛丝马迹，来探究一下在中医理论认知与临床实践技能诊疗思维中，采用辩证逻辑思维方法——归纳法和演绎法作为津要时，治则与治法的思维特征，从而加深对其在疾病病证认识中意义的了解。

辨证论治是中医理论认知治疗思想的突出体现，更是中医临床实践技能诊疗思维的操作系统，它可以概要为理、法、方、药四方面内容。理，是关于诊断和治疗的理论，通过归纳四诊得到的证候——舌象、脉象、病人主诉与医家客观症状，再通过医家主观思考，演绎推论，揭示诊断以后，就可以再经过演绎推论确立治则，由此，治则是属于辨证论治中“理”的一部分。也可以这样认知，治则是由一般的中医理论认知的医学学说指导，结合临床实践中患者个别的证候事实，针对具体病证所制订的治疗原则。而诊法就是辨证论治中的“法”，治则和治法厘定对这位患者病证的处方、用药。在辨证论治的发展过程中，最早是随机应病变施治，之后是凭临床经验的对症治疗，当中医学在《内经》《伤寒论》等经典中形成较完备的系统理论认知之后，临床医家们就开始形成以采用辩证逻辑思维方法——归纳法和演绎法作为津要，在明确诊断的前提下，提出相应的治则和治法的方式方法。使中医理论认知的治疗思想规范化，而且把这些规范进行推广，并逐渐成为中医临床实践技能诊疗思维特色优势之辨证论治的一环。

中医理论认知的治疗思想在临床实践技能诊疗思维中有两个重要特点：

其一，为强调人与外在环境的统一。

按照中医理论认知的“人与天地相参说”，中医认为人与所处的外在环境之间是密切联系的。四季寒来暑往的交替，昼夜晨昏的更迭，日月星辰的运行，阴晴风雨的变化等，都在一定程度上影响着人们生老病死的生理活动和病理变化。因此，治疗疾病就必须遵循人与自然统一的客观规律。正如《内经》中《素问·八正神明论》说：“黄帝问曰：用针之服，必有法则焉，今何法何则？岐伯对曰：法天则地，合以天光。”《素问·疏五过论》也说：“圣人之治病也，必知天地阴阳，四时经纪。”“服”，为事也，在此指技能，说明治病的重要技能之一，是必须以天地阴阳，四时气候变化规律（经纪）为依据（法则），同时还要结合日月星辰（天光）的运行位置。如果违反了这个法则，忽视了人与自然的关系，则治病必不能收到预期的效果，甚至反而会使疾病恶化。正如《素问·阴阳应象大论》所说："治不法天之纪，不用地之理，则灾害至矣。"

因此，以中医理论认知与临床实践技能诊疗思维，诊疗疾病，必须以"人与天地相参也，与日月相应也"为依据，排除一切错误观念的干扰，也必定要采用辩证逻辑思维方法——归纳法和演绎法作为津要，这是保证诊断可以正确合理、治疗能够取得立竿见影效果的重要条件。

人与外在环境的统一的治法原则中，主要包括了"因时制宜"和"因地制宜"等内容。其中"因时制宜"，不仅指一年的四时，还包括了因日、月施治和因昼夜时辰施治等方面。在巢元方的《诸病源候论·卷三十八·妇人杂病诸候二·无子候》中就对此有所言说："养生方云：月初出时、日入时，向月正立，不息八通。仰头吸月光精入咽之，令人阴气长。妇人吸之，阴气益盛，子道通。阴气长，益精髓脑。少小者妇人，至四十九已上还子断绪者，即有子。久行不已，即成仙矣。"这段里之养生方是否真如其云灵验，查找文献，无有涉及，令人困惑，其于最后一句所作的结论，令人看来也甚是荒谬。但至少可以表明，古代医家们在针对某些令人棘手，病源难觅之病证时，还是会根据中医理论认知的"人与天地相参说"，通过采用辩证逻辑思维方法——归纳法和演绎法作为津要，在临床实践诊疗思维中，去想方设法地为患者排忧解难。因为，在这些古代医家们看来，《内经》中医理论认知的这些时间治疗学思想，是与人体生命活动的各种节律性密切相关的，所以，后来的医家们在各自的临床实践技能诊疗思维中，得到了后学者的重视和进一步整理发扬。

巢元方在《诸病源候论·卷一·风病诸候上·中风候》就生动地记述了人与外在环境的统一的重要性，原文曰："中风者，风气中于人也。风是四时之气，分布八方，主长养万物。从其乡来者，人中少死病。不从其乡来者，人中多死病。其为病者，藏于皮肤之间，内不得通，外不得泄，其入经脉，行于五脏者，各随脏腑而生病焉。"紧接着，下面的

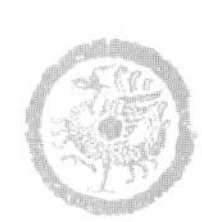

原文马上描述了五脏中风时，各自表现的证候、病源以及针灸治疗的方法及其预后。由此可以看出，巢元方认识到中风病，是人体遭受到风邪为病。但他同时认为，风是四季气候的一种自然现象，分布于四面八方，构成人体的外在环境。然他又认为，风有时也可以成为一种病邪，能伤人致病。如风从正常方位吹来，人感受了风气，即使生病，预后是佳良的；反之，如从不正常方位吹来了风邪，人感受了生病，每多预后不良。他强调的正是人与外在环境的统一。这种统一表现在，在有风邪侵害人体的过程中，由于侵入机体内外的深浅表里不同，会造成不同的伤害。当风邪留着于人体的肌肤之间，阻碍营卫的运行，以致内脏之气不能宣通；而外来之邪气不得发泄，便会侵入人体经脉，行于五脏，这样行于五脏的邪气又会随着它侵犯的脏腑而发生具有各自证候的病变。这里所论述中风病其五脏中风的症状，可能大多是多种疾病的危重证候，而归本于五脏加以叙述。但显而易见，确定五脏中风病的治则治法，需要采用辩证逻辑思维方法——归纳法和演绎法作为津要，这样才不会造成误诊错治。而本候中的“死病”“不可复治”“数日而死”等语，不能拘泥，这是在当时的历史条件下提出来的。但在中医理论认知与临床实践技能诊疗思维中，采用辩证逻辑思维方法——归纳法和演绎法作为津要，强调人与外在环境的统一是必不可少的。在《诸病源候论·卷四十二·妇人妊娠病诸候下·妊娠中风候》中，也曾简要地强调了这个观点，本候内容，与《诸病源候论·卷一·风病诸候上·中风候》基本相同，相互参阅可见本卷对妊娠中风候病证病源与论证的认识，归纳和演绎得更加简明扼要。如本候第一段原文曰：“四时八方之气为风，常以冬至之日候之，风从其乡来者，长养万物。若不从乡来者，为虚风，贼于人，人体虚者则中之。五脏六腑俞皆在背，脏腑虚，风邪皆从其俞入，人中之，随腑脏所感而发。”其下内容仍为对五脏中风的证治的认识，最后点出主题，说：“妊娠而中风，非止妊妇为病，甚者损胎也。”这里除了强调了人与外在环境的统一与否，是会不会造成中风病的致病因素，又进一步突出，风邪作为外来因素侵入人体，是通过机体内部正气为邪的内在因素起作用，也就是说风“不从乡来者，为虚风，贼于人，人体虚者则中之”。至于五脏六腑是哪一个会发病，则要看“脏腑虚，风邪皆从其俞入，人中之，随腑脏所感而发”。说白了，就是哪个脏腑的正气虚了，哪个脏腑就会发病，患者就会出现哪个脏腑病证的证候。然，本候论述的重点在于“妊娠而中风，非止妊妇为病，甚者损胎也”，这是通过演绎反映中风病在妊娠妇人身上的特殊性。从这儿来说，采用辩证逻辑思维方法——归纳法和演绎法作为津要，在临床实践技能诊疗思维中论治病证，也是十分必要和重要的。

其二，为重视人体的整体性。

按照中医理论认知，人体虽有上下左右、阴阳表里等不同部位之分，但在经络的联系下，通过气血的运行贯通，相互转化，形成一个有机的统一整体，各部位之间，以及局部与整体之间，都保持着相互协调的关系，如果这些关系一有失调，不再和谐，便会导致疾病的发生。因此，中医治疗疾病，首先就要掌握并知晓、了解这些关系，来全面地分析病情，从促进机体内外整齐和谐出发，采取适当的治疗措施。故《素问·阴阳应象大论》说：“善用针者，从阴引阳，从阳引阴，以右治左，以左治右”。以此表明，由于人体是一个有机联系着的统一整体，其经脉之气阴阳表里相贯如环，左右上下相移，所以病在阴分和阴经，就可以通过调整阳分或阳经加以治疗；病在阳分和阳经，也可以通过调整阴分或阴经加以治疗。左右上下亦同此理。这便是人的整体观在治疗法则中的体现。

重视人体的整体性，还表现在“因人施治”这一治疗原则方面。正如《灵枢·终始》所说：“凡刺之法，必察其形气。”《灵枢·卫气失常》也说：“必先别其三形，血之多少，气之清浊，而后调之，治无失常经。”“三形”，指人之肥瘦及肌肤的疏松与致密。说明治疗的常规（常经）是必须首先要辨明“三形”及气血的盛衰、清浊等不同情况。而影响人体气血盛衰的因素很多，如年龄、体质、饮食劳逸和精神因素，乃至上述所说的，人与所处之外在环境之间的关联，治疗措施都要因人而异，灵活使用。而在中医理论认知与临床实践技能诊疗思维中，真正能够做到遵循这个治疗原则，也必须采用辩证逻辑思维方法——归纳法

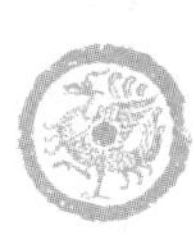

和演绎法作为津要。这是因为医家在制定治疗措施时，要面对这么多患者产生疾病病证的影响因素，有明有暗，有新有痼，有深有浅，有强有弱，更重要的是有主有次，有标有本。这些因素都会给医家论治疾病病证，产生不同程度的困惑和影响。

巢元方《诸病源候论·卷十一·疟病诸候·疟病候》中，着重论述了疟病的病因、病机、症状、脉象及治疗等内容，相当于疟病的总论。其中所言表明重视人体的整体性，是论治疟病病证的重要法则。原文首先探讨了疟病候的病因及发病特点，其曰："夏日伤暑，秋必病疟。疟之发以时者，此是邪客于风府，循膂而下。卫气一日一夜常大会于风府，其明日下一节，故其作则腠理开，腠理开则邪气入，邪气入则病作，此所以日作常晏也。……其间日发者，由邪气内薄五脏，横逆募原，其道远，其气深，其行迟，不能日作，故间日蓄积乃作。夫卫气每至于风府，腠理而开，开则邪入焉。其卫气日下一节，则不当风府奈何？然风府无常，卫气之所应，必开其腠理，气之所舍，则其病作。"表示疟病候发病与人与外在环境季节变更是有关联的，而且疟病的发作有一定的时间性，是因为病邪从风府侵入人体以后，是循着脊背逐日逐节的向下移动。同时人的卫气每一昼夜整体运行阴阳五十度而大会于风府，当正气和邪气相遇的时候，正邪相争，于是疟病就发作。还有一种间日发作的疟病，是因为邪气逐渐向里，深入五脏，横连募原，邪气愈深入，循行愈迟缓，邪气的力量偏弱，不能每日发作，所以蓄积力量间日发作一次。然而又有疑问，由于卫气行于风府，腠理开发时，邪气侵入而疟病才会发作，现在卫气日下一节，与邪气相遇不在风府，而疟仍发作，这是何故？巢元方认为，这是因为人体虽是一个整体，但各部分的虚实不同，邪中的部位就不一定恰在风府，只要卫气所到的地方和邪气相遇，腠理开发，邪气得以相并，疟病就能发作。至于疟病的病机，本候原文是这样说的："……疟气随经络沉以内薄，故卫气应而作。阳当陷而不陷，阴当升而不升，为邪所中，阳遇邪则卷，阴遇邪则紧，卷则恶寒，紧则为栗，寒栗相薄，故名疟。弱乃发热，浮乃汗出。旦中旦发，暮中暮发。夫疟，其人形瘦皮必栗。"这是在说，由于人是一个整体，而疟病之邪是随着经络循行，逐步内传，必须与一定部位的卫气相遇病才发作。疟病发作的病机，是由于人整体阴阳平和的失调，致使阴阳升降失常，阳气当降而不降，阴气当升而不升，为邪气所乘，并于阴则阴气胜，阴气胜则恶寒战栗；并于阳则阳气胜，阳气胜则发热。邪胜正弱则病就发作，正胜邪退则汗出而愈，根据受邪时间和部位，发作有一定时间，便为疟病。得了疟病之人，形体瘦，皮肤多寒栗。由此可见，巢元方对疟病发作病源、病机、症状的论述，将中医理论认知重视人体整体性的特点充分地表达出来了。而他所叙疟病的诊疗思维，也是采用了辩证逻辑思维方法——归纳法和演绎法作为津要的。

巢元方在本卷《疟病候》篇中，还罗列诸家之说，叙述了对于五脏疟的认知，虽内容部分相同，但讲得相当详尽。然其所用的叙述方法，仍是采用了辩证逻辑思维方法——归纳法和演绎法作为津要。如其对五脏疟论治所说："肺病为疟，乍来乍去，令人心寒，寒甚则热发，善惊如有所见，此肺疟证也。……虽日未病，势当不久。此即肺病声之候也，察观疾病，表里相应，依源审治，乃不失也。"是说肺疟之证，发作无定时，这种病，现在看起来似未大病，但不久即有危险。因此，对肺疟病的外候，从外表可以了解里证变化，应当详细诊察。所谓表里相应，审因论治，这样才不至于贻误病情。

"心病为疟者，令人心烦，其病欲饮清水，多寒少热。若人本来心性和雅，而急卒反于常伦……此人必死，祸虽未及，呼曰行尸。此心病声之候也，虚则补之，实则泻之，不可治者，明而察之。"是讲假如其人心性和谐，突然变得急躁，语无伦次，行为举止反常，多预后不良，这种病情，称为"行尸"。从心疟病的外候，可以从此分析病情的虚实，进行或补或泻的治疗。如是病情危险者，也应该详细诊察，事前有所了解。

"肝病为疟者，令人色苍苍然，气息喘闷战掉，状如死者 。……若不即病，祸必至矣。此肝病声之候也，其人若虚则为寒风所伤，若实则为热气所损。阳则泻之，阴则补之。"是云从肝疟病的外候看，这种病，目前虽未发生险象，但预后很恶。要通过分析病情，若病属虚证的，是由于寒邪所伤；若病属实证的，则为热邪所损。实证则用泻法，虚证则用补法。

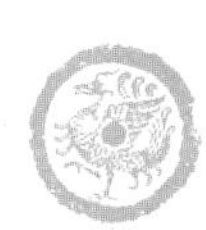

“脾病为疟者，令人寒，腹中痛……若其人本来少于喜怒，而忽反常，瞋喜无度，正言鼻笑，不答于人。此脾病声之候证，不盈旬月，祸必至也。”是曰病人出现性情改变，喜怒无常，有问无答的外候时，目前虽似尚可，但不到十天，最多不超过一个月，病情必有向恶的变化。

“肾病为疟者，令人凄凄然，腰脊痛而宛转……反于常性，此肾已伤，虽未发觉，是其候也。……此肾病声之候也，虚实表里，浮沉清浊，宜以察之，逐以治之。”是言病人性情改变的各种表现，是其外候，应该分析病情的表里虚实，脉象的浮沉，神色气息的清浊，详细诊察，随证施治。

如此这般的论述，是针对五脏疟病的诊疗思维，虽然各有各的特质，但最后仍强调了详细诊察，随证施治这个中医理论认知与临床实践技能诊疗思维的特色优势。也极具中医理论认知的治疗学思想，重视人体整体性诊治原则的重点特征。同时，还可以看出来他不仅在对疾病病证病因、病机、证候的认知与推断时，采用辩证逻辑思维方法——归纳法和演绎法作为津要，而且在对疾病病证论治的认识以及对具体病证的治则治法的确定中，也是采取辩证逻辑思维方法——归纳法和演绎法作为津要，从而给医家们对疟病的诊治提出了一条科学合理、实用有效的诊疗思路。

（三）中医治则与治法的思维特征

深入地探究中医学的治疗思想，再来看中医的治则与治法，就会发现，《内经》是把治疗法则比拟为匠人之规矩和绳墨。在有些情况下，治法和治则可以同名共用。例如对于瘀血证，活血化瘀是治则也是治法。但在多数情况下，二者有层次、目标、体用和思维方式的不同。确定治则的前提是诊断，而诊断是在医家通过望、闻、问、切四诊来归纳患者的证候后，直接对应于病机而作出的，然病机又是经过演绎推断出来的，其目标是为治疗做战略决策，它是医学思想或对疾病事实和转化规律认识的体现；治法的层次看上去似乎低于治则，是在治则指现下用之于治疗的具体方法，但它的运用是否得当，却离不开医家对自己临床实践技能诊疗思维经验事实的积累和归纳，更离不开医家对中医理论认知的中医学治疗思想的正确理解与掌握，合理演绎和运用，其目标是为治疗做战术决策，是医家们医疗技术或技巧、诊疗思维智慧与能力的体现。从体用而言，治则具有原则性，是方，医家归纳患者的证候，必须尊重患者病证客观事实，以求真求实来求是；治法则具备灵活性，是圆，医家演绎出患者的病机，必须按照中医理论认知的医学学说，遵循中医学治疗思想与外在环境的统一和重视人体的整体性的治法原则来推论治法，绝不能粗心大意、敷衍塞责，甚至花言巧语、妄下断言。如此看来，医家看病施治，必须头脑冷静，仔细观察，善用技能，多方思考，并且尽可能地将患者病证和其生活中与患病时周围环境，以及各种有关因素联系起来考察，就可能发现其中的奥秘，从而断定正确合理的治则，并采用恰当有效的治法。而要做到这一点，采用辩证逻辑思维方法——归纳法和演绎法作为津要，应当给予充分的重视。因为如从思维方式而论，中医理论认知与临床实践技能诊疗思维，采用的是辩证逻辑思维方式，在这个前提下，治则属于决定论，医家一旦通过归纳证候，阐明病机，治则循中医理论认知之规而定，运用演绎法必不可少；而治法属于选择论，可以按三因制宜和具体的证候表象、医疗条件，以及医家本人的学识、临证经验、学派观念之忌等等，来去粗取精、去伪存真演绎出病证真相，自然也少不了运用归纳法选择不同的治法。治则以辩证逻辑思维方法——归纳法和演绎法作为津要，反映医家的中医理论认知水平和对病证病因、病机的判断能力；治法的选取运用辩证逻辑思维方法——归纳法和演绎法作为津要，则体现了医家在临床实践技能诊疗思维中的主观能动性和诊治疾病的技巧和医术。运用辩证逻辑思维方法——归纳法和演绎法作为津要，可以是“医者意也”，从取象比类思维、悟性思维中启发中医治疗的“圆机活法”，既可以通过归纳异病同治，也可以经过演绎同病异治，在采用辩证逻辑思维方法——归纳法和演绎法作为津要，中医临床实践技能诊疗思维的特色优势辨证论治，就是要对患者疾病病证实事求是，即所谓“医之法在是，法之巧亦在是”。

从总体上看，中医的治则治法有这样几个特征：

一，用诸于临床诊疗思维的实践性与津梁作用。

中医治疗法则中概括了疾病病证治疗的软硬两类医疗技术，具有促

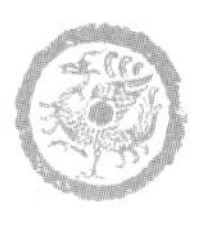

使疾病伤痛痊愈的成效性。如果说，治法是医疗救治具体的硬技术，治则便是诊疗思维抽象的软技术，但二者都是经历长期的临床实践积累和理论升华的产物。有时还受到除医学外的诸多方面学术的启发与借鉴、融合，才被确立为治法与治则的。例如临床医疗实践中经常发现，通过疾病患者临证证状的归纳，一些具有情志不好、气机郁滞证候的五脏病证，往往与体内相应脏腑真气运行不畅有密切的关系，但由于脏腑之气郁滞的部位有所不同，这种郁滞的状态也可见于病变的各个阶段或各种证型，所以，采用的治疗措施就应有所区别。而《素问·六元正纪大论》即有所谓："木郁达之，火郁发之，土郁夺之，金郁泄之，水郁折之，然调其气。"历来医家根据自己的临床经验发挥甚多，将这些丰富的临床实践概括为"行气解郁"的治疗法则，因此解郁、疏郁即可作为其基本治法，而将此治法则用之于临床，便可以针对具有郁滞证候的五脏病证，从容地选方、择药、议量，可以说是治疗郁证的一个很重要的指导原则。

其实，诸如此类的内容，在《内经》中医理论认知中所具颇多，如《素问·至真要大论》所谓"诸寒之而热者取之阴，热之而寒者取之阳，所谓求其属也"。王冰注之谓："言益火之源以消阴翳，壮水之主以制阳光。"已经成为中医治疗学的一句名言，或者叫格言。又如《素问·六元正纪大论》中司天在泉之气致病的治疗法则中的所谓"适气同异，多少制之""用凉远凉，用热远热，用温远温，用热远热，食宜同法，假者反之"等，都是很有价值的治疗原则，既反映了对病变病机的认识，即据理（证）立法，又确定了治疗病证的切入点及选方用药的范围。当然，这也完全少不了采用辩证逻辑思维方法——归纳法和演绎法作为津要，在临床实践技能诊疗思维中灵活地加以运用，以起到承上启下的作用，并以其临床疗效显示中医治疗法则是中医理论认知和临床实践技能诊疗思维之间的桥梁。

二，在中医治疗法则语义中蕴含哲学特质。

治疗法则往往采取"舍事而言理"，以富于哲理性的术语来概括，如我们在上文中引用过的"阳则泻之，阴则补之"，"虚者补之，实者泻之”，“寒者热之，热者寒之”等，很多是中国古代《易经》《老子》等哲学思想与中医学理论及临床实践技能诊疗思维的结合，不论是中医理论认知的阴阳学说、五行学说，还是运气学说、气化学说、术数学说，在与中医学融会贯通时，愈是简要，愈有较大的外延，有宽阔的普适性，精确不磨，颠扑不破，沿用至今。

三，有些治疗法则的语言表达，体现了传统中国文化的特质与征象，有些还具有文学艺术性。

在临床实践中，医疗技能和诊疗思维所面对的病情，归纳起来，不仅千变万化、千态万状，而且还千奇百怪、千差万别，治法因而就会演绎出千方百计，呈现千条万绪。但有些中医学者根据中医学的发病观，认为其治法概括起来却不过三类，即：祛邪类、扶正类与调适类。由于受着中医学特有的疾病认知方式及中医理论认知的医学学说自身的影响，中医治疗法则的语言表达，也带有相应的痕迹。除了在治疗法则语言表达的基本形式上，主要是用：① 动词+病因，这是中医祛邪类与扶正类治法的基本形式，即设法消除病因；② 动词+病位，疾病的发生一般是由于致病因素作用于机体的某一部位，导致这个部位的生理异常，出现了相应的病理变化，即成为病位，因此，针对病位而立治法，虽往往忽略了病因，却用前置动词简单明了地表达出治疗用意，所用动词的含义大多比较直观，如用“清”字可清胃、清肝、清肺、清心、清胆、清气、清营等，而其治则为“热者宜清”，只能是表达“清热”或“清火”；用“温”法可温脾、温肝、温肺、温经等，而治则为“寒者宜温”，只能是针对阳虚之虚寒的病证；③ 动词+病机，病机作为发病机理，采用辩证逻辑思维方法——归纳法和演绎法作为津要，推断患者病证的病机，在临床实践技能诊疗思维中起着重要作用。

一些疾病的病机非常明确，甚至可以据此命名病证，如厥证、郁证、痹证、胸痹等。如果撇开具体的病证背景，这样一些基本治法其实都具有治则的意味。此外，也有一些治法将病机蕴含其中，直接针对着病机，如调和营卫，即营卫不和；抑肝扶脾，即肝强脾弱或肝气乘脾；升阳，脾不升清，潜阳，肝阳上亢；敛阴，阴津耗散；引火归元，阴虚阳浮；

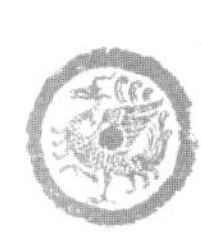

降逆，气机不降反升或升发太过；如此等等，不一一列举。

还有一种治法，为动词+主症，主症是患者患病时病证过程中，患者感受到的最为主要痛苦和表现。也是医家在临床实践技能诊疗思维中为疾病命名的依据。这种治法的确立相对较为简单直白，基本上是在主症前加上适当动词，如止痛、止咳、止吐、止泻、止血、平喘、开窍，以及宁心安神、利水消肿、利胆退黄，止咳平喘、疏筋活络、软坚散结、活血化瘀等，都是，而且更为生动。临证时重视对主症的处理常常作为一个治疗策略，即通过控制住主症之际，“急则治标，缓则治本”，为治疗病证之本，解除患者伤痛病害来创造条件。

然而，除了上述常见形式，在中医治则与治法中，更加具有中医特色的思维特征，是常用的通过取象比类以喻医理。这使中医治疗法则的语言表达，在体现传统中国文化的特质与征象的同时，有些还具有文学艺术性。根据取象比类的思维原理，中医治疗法则还有以下两种表达方式：第一种表达方式是借代式，如五行代脏腑，培土生金、补火生土、滋水涵木、培土制水、佐金平木等均是；或用位置代表脏腑，如“病在上取之下，病在下取之上”（《素问·五常政大论》）；或用方向代表脏腑，如泻南补北等；或用颜色代表脏腑，如宜白、泻白、泻黄、泻青等，也有用药物五味的基本作用代表治法，如芳香化浊、辛升苦降、辛温解表、辛甘化阳、甘寒生津、苦寒清热、甘温益气、苦温燥湿、咸寒增液等。第二种表达方式是借喻式，借用生活中或自然界中的各种现象，形象地说明某些治法的特点，多用四字句的艺术语言来概括。像逆流挽舟法、添水行舟法、斩关夺隘法、釜底抽薪法、引火归元法、提壶揭盖法、养正除积法等等，举不胜举。

还有，中医治法语词的表述中，有双音节词，如疏风、散寒、清热、行气、润肺、平肝、潜阳、滋阴等；也有三节词，如祛风湿、通经络、利小便、强筋骨等；这些均为单义词组，指意较为简明。而由于病变有主次之分，标本之别，在论及治法的语词中，更为常见的是由两个双音节词组成的一个或多个复合词组。这类词组的情况较为复杂，简而言之，有些为单义重叠，即前后两个单义词组的含义相同或相近，如活血化瘀、清热泻火、温中健脾、疏肝理气、消食化滞、安神定悸、开窍醒神等；有些则为双义词组，即两个单义词组的含义平行并列，或后者对前者限定或补充，如清热燥湿、清热化痰、辛温解表、益气温阳、养阴生津、疏肝健脾、健脾养心等；还有些双义词组前后为因果关系，如行气止痛、利水消肿、化痰止咳、升阳举陷、回阳救逆等。其中行气、利水、化痰、升阳、回阳为药性功能，止痛、消肿、止咳、举陷、救逆为治疗效果。（朱光．中医治法用语解析．中国中医药报，2017-03-10）以上所述这些内容都表明，中医治则治法的思维特征，有些治疗思路和称谓及语词，与传统中华文化格调的熏陶，以传统中华文化的语言表达方式熏染有密切关系。例如，“以毒攻毒”的概念形成就蓄势已久，其称谓演变也情趣妙然。且不说，很久以前的医家就在传统的中华文化中，寻觅中医治疗法则的灵感与依据。《诗经·伐柯》有曰：“伐柯如之何，非斧不克。”柯即斧柄，是说由斧头才能制成斧柄，东汉经学大师郑玄在《笺》中对此进一步解释说：“伐柯之道，唯斧乃能之，此以类求其类也。”医家们就以伐柯之道所“以类求其类”用为治法要言。如之，东汉王充在《论衡·言毒》中就曾提出：“以类治之也，夫治风用风，治热用热，治边用密丹。”在《素问·至真要大论》把这种方法称之为“甚者从之”。随后的魏、晋、南北朝翻译佛经时译者们率先采用了“以毒除毒”一词，并由后世医家把“以毒除毒”发展为“以毒攻毒”的治法。

巢元方的《诸病源候论》主要是一本以叙述疾病病源证候，即病因病理学为主要内容的中医学专著，所以书中很少论及与治疗相关的内容，但其引用《养生方》《养生方导引法》等，作为防治疾病的方法，这又是它的特点。其中也有只言片语表现出了传统中华文化的语言表达方式，如在《诸病源候论·卷一·风病诸候上·风身体手足不随候》中就有：“养生方导引法云：极力左右振两臂，不息九通。愈臂痛苦倦，风气不随，振两臂者，更互踶蹹，犹言蹶。九通中间，偃伏皆为之，名虾蟆行气。”这是在讲，养生方导引法说：用最大力量左右振动两臂，闭气不息，连作九次。可治臂痛，劳累疲乏，风气不遂等症，所谓振动两臂，就是左右交替向后踢动两腿，犹如牲畜尥蹶子那样。不息九通中间，仰

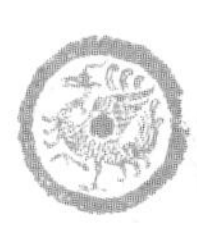

卧俯伏时都要做。这种导引法，称为虾蟆行气。如此所论治法，形象又生动。除此而外，书中还有蛇行气、鹜行气、雁行气等养生方导引法的具体描述，也十分形象又生动，而且言简意赅。

坦率地讲，治则与治法作为中医理论认知与临床实践技能诊疗思维中必不可少的一个层面，对其科学合理内涵的分析，也能展示中医学的范式特征。虽然，巢元方的《诸病源候论》对治则治法的论述实在少之又少，但我们仍然可以看到，他承继了《内经》《伤寒论》等经典医学著作中，中医理论认知的各种医学学说，特别是采用了辩证逻辑思维方法——归纳法和演绎法作为津要，才将中医临床实践技能诊疗思维中，疾病病证发生的病源及其证候现象，表述得如此清晰和完备。这对后世医学的发展，对后来医家临证时诊疗思维能力的，都具有很大的促进作用。中医治疗法则的守正传承与创新发展，体现了临床实践技能诊疗思维的演变和发展，丰富了辨证论治，也增加了中医理论认知的可验证性和可重复性。值得今后的医家深入探究，使中医临床实践技能诊疗思维的能力得以提高加强，也使中医临床实践技能诊疗思维的特色优势不断继承和发扬。

（四）中医辨证论治的思维津要

对巢元方《诸病源候论》的研究还提示我们，在中医理论认知与临床实践技能诊疗思维中，采用辩证逻辑思维方法——归纳法和演绎法作为津要，起着举足轻重的作用，有着至关重要的意义。因为，它对中医临床实践技能诊疗思维特色优势——辨证论治形成的作用和意义，也同样不能忽视。

1. 病证证候是辨证论治思维津要之本

在中医理论认知与临床实践技能诊疗思维中，对疾病的认识从对疾病现象的直接观察开始，以后逐渐发展成为对疾病变化多端的症状和体征的分析研究。如对病证的认识，就有一个逐步演化的过程。最早言证，乃凭证、验证之意，概括症状、体征。如在《素问·至真要大论》就有言："病有远近，证有中外"，《难经·十六难》之"是其病，有内外证”，《伤寒论》中“知犯何逆，随证治之”，又将“脉”与“证”合称。然，疾病的表现变化多端，时有异样。以至于梁代陶弘景在其《肘后方·序》中始提出“证候”一词，以“候”字突出证的时间要素。故证即证候的简称，证候就是患病时的人体功能状态。证候中，症状与体征的出现虽是依据影响患者病患的个别因素而随机，但都有其内在联系。一般来说，中医临床学者把有共同病机、经常会一起出现的症状和体征所组合的、有相时独立存在诊治意义的证候群，称为证型。在本书中曾多次出现的所谓“病证”就多为证型。证型有可重复性，可出现在某些疾病发展变化的某个阶段，也可出现在多种疾病过程中；证型又有其稳定性，某些证型可以在某个疾病从始至终整个发展变化的过程中保持不变。同时，证型中的症状和体征的显现有相关性。在一个疾病过程中，可以先后或同时由不同证型组成。证候除表现为相对独立而稳定的证型外，尚有层次性。例如，巢元方《诸病源候论》就发展了证候分类学，它把隋以前和当时的各种病名证候，加以整理，分门别类，使之条理化、系统化。例如，《诸病源候论》论述伤寒病，有卷七、卷八两卷。其内容大都渊源于《素问·热论》《伤寒论》《金匮要略》及《脉经》等经典医著。但编写体裁，与《注解伤寒论》不同，是以证候为主，把各方面的资料归纳整理，再经过演绎阐释的。在这些病证证候的基础上，大体分为以下几类：

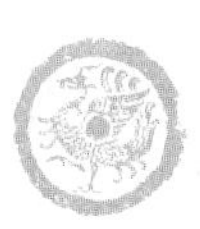

如伤寒候、伤寒中风候、伤寒一日候、伤寒二日候至伤寒九日以上候及伤寒发汗不解候、伤寒取吐候等为一类，重点讨论伤寒的病因病理，以及传经、两感等几个主要问题。这些可理解为一级证候，是为伤寒病发病之本，诊疗之基。又如伤寒咽喉痛候、口疮候、斑疮候、谬语候以心腹胀满候、大小便不通候等为又一类，这是以常见的主要证候，从六经病证中归纳集成在一起，综合分析演绎论证，此为上下两卷主要内容的重要部分。可理解为二级证候，是为伤寒病病证辨证论治之本，诊疗之要。又如伤寒登豆疮候、伤寒变成黄候、伤寒热毒利候、脓血痢候、脚气候、霍乱候及疟病等为一类证候，这里列举了一些烈性传染病和有急性发作过程的杂病，此类病证与伤寒是连类而及。又如伤寒病后热不除候、伤寒病后不得眠候，以及不得食、虚汗、劳复、食复等候，为又一类证候，论述伤寒的病后诸证。最后，还有《伤寒令不相染易候》篇，提出，提示伤寒病有预防方法。这是防治结合的早期资料。我们看，书中对这些伤寒病病证的论述，就是以采用辩证逻辑思维方法——归纳法和演绎法作为津要进行的。这样的论述，足以显示出病证证候是辨证论治思维津要之本，

2. 实事求是是辨证论治思维津要之魂

在中医理论认知与临床实践技能诊疗思维中，始终坚持着具体病情具体处理的原则。因是而异，圆机活法，更是临床实践技能诊疗思维辨证论治特色优势的精妙所在。辨证论治虽然重在求索证候，但又非常重视疾病的动态变化和三因制宜，也重视上文中所提到的人与外在环境的统一性和人体内在的整体性。临床实践技能诊疗思维辨证分型及处方用药取决于疾病的复杂性、病人的体质、患病的时间和地理、居处环境以及情志影响因素等，虽然是按“方者仿也”立意，“有是证，用是方”，但其选药用方也有随证加减之别，有时用成方，也有时随病证机变组方或使用单味药物而收功。这其中每味药物的选用以及各个处方中药物剂量的配比多少，更是有着举足轻重的效用。辨证论治虽有理、法、方、药作为固定的程式，但它必须以实事求是作为辨证论治思维津要之魂。因为临床实践技能诊疗思维，也有时因病机之明而“慧然独悟”，引发了灵感，豁然贯通启扉了证治概念和处治活法。此并非否认逻辑思维，而恰恰相反，这意味着潜在的而且是复杂的病证，用意识把握较之述诸语言文字更为敏捷便利。它是医家们经过长期临床实践技能诊疗思维，通过积累和归纳经验事实，再对诊疗疾病病证进行反复演绎的结果。

从春秋时的晋代程子华的“医者理也，理者意也”，到东汉郭玉的“医之为言意也”，以及梁代陶弘景的“仲景用药，善以意消息”，都重视在辨证论治时发挥诊疗思维的主观能动性。巢元方《诸病源候论》对此也颇有共识。如他在《诸病源候论·卷七·伤寒病诸候上·伤寒候》中论述伤寒候证治时就说：“相病之法，视色听声，观病之所。候脉要诀，岂不微乎。”此论是讲，诊察疾病的方法，望神色，听声音，可以

观察疾病发生在机体内的哪个部位。同时证候脉诊是一门很深奥的学问，然以意求之，亦有要诀。文中说："脉洪大者，有热，此伤寒病也。"通过意的感知，如脉来洪大者，为有热，这是伤寒病的脉象。又说："伤寒热盛，脉浮大者生，沉小者死。"伤寒病患者里热盛，脉见浮大的，是脉证相符，为有生机；如见沉小，则患者正气衰竭，属于死证。还说："头痛脉反涩，此为逆，不治；脉浮而大易治，细微为难治。"是说伤寒表证，见头痛而脉反涩者，为脉证相逆，不治；如脉浮而大患者，为脉证相符，容易治愈；脉细微的，为难治。这些论述，也是以采用辩证逻辑思维方法——归纳法和演绎法作为津要进行的。寥寥数语，将医家辨证论治诊疗思维过程中，如何发挥逻辑思维与易象思维的主观能动性，表达得十分生动形象，也充分显示出实事求是是辨证论治思维津要之魂。

3. 主体意识是辨证论治思维津要之枢

在临床实践技能诊疗思维时，医家们采用辩证逻辑思维方法——归纳法和演绎法作为津要，还可以表明，医家与患者耦合于一个系统之中，构成了一个应对疾病的命运共同体。医家不仅要通过对患者略施医技望闻问切，进行检察操作，以获得和归纳患者病证的证候；也同时审慎进行诊疗思维，演绎推断患者病证的病因、病机，推论治则治法，由是受"人择原理"及"法式检押"（《灵枢·逆顺肥瘦》）规律与法则的支配，即由于认识主体——医家与认识对象——患者疾病病证的相互影响，在辨证论治过程中，医家的学识、经验，技艺与智能悉心足取，堪称独具匠心。同是切诊一脉，诸医各言其说、自以为是；同为辨识一证，各家自圆其说、各执一词；处方用药受医家各自师承、各家学说的影响，更是卓见纷呈，治法各异。同诊热病，伤寒学家言寒，河间学派称火，温病学者或云卫气营血，或主三焦。很多情况下，中医理论认知与临床实践技能诊疗思维辨证论治，看似无定法、无同方、无特药、无恒量，一切的一切都是医家的主体意识，在诊疗思维中，随机制宜。这样的状态体现了辨证论治的多途径性和多解释性。只有博闻多识，见多识广，善于思考，同时采用辩证逻辑思维方法——归纳法和演绎法作为津要，才能真正地认识病证本质，认准病证的病因、病机，认清病变发展规律，

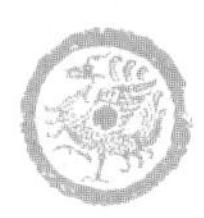

认定适合患者病态的治则治法，从而取得令人满意的疗效。由此看来，说医家主体意识是辨证论治思维津要之枢，此言不谬。

4. 实用普适是辨证论治思维津要之旨

巢元方所著《诸病源候论》一书，对后世医学的发展，具有很大的促进作用。众所周知，在中医理论认知与临床实践技能诊疗思维中施行的辨证论治，贯穿着目标决定论的思想，是通过取象比类、唯象论病，不管体内有何功能器质改变，而以可以被人感知、感觉、感触到的症状和体征为凭，外象推证，分析症因也是审证求因，属于外推性的理论和技能。故其诊断和治疗都以非损伤性手段为主。然，中医理论认知与临床实践技能诊疗思维对病证病因的推断、病机的推论，以及对治则治法的推定，都会采用辨证逻辑思维方法——归纳法和演绎法作为津要。古代医家用这个辩证逻辑的诊疗思维方法，辨证论治不尽力追求病名的明确和统一，而更加注重确认患者疾病所处的病证状态，以调整和改善病证状态为着眼点，辨证的目的在于论治，以能开方用药促使病人身心平和为目标。有时病名难以定论，模糊不清，甚至具体的病因也辨认不详，但医家可因于证候归纳的明晰而演绎出适宜的方药取效，以精去粗，以真去伪，以实去伪，以是去非，从而以少应多，以证应病。正因为辨证论治是诊治一体，辨证明确，治法也应手而出。所以能否取得确切的疗效，尽在出诊医家的诊疗思维能力，当然医家的诊疗思维能力的高下，有很重要的一点，就是他在自己的中医理论认知与临床实践技能诊疗思维中，是否能够掌握和运用辩证逻辑思维方法——归纳法和演绎法作为津要。而对巢元方《诸病源候论》论述里，采用辩证逻辑思维方法——归纳法和演绎法作为津要，进行中医诊疗思维的识微告诉我们，将实用普适作为辨证论治思维津要之旨，恰如其分地说明了这一点。

正如清《四库全书总目》（四库全书总目［M］. 北京：中华书局，1956）所云："其书但论病源，不载方药，盖犹《素问》《难经》之例……《内经》以下，自张机、王叔和、葛洪数家外，此为最古，究其要旨，亦可云证治之津梁矣"。

参考文献

[1] 张志峰.《诸病源候论》病因学成就探析[J]. 中医杂志，2011，52(20)：1723-1725.

[2] 张志峰.《诸病源候论》病候分类渊源探析[J]. 中医药学报，2011，39(4)：150-152.

[3] 郭颖.《诸病源候论》词语时代特色浅析[J]. 医籍文辞，2008，(5)：51-52.

[4] 张志峰，姚浩敏，严世芸.《诸病源候论》治疗观探析[J]. 中华中医药学刊，2009，27(11)：2371-2373.

[5] 姚洁敏，严世芸.《诸病源候论》文献研究思路述评与展望[J]. 中华中医药学刊，2011，29(3)：480-482.

[6] 杨徐杭，汶医宁，杨天成.《诸病源候论》五脏病诊断思想述略[J]. 陕西中医学院学报，2006，29(1)：3-4.

[7] 朱文锋.《诸病源候论》有关病候与疾病的概念[J]. 辽宁中医杂志，2000，27(3)：99-101.

[8] 魏守建.《诸病源候论》对五脏生理病理的认识[J]. 安徽中医学院学报，2000，19(2)：7-8.

[9] 黄星垣.《诸病源候论》对急症的论述和贡献[J]. 辽宁中医杂志，1986，(6)：17-18.

[10] 许芝银.《诸病源候论》对创伤外科学的贡献[J]. 江苏中医杂志，1985，(8)：32-34.

[11] 王继红，柴铁劬.《诸病源候论》的论治特色及对推拿学发展的影响[J]. 陕西中医，2008，29(5)：613-614.

[12] 彭芳胜.《诸病源候论》对毒邪病因学贡献[J]. 中国民族医药杂志，2004，(s1)：25-27.

[13] 李晨龙，葛倩，孟静岩.《诸病源候论》对当代肿瘤研究的启示[J]. 天津中医药，2016，33(1)：22-25.

[14] 田丙坤.《诸病源候论》对外感热病的贡献[J]. 陕西中医学院学报，2009，32(1)：10-12.

[15] 孙理军.《诸病源候论》对脘腹痛病症学术发展的贡献[J]. 辽宁中医杂志，2014，41(12)：2566-2568.

[16] 黄健.《诸病源候论》对中国古代精神病学发展的贡献[J]. 中华医史杂志，1994，24(4)：207-210.

[17] 朱永芳.《诸病源候论》对儿科学术发展的贡献[J]. 中医杂志，1990，(7)：14-16.

[18] 周荣，张敏.《诸病源候论·妇人杂病诸候》中“无子候”探析[J]. 四川中医，2011，29(12)：30-31.

[19] 成词松，诸毅晖.《诸病源候论》经络病机窥略[J]. 成都中医药大学学报，2005，28(2)：3-6.

[20] 何兰娟，田永衍.《诸病源候论》“六字气诀”治疗五脏病候探析[J]. 辽宁中医杂志，2015，42(5)：966-967.

[21] 姜春燕，宋红.《诸病源候论》对哮喘病的认识探讨[J]. 陕西中医学院学报，2015，38(3)：96-100.

[22] 张晓杰，刘霞.《诸病源候论》对皮肤病学的贡献[J]. 山东中医杂志，2003，22(1)：5-6.

[22] 李青青，赵京生.《诸病源候论》对血脉认识及运用探讨[J]. 中国针灸，2016，36(6)：650-652.

[23] 薛永平.《诸病源候论》对中医寄生虫病的贡献[J]. 现代中医药，2008，28(6)：76-77.

[24] 吴晓云，刘天君.《诸病源候论》目病诸候篇研究概述[J]. 云南中医学院学报，2012，35(3)：10-13.

[25] 吕凌，任路.《诸病源候论》肾虚源候[J]. 中国中医基础医学杂志，2012，18(1)：31-32.

[26] 许大剑，潘桂娟.《诸病源候论》痰病论括要与发挥[J]. 中国中医基础医学杂志，2014，20(4)：425-427.

[27] 于晓丽.《诸病源候论》痰饮病病因病机浅议[J]. 黑龙江中医药，2014，(2)：7-8.

[28] 李怀之.《诸病源候论》疼痛类词语例释[J]. 山东中医药大学学报，2016，40(4)：363-376.

[29] 曾莉蓉，黄飞，魏文斌. 对《巢氏诸病源候论》有关肾系病病因病机的浅析[J]. 湖北民族学院学报·医学版，2012，29(1)：79-82.

[30] 章新亮. 对《诸病源候论》毒邪症状界定的分析[J]. 江西中医学院学报，2010，22(5)：10-12.

[31] 陈晓溪，何学红. 从《诸病源候论》中探析肾小球肾炎的病理机制[J]. 实用中医内科杂志，2011，25(6)：35-36.

[32] 杨文喆，张再良，苏中昊. 从《诸病源候论》的相关记载思考“伤寒”[J]. 上海中医药杂志，2015，49(10)：28-31.

[33] 黄俊卿. 论《诸病源候论》的痹病理论体系[J]. 河南中医药学刊，1997，12(6)：2-3.

[34] 易守菊，和中浚. 解注文之“注”与注病——从解注文看古代传染病[J]. 四川文物，2001，(3)：34-36.

[35] 凌艳君.《诸病源候论》的耳鼻喉科学术成就[J]. 浙江中医学院学报，1991，15(1)：38-39.

[36] 舒涛.《诸病源候论》对肛肠疾病的认识[J]. 江苏中医药，2008，40(2)：68-69.

[37] 王旭东，尚良琴.《诸病源候论》对膀胱、心包功能的认识[J]. 中医研究，1991，4(3)：13-14.

[38] 李志刚.《诸病源候论》腹诊探析[J]. 浙江中医杂志，1994，(9)：388-390.

[39] 陈光裕，查传龙.《诸病源候论》九虫候浅释[J]. 南京中医学院学报，1987，(1)：36-37.

[40] 于惠青，于俊生.《诸病源候论》尿血候探析[J]. 四川中医，2012，30(11)：21-22.

[41] 陈蕾蕾.《诸病源候论》呕吐证治析[J]. 贵阳中医学院学报，2010，32(3)：1-2.

[42] 徐爱良.《诸病源候论》神志病变与脑病辨证[J]. 山西中医，1996，12(1)：52-53.

[43] 陈光裕，詹臻.《诸病源候论》水毒候流行病学释义[J]. 南京中医学院学报，1987，(3)：46-47.
[44] 唐仕勇.《诸病源候论》"血候"初探[J]. 中国医药学报，1999，14(3)：10-12.
[45] 吴茂申.《诸病源候论》有关"痢疾"的病因病机证候学浅析[J]. 陕西中医学院学报，2014，37(4)：88-91.
[46] 陈延武.《诸病源候论》伤科诊治特色浅探[J]. 湖南中医学院学报，1989，9(3)：1222-123.
[47] 陆志强.《诸病源候论》血病诊治思想的探讨[J]. 中医药学报，1990，(2)：12-14.
[48] 郭丽娃，黄健.《诸病源候论》饮食致病说对中医病因学的贡献[J]. 北京中医药，2009，28(8)：599-601.
[49] 杨维益.《诸病源候论》与中国古代的康复医疗[J]. 中国康复医学杂志，1986，1(1)：8-13.
[50] 李彪.《诸病源候论》在外科学上的主要成就[J]. 湖南中医学院学报，1983，(3)：23-28.
[51] 杨锋.《诸病源候论》之黄疸观[J]. 内蒙古中医药，2012，(8)：115.
[52] 周兴兰，和中浚.《诸病源候论》中医外科病症特点研究[J]. 四川中医，2012，30(5)：15-17.
[53] 王俊岩，郑思成，张林等. 巢元方在《诸病源候论》中对胸痹心痛的认识[J]. 中华中医药学刊，2017，35(1)：85-87.
[54] 赵小英，曹烨民. 从《诸病源候论》看隋代的外科学水平[J]. 甘肃中医学院学报，1991，8(4)：8-9.
[54] 张小刚，冯静芳. 从《诸病源候论》腰痛谈中医对骨质疏松症的认识[J]. 辽宁中医药大学学报，2011，13(1)：135-136.
[55] 孙溥泉. 巢元方及其《诸病源候论》[J]. 陕西中医，1981，2(1)：44-45.
[56] 关晓宇，庞敏，石岩. 巢元方论心悸之因机思想浅析[J]. 江西中医药，2016，48(6)：11-12.
[57] 魏贻光. 关于《诸病源候论》对骨伤病症综合疗法的探讨[J]. 中国中医骨伤科杂志，1995，3(6)：48-50.
[58] 杨运高，导师：郭振球.《诸病源候论》对中医寄生虫病学的贡献[J]. 湖南中医杂志，1993，9(6)：20-21.

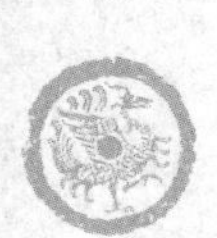

[59] 翟书正.《诸病源候论》略论[J]. 信阳师范学院学报(自然科学版)，1995，8(2)：208-215.
[60] 吴晓云，刘天君.《诸病源候论 · 目病诸候》之三候原文整理[J]. 中国中医眼科杂志，2012，22(5)：380-383.
[61] 王云路.《诸病源候论》释词[J]. 杭州大学学报，1994，24(4)：181-183.
[62] 李青青，赵京生.《诸病源候论》现代研究概况[J]. 2015，21(11)：1470-1472.
[63] 余小平，导师：谭日强.《诸病源候论》小儿养护观初探[J]. 陕西中医，1989，10(8)：359-360.
[64] 朱爱松，郑洪新.《诸病源候论》中“毒”所致病证的症状数据分析[J]. 中华中医药杂志，2012，27(7)：1926-1928.
[65] 刘巨海，欧阳兵.《诸病源候论》中小肠藏象理论及应用研究[J]. 山东中医杂志，2014，33(8)：634-636.
[66] 朱爱松，郑洪新.《诸病源候论》中有关“毒”的病因研究[J]. 中华中医药杂志，2012，27(6)：1501-1502.
[67] 陈虹，刘小斌.《诸病源候论》中有关岭南医药文献资料的整理[J]. 吉林中医药，2010，30(2)：178-180.
[68] 汤万春.《诸病源候论校释》管窥[J]. 上海中医药杂志 1986，(7)：45-46.
[69] 赵修，金小栋.《诸病源候论校释》献疑[J]. 安徽中医学院学报，2012，31(3)：8-10.
[70] 喻自成. 对《诸病源候论》“毒症”之探讨[J]. 湖北中医杂志，1987，(5)：40-42.
[71] 章新亮. 对《诸病源候论》毒邪症状界定的分析[J]. 江西中医学院学报，2010，22(5)：10-12.
[72] 王秀莲. 试论《诸病源候论》对温病学的贡献[J]. 天津中医，1988，(4)：39.
[73] 丁德正. 试析《诸病源候论》之精神疾病[J]. 中国中医基础医学杂志，2011，17(10)：1076-1077.
[74] 徐肇生，谭成钢. 痰病学说奠基之作《诸病源候论》[J]. 四川中医，2008，26(6)：31-33.
[75] 朱玉栋，尉淑卿. 试论《诸病源候论》对中医妇科症候学的贡献[J]. 甘肃中医学院学报，1997，14(3)：10-11.
[76] 刘华为. 隋唐医家对传染病的认识[J]. 中医药学报，1989，(1)：4-6.

[77] 朱紫亨，晏军．浅析《诸病源候论》论治咳嗽[J]．河南中医，2015，35(10)：2352-2354.

[78] 李翠娟，孙理军．论《诸病源候论》对中医体质理论的贡献[J]．陕西中医学院学报，2009，32(2)：5-6.

[79] 杨丙辰．合之非道致病的病机与治疗[J]．中医杂志，1988，(9)：22-23.

[80] 张治国，牛旭艳，鞠大宏．略论《诸病源候论》中的言语和语言异常[J]．中华中医药杂志，2011，26(1)：28-32.

[81] 徐传宇．浅析归纳逻辑的地位及其作用[J]．科学大众，2006(7)：10-11.

[82] 木白．关于演绎推理规则的探讨[J]．辽宁师专学报(社会科学版)，2007，(5)：138-140.

[83] 郭美云．关于自然演绎逻辑的反思[J]．湖南科技大学学报(社会科学版)，2016，19(1)：24-32.

[84] 邓强．归纳推理的或然性、逻辑性(有效性)与合理性论[J]．渝州大学学报(社会科学版)，2000，(1)：64-68.

[85] 王太忠，邱勇雷．归纳在科学发展与创新中的重要作用[J]．黑龙江科学，2014，5(7)：118-120.

[86] 傅坚，黄瑗．论归纳在科学概念形成中的作用[J]．华南师范大学学报(社会科学版)，1994，(1)：29-33.

[87] 焦冉．论马克思主义的归纳—演绎法论[J]．马克思主义研究，2015，(1)：10-14.

[88] 赵哈黎，李英楠．谈认识论视角中的归纳与演绎[J]．哈尔滨市委党校学报，2002，(6)：35-37.

[89] 韩建超．知识工程中使用演绎逻辑的局限性[J]．微机发展，1991，(1)：49-51.

[90] 朱克俭．疑似复杂证候之辨析[J]．世界中医药，2016，11(6)：941-945.

[91] 董英东．逻辑及其在知识研究中的作用[J]．唐山学院学报，2014，27(5)：9-12.

[92] 游长虹，陈立峰，子君．求证因果与创新[J]．湖北成人教育学院学报，2006，12(3)：8-10.

[93] 温忠麟．实证研究中的因果推理与分析[J]．心理科学，2017，40(1)：200-208.

[94] 樊明亚．剩余法辨正[J]．九江师专学报(哲学社会科学版)1991，(1)：23-26.

[95] 晁天义．实验方法与历史研究[J]．史学集刊，2016，(6)：81-89.

[96] 王墨耘，莫雷. 特征归纳的关联相似性模型[J]. 心理学报，2006，38(3)：333-341.
[97] 晁天义. 试论“共变法”及其在当代史学研究中的价值[J]. 南京社会科学，2009，(2)：51-58.
[98] 曾凡桂. 论关联理论语用推理的溯因特征[J]. 外语与外语教学，2004，(5)：6-9.
[99] 张志斌. 疫病含义与范围考[J]. 中华医史杂志，2003，33(3)：159.
[100] 甄雪燕，梁永宣. 最早的病因学专著——《诸病源候论》[J]. 中国卫生人才，2015，(12)：84-85.

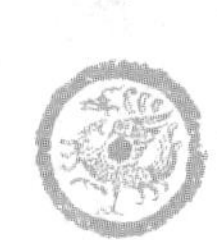

参考书目

[1] 巢元方. 诸病源候论译注[M]. 北京：中国人民大学出版社，2010.

[2] 高文柱. 诸病源候论校注[M]. 北京：学苑出版社，2018.

[3] 孙理军，李翠娟. 诸病源候论发微[M]. 北京：中国中医药出版社，2019.

[4] 孙理军. 中医古籍名家点评丛书——诸病源候论[M]. 北京：中国医药科技出版社，2018.

[5] 柳长华. 珍本中医古籍精校丛书——诸病源候论[M]. 北京：北京科学技术出版社，2016.

[6] 丁光迪. 中医古籍整理丛书重刊——诸病源候论校注[M]. 北京：人民卫生出版社，2013.

[7] 曹洪欣. 海外回归中医古籍善本集粹 1——诸病源候论[M]. 北京：中医古籍出版社，2005.

[8] 丁光迪. 诸病源候论养生方导引法研究[M]. 北京：人民卫生出版社，2010.

[9] 高文铸. 医经病源诊法名著集成[M]. 北京：华夏出版社，1997.

[10] 方肇勤. 中医辨证论治学[M]. 上海：上海中医药大学出版社，2008.

[11] 盛增秀，陈勇毅. 中医治疫名论名方名案[M]. 北京：人民卫生出版社，2006.

[12] 丁光迪. 诸病源候论校注·上[M]. 北京：人民卫生出版社，1992.
[13] 丁光迪. 诸病源候论校注·下[M]. 北京：人民卫生出版社，1992.
[14] 崔秀汉. 中国医史医籍述要[M]. 延吉：延边人民出版社，1983.
[15] 马继兴. 经典医籍版本考[M]. 北京：中医古籍出版社，1987.
[16] 钱远铭. 经史百家医录[M]. 广州：广东科技出版社，1986.
[17] 文彬. 外感热病证妙谛[M]. 北京：人民军医出版社，2008.
[18] 高艺航. 中国医学[M]. 长春：时代文艺出版社，2009.
[19] 陈熠. 肿瘤中医证治精要[M]. 上海：上海科学技术出版社，2007.
[20] 祝新年，马茹人. 常见病证中医文献专辑——癥瘕积聚专辑[M]. 上海：上海科学技术出版社，2003.
[21] 达美君. 常见病症中医文献专辑——失血专辑[M]. 上海：上海科学技术出版社，2003.
[22] 黄星垣，郭铭信. 中医急症大成[M]. 北京：中医古籍出版社，1987.
[23] 梁乃桂. 医家与医籍[M]. 北京：人民卫生出版社，1983.
[24] 刘敬鲁. 中国古代的医学[M]. 太原：希望出版社，1999.
[25] 曹东义. 中医外感热病学史[M]. 北京：中医古籍出版社，2004.
[26] 傅维康. 医药史话[M]. 上海：上海科学技术出版社，1982.
[27] 王科先，韩传风. 积聚[M]. 吉林：吉林科学技术出版社，2008.
[28] 王玉璋. 谈古论今话中医[M]. 北京：中国青年出版社，1992.
[29] 严世芸. 中医医家学说及学术思想史[M]. 北京：中国中医药出版社，2005.
[30] 蒋森. 血瘀论[M]. 北京：中国医药科技出版社，2004.
[31] 梁永宣，鲁兆麟. 中医药学简史[M]. 北京：中国中医药出版社，2005.
[32] 王振国，王鹏. 带您走进《诸病源候论》[M]. 北京：人民军医出版社，2008.
[33] 段逸山. 诸病源候论通检[M]. 上海：上海辞书出版社，2008.
[34] 高文柱，沈澍农. 中医必读百部名著——诸病源候论[M]. 北京：华夏出版社，2008.
[35] 郭颖.《诸病源候论》词语研究[M]. 上海：上海人民出版社，2010.
[36] 吴坚，霍麦生. 逻辑学基本原理[M]. 被警方：石油工业出版社，1999.
[37] 刘江. 逻辑学的推理和论证[M]. 广州：华南理工大学出版社，2010.
[38] 姜祖桢. 逻辑学概论[M]. 北京：对外经济贸易大学出版社，2013.
[39] 熊明辉. 逻辑学导论[M]. 上海：复旦大学出版社，2011.

[40] 于惠堂. 辩证思维逻辑学[M]. 济南：齐鲁书社，2007.
[41] 岳燕宁. 归纳与演绎[M]. 郑州：大象出版社，1999.
[42] 陆征麟. 归纳推理[M]. 石家庄：河北人民出版社，1960.
[43] 吴大梁，过伯祥. 逻辑与演绎[M]. 郑州：大象出版社，1999.
[44] 陈晓平. 自然演绎逻辑导论[M]. 广州：中山大学出版社，2013.
[45] 王雨田. 归纳逻辑导引[M]. 上海：上海人民出版社，1992.
[46] 张继华. 假设与推理　科学探究方法论[M]. 成都：四川人民出版社，2016.
[47] 王立吾. 形式逻辑初稿[M]. 苏州：苏州大学出版社，2015.
[48] 吕丽，流海平，顾永静. 创新思维　原理·技法·实训[M]. 北京：北京理工大学出版社，2014.
[49] 杜音，艾泽银. 普通逻辑学[M]. 长沙：湖南大学出版社，2013.
[50] 黄伟力. 推理与思维演练[M]. 上海：上海交通大学出版社，2013.

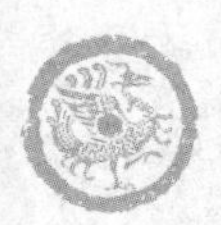

后　记

什么是方法？方法是人们达到目的的途径。毛泽东同志对此有过通俗的说明："我们不但要提出任务，而且要解决完成任务的方法问题。我们的任务是过河，但是没有桥或没有船就不能过。不解决桥或船的问题，过河就是一句空话。不解决方法问题，任务也只是瞎说一顿。"（《毛泽东选集》第1卷，人民出版社1966年横排版，第125页）同样的道理，医家在临床实践中，为了对患者疾病的本质及发展做出正确地诊断，以及采用安全有效的治疗措施和药物，也必须解决治疗途径和手段问题。这样的途径、手段是各种各样的，其中就有：归纳与演绎，分析与综合，抽象与具体，逻辑与历史，等等。所有这些都是辩证逻辑的思维方法。

众所周知，传统的中医学有两个重要的组成部分，中医理论认知和中医临床诊疗技能，它们构成了中医学认识疾病和帮助病人摆脱疾病的诊疗体系，而这个诊疗体系是一个辩证统一的整体。我们看到，就传统中医认识疾病来说，古代医家们总是由认识个别的特

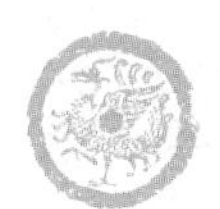

殊病证，逐步扩大到认识一般的疾病。医家们首先认识了许许多多不同病证的本质，才有可能更进一步地进行临床经验的总结概括，从而认识诸多疾病的共同本质，然后在疾病本质的指导下，再认识个别的特殊病证。归纳和演绎正是医家们认识疾病的这个过程中不可缺少的辩证逻辑思维方法。如果今天的医家们在对中医学的研究中，能够自觉地运用归纳和演绎，那么，他们对当代人所患疾病的认识就会不断地扩大和深化，从而为中医临床诊疗技能的传承和弘扬，以及对中医诊疗思维能力的提高，都打下坚实的基础。

经过我课题组初期的遴选比较，发现归纳和演绎这一对辩证逻辑思维方法，在隋代巢元方所著的《诸病源候论》一书里，得到了很好的运用。也就是说，在《诸病源候论》对疾病源候的研究和叙述中，巢元方既运用归纳的方法，也运用演绎的方法，既从个别临床事实引出一般疾病源候的结论、概念，也从一般中医理论认知的医学学说引出个别病证和疾病的相关结论。不过，我们的研究表明，事实上，归纳方法在《诸病源候论》中处于辅助地位。但这绝不意味着巢元方轻视归纳，而是因为《诸病源候论》是在叙述前代医家预先研究病变的基础上，又加上著者本人在临床实践中对诊疗经验事实认知的结果，那些为了研究诸病源候而属于疾病病证、证候、病机等大量材料，没有必要并且也不可能直接地反映出来。然而，巢元方重视归纳方法是可以确信无疑的。从全书内容可以明显看出疾病的分类方法，首先是从内科到外科、妇科、儿科的分科；在各科之中，又从以下几个方面，如病因、病理、脏腑、症状分类。它是对隋代以前和当时的各种病名证候进行的深入研究，分析这些材料的各种发展形式，探寻它们的内在联系，使之条理化、系统化，发展了证候分类学。从占有、整理临床经验事实材料，分析这些材料到引申出对疾病源候一般结论的过程，无疑属于归纳的过程。

从《诸病源候论》一书的论述中不难看出，归纳法和演绎法作为津要，在叙述疾病病证源候这一过程中起到了重要作用。特别能引起我们兴趣的是，不同疾病病因、病机演绎的多次运用被证候归纳的运用所中断，随后证候的归纳又让位给病因、病机的演绎。巢元方在《诸病源候论》疾病源候的论述中，对归纳和演绎相互交替的运用表明，它们在中医辨证论治中，不是作为两种独立存在的疾病认识方法，而是同一认识过程中两个不同的方面，它们是可以相互转化的：证候的归纳为病因、病机的演绎准备条件；治则、治法的演绎为诊断与处方用药的归纳提供中医理论依据，扩大和加深对各种疾病源候归纳的成果。

巢元方《诸病源候论》对疾病源候的论述也告诉我们，归纳和演绎虽然在中医理论和临床诊疗思维中起着重要作用，但是不能片面地夸大它们，更不能把它们当作是实现由个别（个体）病证到一般疾病、再由一般疾病到个别（个体）病证，这个中医对疾病病证认识过程中唯一起作用的逻辑方法。要有效地获得真理，得到对疾病辨证准确的诊断和治则治法，还需要运用分析与综合、抽象与具体、逻辑与历史等其他的逻辑方法。

我们希望，本书对愿意采用逻辑思维方法，自觉提高中医思维能力的科研和临床工作者有所帮助的，也更有益于要了解在中医理论和临床实践中如何运用归纳和演绎的同行们。

我们自己的哲学、逻辑学和中医理论认知均有不足，识此津涉（必由之路）是摸着石头过河，幸好有本所领导、所内外中医基础理论研究前辈、专家、老师以及志同道合的同事们，对本课题的研究和本书的写作给予了大力支持和帮助，对此表示深切的感谢。

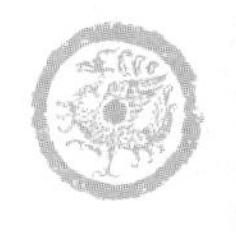